Nico Airone

Men'sHealth

BIOHACKING

22 geniale Wege zu deinem besten Ich

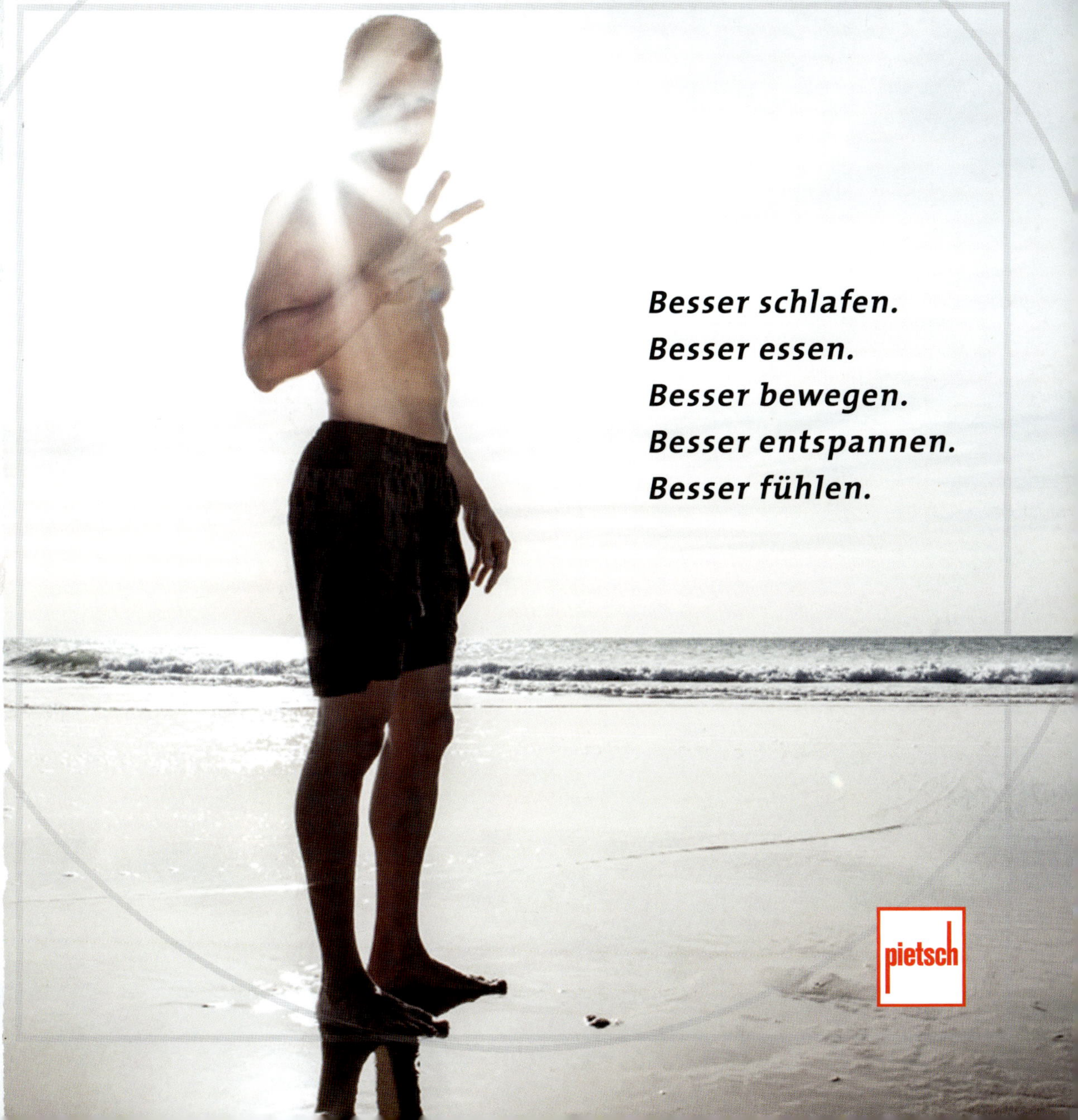

Besser schlafen.
Besser essen.
Besser bewegen.
Besser entspannen.
Besser fühlen.

pietsch

Abbildungsnachweis

Titelbild: **Florian Raz Photography**

Nico Airone (privat): 19 (l.), 66, 68, 83, 115, 117 (u.), 122, 145, 156; **Apple:** 91; **Artzt:** 98 (l.); Aurora: 23; **Stephanie Bock (RangerPower):** 181; **Bowflex:** 99 (l.); **Grit Brüggemann:** 174; **Eliot:** 155; **Kornelia Erlewein:** 92; **Feinkost Englert:** 75 (o.); **Karen Fuchs:** 11; **Phillip Gätz:** 1, 2/3, 8/9, 58/59, 87, 108/109, 112, 154, 186; **Gigahertz Solutions:** 129; **Robert Grischek:** 150/151; **Hanfgeflüster:** 31 (r.); **Hold Strong:** 98 (u.); **Infopathy:** 147; **Intelligent Strength:** 98 (o.); **Moritz Klatten:** 144 (o.), 163; **Henning Lenertz:** 93; **Christine Liebold:** 76; **Lukadora © | Men's Health Power:** 100 (r.); **Men's Health/Jozef Kubica:** 10 (r.), 86; **Gabriela du Mesnil:** 182/183; **Nomad Performance:** 171; **Bianco di Puro:** 51; **Florian Raz Photography:** 14, 44, 78, 110, 148; **Recharge Health:** 170 (u.); **Jana Reiher:** 52/52, 96; **Rotfuß:** 100 (l.); **Saint Charles:** 180; **Samina:** 35, 36; **Schwinn:** 101 (o.); **Shutterstock:** solarus: 4/5; YenLin: 6; Photo Doc: 7; Andrey_Popov: 13; Gorodenkoff: 16/17; Inside Creative House: 18/19; Africa Studio: 20, 24/25, 103; wasanajai: 24 (o.); HQuality: 26/27; Tinnakorn jorruang: 28/29 (o.), samuraisunshine: 28/29 (u.); WuttikitStudio/Kornelia Erlewein: 30; pilialoha: 31 (l. o.); Adam Madey: 31 (l. u.); Antonio Guillem: 32/33; SB Arts Media: 37; The Rabbit Hole: 38/39; Dean Drobot: 41; Dimitrios Karamitros: 42/43; Prostock-studio: 46, 178; Hajai Photo: 48/49; Watcom: 50; New Africa: 52 (u.), 102/103, 128, 175; ViDI Studio: 55; Rudie Strummer: 57; Olivka888: 60/61; JOAT: 62; magic pictures: 63; Olga Miltsova: 65; Pavel K/Kornelia Erlewein: 69; Natalia Lisovskaya: 70/71; Pavel K/Kornelia Erlewein: 72; Katiekk: 73; Foxys Graphic: 74; zi3000: 75 (r.); Oleksandr Byrka: 82; Breslavtsev Oleg: 90; Giulio Pipolo: 94/95; Kevin Renes: 105; MilanMarkovic78: 106/107; Just dance: 114/115; Monticello: 116; pada smith: 117 (o.); Designua: 118, 121; Dean Drobot: 119; Yakov Oskanov: 120; Ekaterina Kondratova 123; Creative Travel Projects: 125; Lightspring: 126/127; Harbucks: 132/133; ymgerman: 134/135; ArtOfPhotos: 137; dugdax: 138/139; Zurijeta: 140/141; kentoh: 142/143; M2020: 146; Dean Drobot: 152/153; Bikomins: 158/159; kkssr: 160; RossHelen: 161; NataliAlba: 164; LDarin: 165; Boris Stroujko: 166/167; 168/169: Ash Pollard; Mehmet Cetin: 172; Fotografiecor.nl: 177; meunierd: 179; **Sunday Natural:** 40 (5); **Technogym:** 99 (r.), 101 (u.); **TimeWaver Sport**: 144 (u.); **TMX Trigger:** 34; **Leon Tröster:** 80/81, 188; **Benjamin Vogel/Tyll Hauptmann für 4-m2.de:** 67, 84, 130

Tipp des Autors:
Viele der in diesem Buch vorgestellten Produkte hat er dir auf www.nico-airone.de/empfehlung verlinkt – samt exklusiver Deals.

ISBN 978-3-613-50931-3

Ein Unternehmen der Paul Pietsch Verlage GmbH & Co. KG

1. Auflage 2021

Sie finden uns im Internet
unter www.pietsch-verlag.de

Lektorat: Niko Schmidt
Einbandgestaltung und Layout:
grafik+design Kornelia Erlewein
Druck und Bindung: Graspo CZ, 76302 Zlín
Printed in Czech Republic

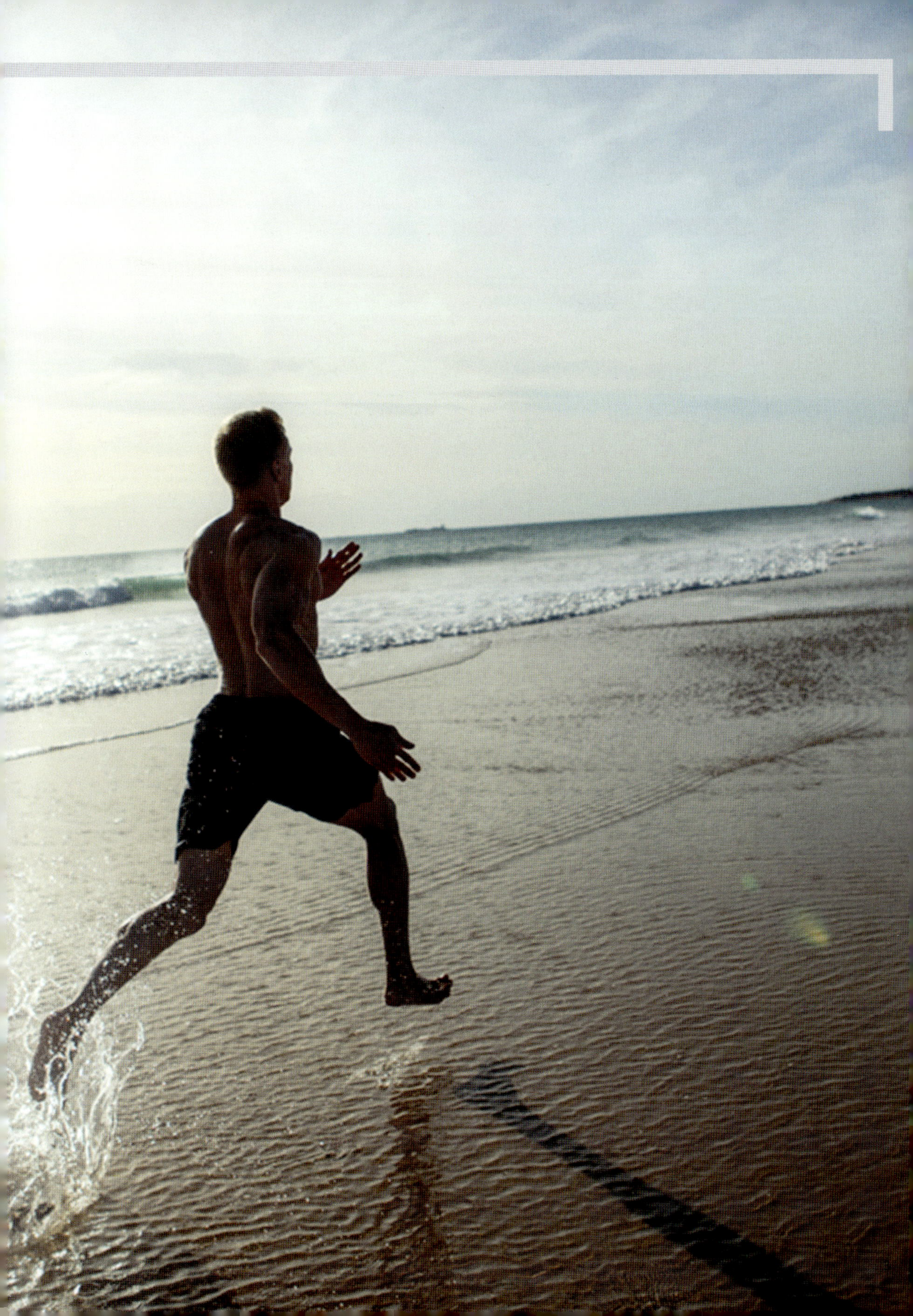

INHALT

4 KAPITEL

110 BESSER ENTSPANNEN

5 KAPITEL

148 BESSER FÜHLEN

EINLEITUNG

Kickstart

Willkommen in der Welt der Macher! Nein, damit meine ich weder Jungunternehmer noch gestandene CEOs. Macher sind für mich Männer, die ihre Gesundheit und Leistungsfähigkeit selbst in die Hand nehmen, körperlich wie geistig. Denn genau das beschreibt den Kern des Biohackings – proaktive Selbstoptimierung. Wir Biohacker manipulieren unser eigenes biologisches System, um mit mehr Energie, aber auch mit mehr Gelassenheit durch den Tag zu gehen. Wir legen alles daran, nachts bestmöglich zu schlafen und bei körperlichen wie geistigen Rückschlägen schneller denn je zu neuer Stärke zu finden.

Im Coaching habe ich viele Männer unterm Strich zu einem kraftvollen Lebensgefühl führen dürfen, das ihnen zuvor völlig unbekannt war. Ganz nebenbei sprang dabei meist sogar noch ein optimiertes Spiegelbild raus, obwohl das Optik-Update beim Biohacking eher Nebensache ist. Die griffige Wortschöpfung beschreibt die Methode also sehr treffend. Gleichzeitig könnte man Biohacking aber auch ganz einfach als die hohe Kunst der Selbstoptimierung definieren. Das Kunstwerk bist du, die Gestaltungsmittel obliegen deiner künstlerischen Freiheit. Bist du bereit, ein episches Meisterwerk zu erschaffen?

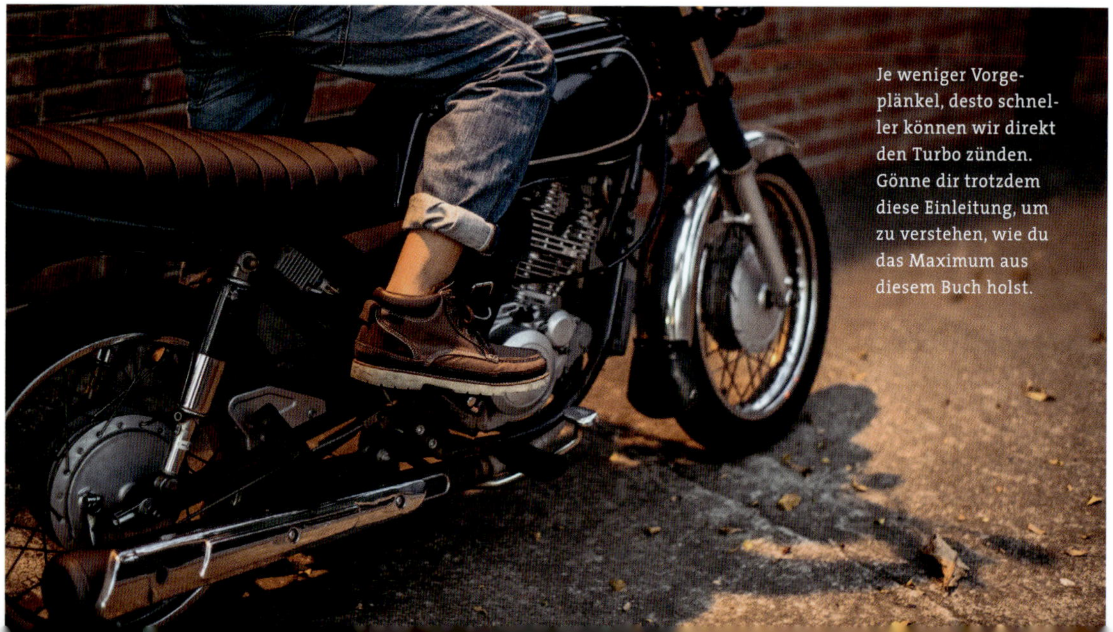

Je weniger Vorgeplänkel, desto schneller können wir direkt den Turbo zünden. Gönne dir trotzdem diese Einleitung, um zu verstehen, wie du das Maximum aus diesem Buch holst.

Macht der Selbstbestimmung

Okay, das mag vielleicht etwas zu dick aufgetragen klingen. Ist es aber nicht. Schließlich geht es hier um dein einzigartiges Leben und die einmalige Chance, dieses durch effektive Routinen und Strategien zu deinen Gunsten zu verändern. Ich gehe sogar so weit und behaupte, dass es unsere angeborene Pflicht ist, unser körperliches und geistiges Potenzial optimal auszuschöpfen. Alles andere wäre verschenkt und ein Trauerspiel voller Reue. Wir sind es uns selbst schuldig, unser Schicksal nicht von äußeren Umständen bestimmen zu lassen. Zugegeben, mit einer gewissen genetischen Grundlage sind wir zur Welt gekommen. Diese bleibt uns auch ein Leben lang erhalten. Doch selbst die Aktivität vererbter Gene kann sich durch Anpassung der Lebensumstände verändern, wie das spannende Gebiet der Epigenetik eindrucksvoll untermauert. Kurz gesagt: Unser Weg ist keinesfalls in Stein gemeißelt. Stattdessen halten wir Hammer und Meißel selbst in der Hand. Dieses Sinnbild lasse ich mir täglich mindestens einmal auf der Zunge zergehen – ein Motivationsschub voller Optimismus, der mir jedes Mal verlässlich eine Gänsehaut verpasst.

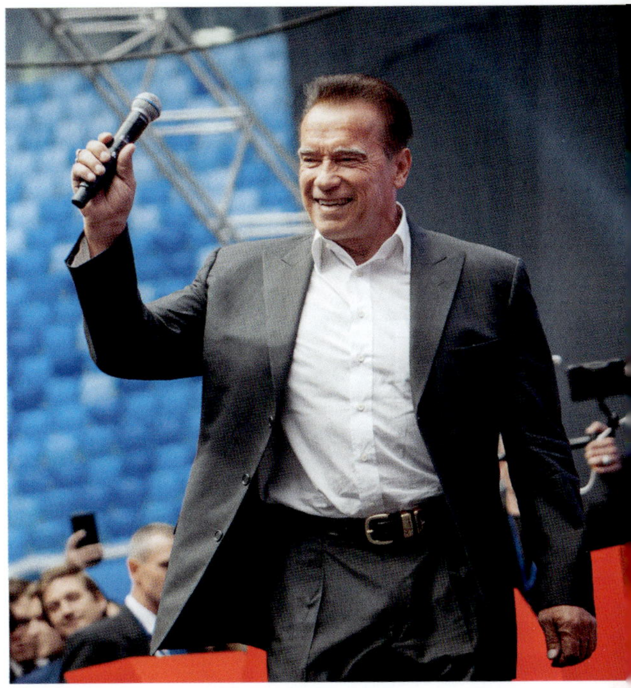

Vom Bodybuilder zum Biohacker: Arnies Interviews, in denen er mit Selbstoptimiervorreiter Tim Ferriss über Meditation, Schlaf und Mentaltricks spricht, sind legendär.

Vom Trend zur Bewegung

Zwar können wir weder alle intern laufenden Prozesse noch unser Umfeld komplett kontrollieren, doch einzelne Parameter lassen sich zweifelsohne hacken. Das Schöne an kleinen Optimierungen: Sie summieren sich unterm Strich zu großen spür- und messbaren Veränderungen. Tracken, das kommt hinzu, lassen sich dank ausgereifter Technik und Medizin heute unzählige Werte. Viele davon können wir sogar selbst, ganz ohne Arzt oder Labor, verfolgen. Für andere wenden wir uns an die jeweiligen Experten. Relevant sind je nach Kontext natürlich längst nicht alle dieser Daten. Doch die entscheidenden sind Gold wert, vor allem, wenn wir das subjektiv empfundene Körpergefühl ebenfalls in Betracht ziehen. Und da dieser Ansatz so blendend funktioniert, ist Biohacking in den USA schon heute ein Megatrend. Prominente Vertreter der Zunft wie Dave Asprey, Ben Greenfield oder Tim Ferriss sind mittlerweile nicht nur Bestseller-Autoren mit erfolgreichen Podcasts, sondern auch international gefeierte Stars der Selbstoptimierung. Im deutschsprachigen Raum ist die Szene zwar noch überschaubar, aber nach und nach findet die Bewegung auch hier ihren Weg in den Mainstream. Die Elite der Profikicker outet sich nach und nach, die eigene Performance geradezu leidenschaftlich zu hacken. Erling Haaland setzt morgens auf Bulletproof Coffee. Ilkay Gündogan verzichtet vor dem Schlafen auf jegliche Bildschirme. Cristiano Ronaldos Hang zur akribischen Selbstoptimierung ist ohnehin legendär. Und das sieht man – auf dem Platz ebenso wie im Spiegel. Schließlich gibt es einen entscheidenden Faktor, der den Biohacking-Ansatz so unschlagbar macht: Man bedient sich einer riesigen Bandbreite an Erkenntnissen aus unterschiedlichsten Feldern. Je nach Einsatzgebiet zieht man sich das Neueste aus der Hirnforschung, krallt sich trainingswissenschaftliche Studien oder knöpft sich Experten aus Chronobiologie, Anti-Aging und Immunologie vor, um nur ein paar Bereiche zu nennen. Die angewandten Methoden setzen sich aus traditionellen Routinen, zeitgenössischen Strategien, aber auch aus futuristisch anmutenden Technologien zusammen. Breiter kann man sich kaum aufstellen. Es sei denn, man heißt Arnold mit Vornamen. Apropos: Schwarzenegger war vor mehr als 5 Jahren übrigens der erste Promi, den ich mit blaulichtfilternder Brille gesehen habe. Selbst der Terminator ist ein Biohacker.

Neuer Hack, sofort im Check

Ähnlich wie die Athleten der Mixed Martial Arts (MMA) verschiedenste Kampfkünste zu einer hochexplosiven Mischung kombinieren, bewaffnen sich Biohacker mit den wirksamsten Waffen aus Tradition und Moderne. Dabei muss beileibe nicht jede Methode bis ins letzte Detail wissenschaftlich erforscht sein. Wir lieben es sogar, mit neu entdeckten Hacks zu experimentieren. Das Versuchsobjekt sind wir dabei meistens selbst, um die Auswirkungen unmittelbar spüren und messen zu können. Vorher findet, so hoffe ich zumindest, eine gründliche Recherche und Abwägung des Verhältnisses von Nutzen und Risiko statt. Ebendiese Neugier und Offenheit pusht uns, jeden Tag ein wenig mehr aus uns herauszuholen.

Beschert uns dieser Turboantrieb ein weiteres nützliches Tool für unseren grenzenlosen Werkzeugkasten, kann dieses unser Leben bereichern und nachhaltig verändern. Belassen wir eine ausprobierte Strategie beim Probelauf, sind wir zumindest um eine Erfahrung reicher. Klingt nach einem fairen Deal, oder?

Teure Tools und bunte Pillen?

Kostspielige High-Tech-Geräte bilden dabei nur die Spitze des Eisbergs. Viele hocheffektive Strategien sind hingegen sogar kostenlos – ein Sprung ins Meer zum Beispiel. Klingt banal, oder? Doch aus Biohacker-Sicht heimst du damit eine ganze Reihe an positiven Effekten ein. Das Sonnenlicht kalibriert deinen cirkadianen Rhythmus und sorgt für Vitamin D, die Bewegung optimiert dein Herz-Kreislauf-System, und die Naturexposition senkt dein Stresslevel. Natürlich erwarten dich in diesem Buch noch deutlich komplexere und weniger naheliegende Methoden. Doch manchmal führt uns speziell der puristische Ansatz ans Ziel. Ebenfalls geht's nicht darum, möglichst viele Nahrungsergänzungen zu schlucken, wie so mancher medialer Bericht erahnen lassen könnte. Jede Methode, die du anwendest, sollte dich einem spezifischen Ziel

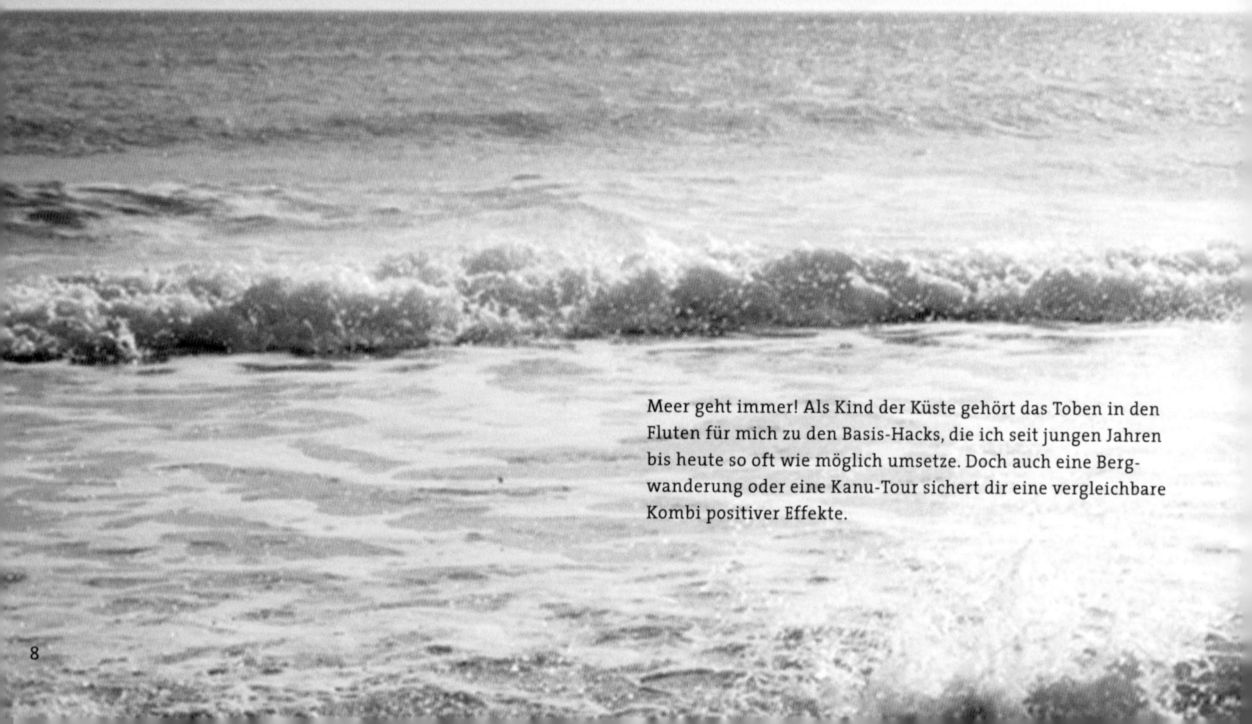

Meer geht immer! Als Kind der Küste gehört das Toben in den Fluten für mich zu den Basis-Hacks, die ich seit jungen Jahren bis heute so oft wie möglich umsetze. Doch auch eine Bergwanderung oder eine Kanu-Tour sichert dir eine vergleichbare Kombi positiver Effekte.

näherbringen. Viel hilft dabei nicht immer viel. Bestes Beispiel: Ein Becher meiner eigens kreierten Kaffeevariation (Rezept auf Seite 52) bringt dein Energielevel spürbar nach vorn. 2 Becher dieses explosiven Raketentreibstoffs erhöhen dein Stresslevel und belasten dein Verdauungssystem. Fazit: Die Dosis macht den Boost, und oft profitiert man am meisten von der minimal effektiven. Wie du zu den idealen Mengenangaben kommst? Und wie du überhaupt wissen kannst, ob sich eine Strategie für dich lohnt? Dazu musst du das System, das du hacken möchtest, zunächst mal verstehen. Ja, das mag erdrückend klingen. Andererseits gehört die Philosophie des lebenslangen Lernens zum Biohacking wie die Blaulichtfilterbrille. Doch jetzt kommt die gute Nachricht: Es gibt Abkürzungen, die dich auch ohne nächtelange Recherchen und wilde Selbstexperimente mindestens ein Level weiterbringen können. Hier kommen die sogenannten Biohacking Coaches ins Spiel – Menschen, die es sich zur Aufgabe gemacht haben, dir bewährte aber auch unterschätzte Methoden aufzuzeigen und diese zu analysieren, damit du maximal davon profitieren kannst. Einer davon, so habe ich mir sagen lassen, ist dieser Nico Airone.

Vom Spargel zum Tarzan

Kurze Reise in die Vergangenheit: 2012 hatte ich nur ein Ziel vor Augen. Ich wollte zur *Men's Health*. Der Grund dafür war simpel, denn die Jungs (und Mädels) dort praktizierten und verbreiteten Biohacking in Reinform. Dabei hatte ich den Begriff zu jener Zeit noch nie gehört. Doch wenn man das Heft aufschlägt (auch heute noch), springt die breitgefächerte Selbstoptimierung als vereinendes Kernthema sofort ins Auge. Während meiner ersten Jahre in der Redaktion hörte ich wieder und wieder folgenden Satz: »Den Artikel müssen wir noch tippiger schreiben!« Das, genau das war der Grund, weshalb ich dort gelandet bin: Menschen mit kleinen (oder größeren) Optimierungen ihres Lebensstils zu einer besseren Version ihrer Selbst zu verhelfen. Und so nutzte ich jede Minute zur Recherche, jede Chance auf Experteninterviews, jede Möglichkeit für Selbstexperimente. Letztere zelebrierte ich ganz besonders, und so lief ich einen Hindernislauf mit Halbmarathondistanz ohne Vorbereitung, biss in einen krossen Insekten-Burger und steckte kanonenkugelartige Schläge von einem Profiboxer ein.

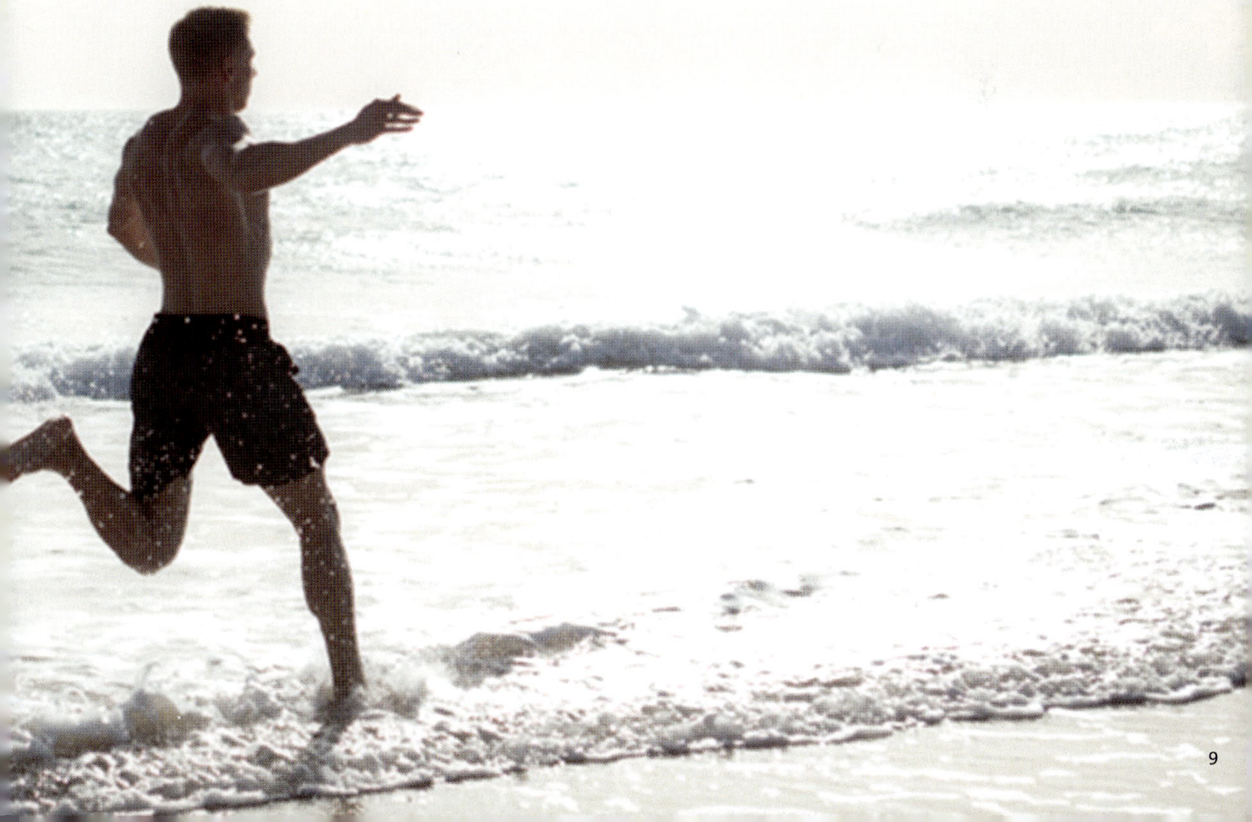

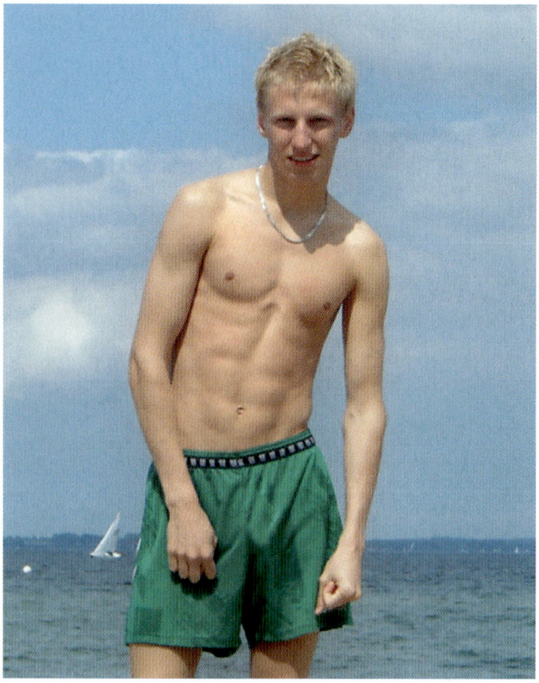

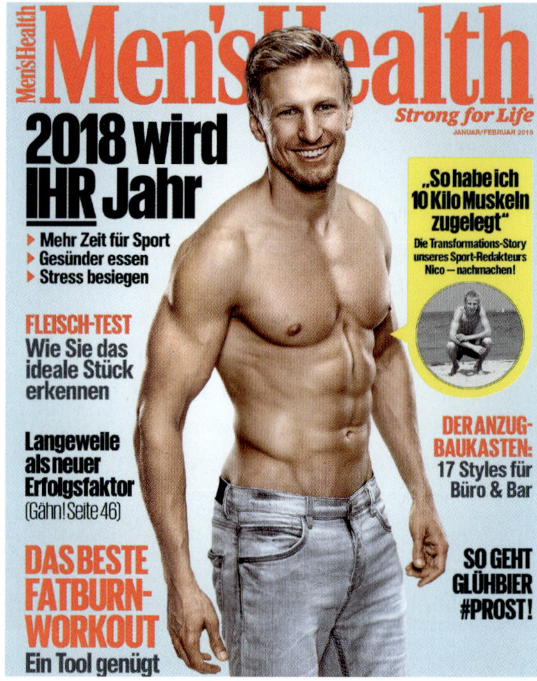

Na, erkannt? Mit Anfang 20 sah ich am Strand nicht nur schmal, sondern als Amateurkicker im Zweikampf oft auch alt aus. Mithilfe einer zielführenden Strategie, einem stechenden Wissensdurst und einer ehrgeizigen #nevergiveup-Mentalität sollte sich das schon bald ändern.

Parallel optimierte ich meinen eigenen Körper, mit dem ich, optisch wie funktionell, schon seit meiner Jugend unzufrieden war. Mit 68 Kilo auf 1,85 Meter wurde ich nicht selten als halbes Hemd betitelt. Es war also höchste Zeit, das zu ändern, und so trainierte und futterte ich mich zu einem ernsthaft athletischen Look. 10 Kilo Muskelmasse später fühlte ich mich plötzlich auch leistungsfähiger – sportlich, aber auch im Alltag. Am eigenen Leibe erfuhr ich, dass Training und Ernährung zwar entscheidende Erfolgsfaktoren darstellten, doch längst nicht die einzigen waren. Erst die Kombi mit weiteren Stellschrauben wie etwa Schlaf und Stressbekämpfung, so wurde mir klar, bringen dich endgültig auf die Überholspur. Und diese vielschichtige Strategie funktionierte keinesfalls nur zum Muskelaufbau, sondern für unterschiedlichste Ziele. Absolut keine Frage, ich war längst auf den Selbstoptimierungsgeschmack gekommen.

Vom Coach zum Hacker

Tag für Tag jagte ich also nach den Erfolgsgeheimnissen der besten Athleten dieser Welt. So flog ich nach Jamaika, quetschte Usain Bolt höchstpersönlich aus und schaute mir den Sprintnachwuchs an. Beim Bankdrücken duellierte ich mich (natürlich ohne Chance) mit dem isländischen Kraftberg Hafthor Björnsson. Weltmeister wie Thomas Müller und Olympiasieger wie Fabian Hambüchen fragte ich nach ihren täglichen Routinen und Mentaltricks. Der Gedanke an diese einmalige Zeit erfüllt mich noch heute mit Dankbarkeit. Schließlich war es unfassbar wertvoll, aus erster Hand von diesen Legenden zu lernen. So erfüllend meine Arbeit als Sportredakteur auch war, zog es mich mehr und mehr ins praktische Coaching. Dort konnte ich die gelernten Methoden, die ich mir parallel aus diversen Weiterbildungen zog, nämlich direkt anwenden. Das Spektrum: so breit wie im Biohacking – von Meditations-Workshops über Regenerationsseminare bis hin zu ganzen Wochenenden, die sich nur um Hormonoptimierung drehten. Mit meinem systematischen Transformationsprogramm, das ich aus diesem Wissen entwickelte, konnte ich Hunderten Männern zu weniger Körperfett, mehr Muskelmasse und mehr Energie verhelfen. Parallel sah ich im Personal Training vor Ort, wie entscheidend auch die sogenannten versteckten Variablen wirkten. Wie im Rausch entwickelte ich eigene Rezepte und Übungen, sodass Anfang 2018 kein gewöhnlicher Fitnesstrainer das *Men's-Health*-Cover zierte, sondern ein leidenschaftlich biohackender. In der Heftrubrik »Relax-Check« testete ich fortan die smartesten Maßnahmen zur Regeneration und Stressbekämpfung, von der Kryo-Sauna bis zu Digital Detox. Anfang 2020 rief ich schließlich die beliebte Biohacking-Rubrik in der *Men's Health* ins Leben – der Ausgangspunkt für dieses Buch. Jetzt aber genug von mir! Schließlich sollst du von den folgenden Seiten profitieren.

Jetzt bist du dran!

So unschlagbar Biohacking durch sein breites Spektrum wird, kann genau diese Vielfalt auch abschrecken. Nicht ohne Grund drängt sich die Frage auf, wo genau man bloß anfangen soll. Meine Antwort: Du bist längst dabei. Irgendeinen Hack wirst du mit Sicherheit schon regelmäßig umsetzen, sei es das intermittierende Fasten, die tägliche Vitamin-D-Zufuhr oder der wöchentliche Saunagang. Nichts dabei? Dann trinkst du vielleicht morgens nach dem Aufstehen ein großes Glas Wasser. Auch das ist bereits Biohacking, da wir hier zu einem optimalen Zeitpunkt unserem Körper ein Bad von innen verpassen. Meine fast 70-jährige Mutter zum Beispiel hackt ihr System, indem sie täglich bei Wind und Wetter in die Ostsee springt. Kurzum: Jeder Mensch kann zum Biohacker werden. Eintrittsbarrieren: Fehlanzeige. Den größten Nutzen hast du jedoch, wenn du dich als erstes auf den Bereich stürzt, in dem du dein größtes Defizit siehst. Schläfst du schlecht? Oder lässt deine Ernährung zu wünschen übrig? Mangelt es dir an Bewegung? Killt dich dein Stresslevel? Oder fühlst du dich im Alltag einfach antriebslos? Genau diese Frage solltest du dir mit Blick auf das Inhaltsverzeichnis stellen und ehrlich beantworten. Im Anschluss weißt du dann genau, welches Kapitel du dir zuerst vorknöpfen solltest. Natürlich kannst du dieses Buch auch von Anfang bis Ende lesen, um das Maximum für dich rauszuholen. Doch bei der Umsetzung gilt es stets, mit dem schwächsten Glied der Kette zu beginnen. Parallel dazu empfehle ich dir wärmstens, deinen Ist-Zustand aufzunehmen.

Blick unter die Motorhaube

Dank hochmoderner Tracking- und Analyse-Tools können wir heute viele Gesundheits- und Leistungsmarker selbst aufzeichnen und auswerten. Für ein aussagekräftiges Bild des internen Status quo brauchen wir jedoch zumindest ein Labor. Bei der Abnahme und Auswertung der Daten unterstützt dich zudem idealerweise ein kompetenter Arzt. Mithilfe der gemessenen Werte lassen sich nicht nur mögliche Krankheiten oder Störungen von Organen

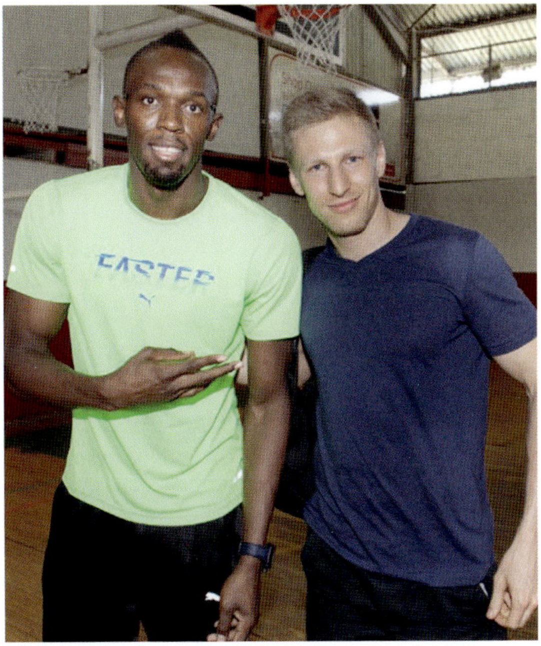

Auf der Suche nach dem ultimativen Geschwindigkeitsgeheimnis besuchte ich den schnellsten Mann der Welt auf seinem heimischen Trainingsgelände. Anschließend sah ich mir den Sprintnachwuchs im Nationalstadion an.

aufdecken, sondern auch kleinere Defizite ans Tageslicht bringen. Ganz im Sinne des Biohackings können wir mithilfe dieser Ergebnisse gezielt feinjustieren. Also ein großes Blutbild nehmen lassen? »Nein, denn das große Blutbild beinhaltet per Definition nur bestimmte Werte bezüglich der Blutbestandteile, nicht die Werte für die Organe. Daher spreche ich von einem Routine- oder Standardlabor, das ich jedem angehenden Biohacker empfehle«, sagt Niels Schulz-Ruhtenberg, Facharzt für Allgemeinmedizin, Ernährungsmedizin und Sportmedizin. In seiner Hamburger Praxis schlage übrigens auch ich regelmäßig für genau diesen Check auf. Fakt ist: Der Umfang solcher Standard-Laboruntersuchungen ist nicht festgelegt. Demnach kannst du damit rechnen, dass der Arzt auf Basis deiner gesundheitlichen Situation, aber auch aufgrund gesetzlicher Vorgaben und wirtschaftlicher Zwänge entscheidet, welche Laboruntersuchungen er durchführt. Besonders die ernährungsmedizinischen Werte wie Vitamine, Mineralien, Omega-3-Fettsäuren oder Stoffwechselstörungen untersuchen Mediziner im Rahmen eines Standardlabors nur selten. Insofern solltest du im Vorfeld mit deinem Arzt sprechen, welche Laborwerte er genau messen lässt. Nicht ganz unwichtig ist auch, was du davon über deine Krankenversicherung abrechnen kannst und was du selbst zahlen musst (sogenannte IGeL-Leistungen oder Selbstzahlerleistungen). Schulz-Ruhtenberg rät, die in der Tabelle gelisteten Werte untersuchen zu lassen. Je nachdem, wie genau du deine aktuelle gesundheitliche Situation durchleuchten möchtest, kannst du entweder mit den Basispaketen beginnen oder gleich das zweite Level hinzubuchen.

Level 1

a) Routine-Laboruntersuchung

- Blutbild
- Entzündungswert CRP
- Blutfette: Cholesterin (LDL/HDL) und Triglyceride
- Leberwerte: Gamma-GT und GPT
- Schilddrüsenwerte: TSH, fT3/4
- Nierenwert Kreatinin
- Harnstoff, Harnsäure
- Blutzucker (nüchtern)
- Langzeitblutzucker HbA1c
- Eisenversorgung: Ferritin
- Gesamteiweiß

b) Ernährung

- Vitamin D
- Vitamin B12, Q10 (besonders wichtig für Vegetarier und Veganer)
- Omega-3-Fettsäuren/Index
- Magnesium, Selen, Zink (wichtig: Messung im Vollblut)

Level 2

Spezialmessungen: Vitamin- und Nährstoffversorgung, Stoffwechsel, Hormone, Stress

- B-Vitamine, z. B. Vitamin B12, B6, B9/Folsäure, Homocystein
- Kalium, Jod, Selen, Kupfer
- Coenzym Q10
- Entzündungsmarker hsCRP
- Insulinresistenzindex HOMA
- Hormone: Testosteron, Cortisol (im Speichel)

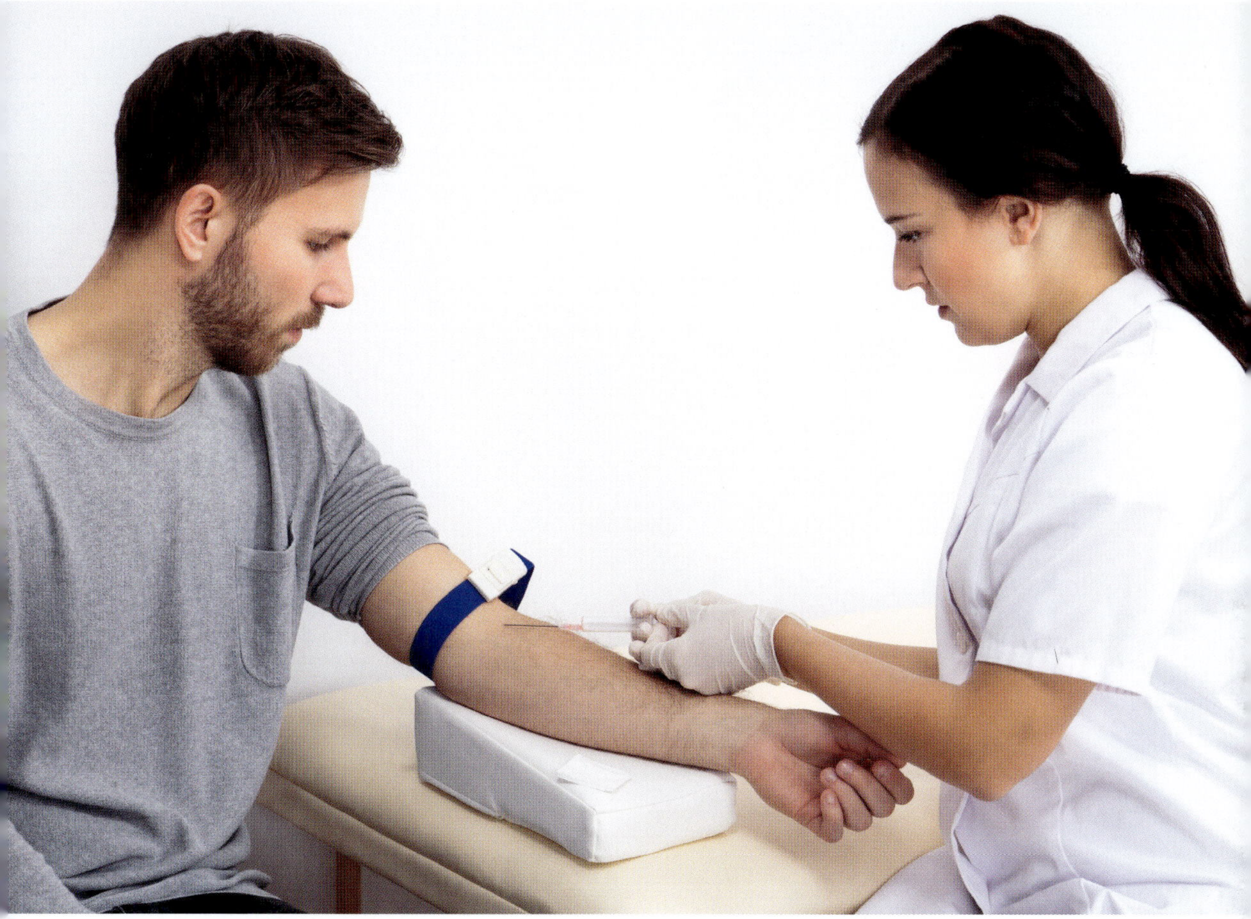

Kleiner Piks mit großer Aussagekraft: Mit dem Wissen um die entscheidenden Marker wirst du beim Doc deines Vertrauens vom passiven zum proaktiven, mündigen Patienten.

Hack-Attack!

All right, damit wärst du startklar und von meiner Seite aus alles gesagt, was du für deinen Biohacking-Kick-off benötigst – fast! Ein Tipp noch: Lass dich von der Informationsdichte der folgenden rund 200 Seiten bloß nicht stressen. Zwar habe ich mein Bestes gegeben, meine Selbstoptimierungsabenteuer verständlich und unterhaltsam zu schreiben, doch manchmal reicht das nicht. Das Gefühl kenne ich nämlich nur zu gut: Dich packt ein motivierendes Buch dermaßen, dass du am liebsten sofort alle Methoden und Tipps auf einmal umsetzen möchtest. Aber: »Slow and steady wins the race«, wie der Amerikaner sagt. Ich möchte dich nicht zu einem komplett neuen Leben ermutigen, sondern zu einem erfüllteren. Bewegst du dich durch nur einen einzigen Hack einen Schritt weiter dorthin, habe ich mein Ziel als coachender Autor ebenso erreicht, wie wenn du mithilfe etlicher Hacks deinen kompletten Lifestyle optimierst. Wichtig ist mir nur, dass du ins Handeln kommst. Anders gesagt: Sei ein Macher, sei ein Hacker – ein Biohacker. Also viel Spaß beim Lesen und anschließend maximale Effekte bei der Umsetzung! Doch auch dabei solltest du stets ein Lächeln auf den Lippen behalten. Und sei es, weil du dich an diesen verrückten Airone erinnerst, der dir das Ganze schmackhaft gemacht hat.

KAPITEL 1

BESSER SCHLAFEN.

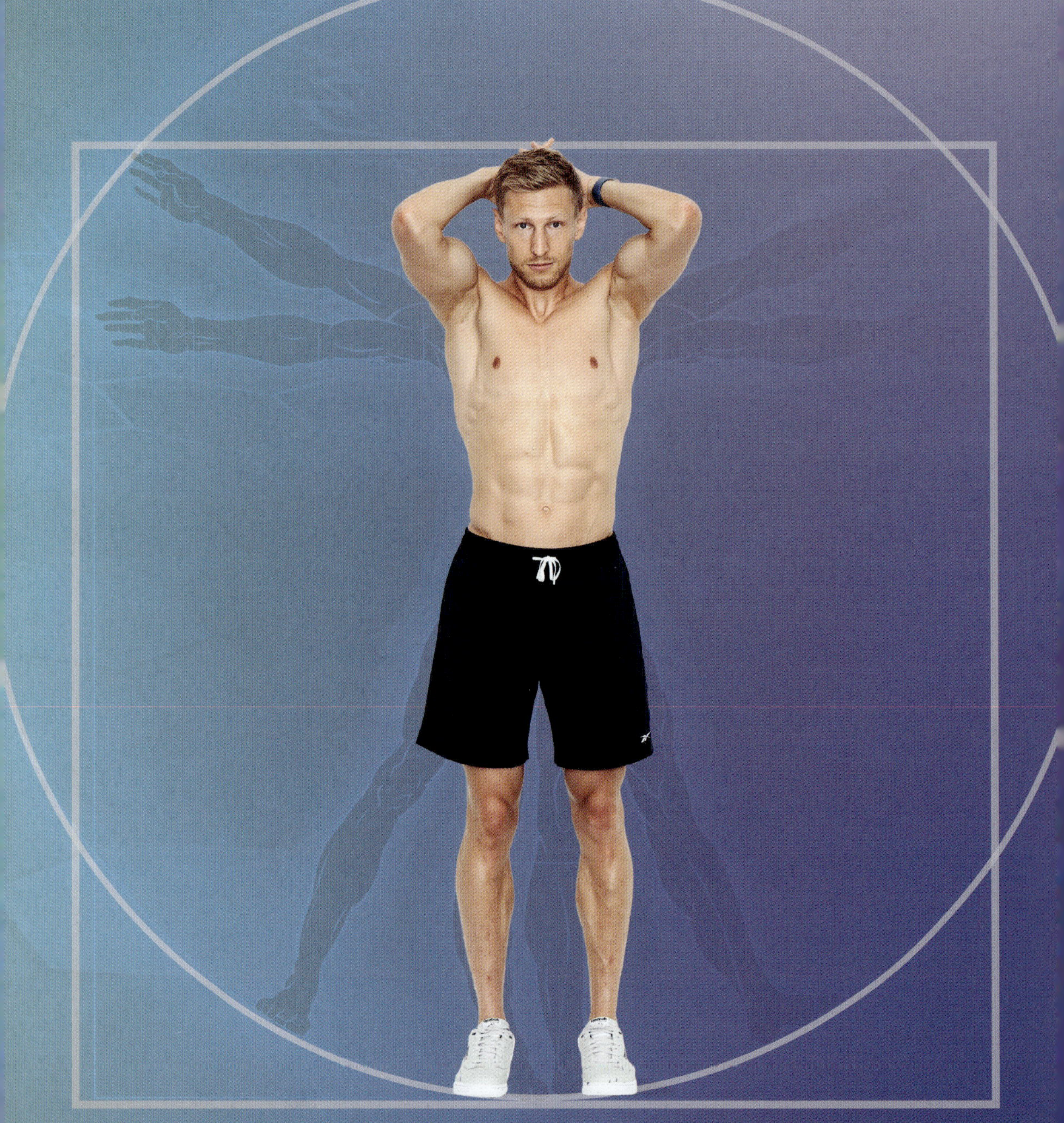

1

Schlaf lässt sich nicht ersetzen. Kein Biohack der Welt ist dazu in der Lage, die elementaren Funktionen einer erholsamen Nachtruhe zu simulieren. Jede Nacht geschieht in unserem Körper ein wahres Wunderwerk. Erholsamer Schlaf stärkt unser Immunsystem, regt unseren Stoffwechsel an und pusht unsere körperliche sowie geistige Leistungsfähigkeit – und das sind nur wenige von nahezu unzähligen positiven Effekten. Mein US-Kumpel Shawn Stevenson bringt's in seinem lesenswerten Buch *Sleep Smarter* auf den Punkt: »Es gibt keine Facette deiner mentalen, emotionalen und physischen Leistung, die nicht durch deine Schlafqualität beeinflusst wird.« Word!

Betrachten wir die andere Seite der Medaille, wird dir die Bedeutung von gutem Schlaf noch klarer. Was sind also die Folgen von Schlafmangel? Meine Antwort – Achtung, jetzt wird's unschön: Unter anderem hat dieser schließlich drastische hormonelle Auswirkungen auf das Stresshormon Cortisol, die Energie produzierenden Schilddrüsenhormone und das den Blutzuckerspiegel regulierende Insulin. Schon eine Nacht mit ernsthaftem Schlafdefizit, so ein Forschungsergebnis, kann deine Insulin-Resistenz am Folgetag auf ein Diabetis-Typ-2-Level bringen. Natürlich – und zum Glück – hält sich dieser Effekt nicht dauerhaft (vorausgesetzt du schläfst die Folgenächte wieder besser). Dennoch unterstreicht die Erkenntnis eindrucksvoll die untrennbar enge Verzahnung von Schlaf und Gesundheit.

Schlaf als No Brainer

Dass auch dein Hirn von Schlafschwierigkeiten nicht unbedingt profitiert, dürfte dir bekannt sein. Sicher hast du schon mal selbst erlebt, dass du an müden Tagen deutlich schneller reizbar bist – ein absoluter Minuspunkt für deine sozialen Interaktionen. Pluspunkte im Job zu sammeln wird mit verminderter Produktivität auch nicht leicht. Ein entscheidender Faktor, weshalb unser Gehirn mit Schlafmangel nur suboptimal funktioniert: Während der Schlummerstunden läuft unser sogenanntes glymphatisches System auf Hochtouren. Dieses dient der Entsorgung zellulärer Abfallstoffe, die durch unsere dauerhafte Hirnaktivität täglich anfallen. Einfach ausgedrückt: Kann dieses geniale Müllabfuhrsystem aufgrund von fehlendem Schlaf nicht oder nur unzureichend arbeiten, staut sich der Abfall. Hält dieser Zustand an, können neurodegenerative Erkrankungen wie Parkinson entstehen.

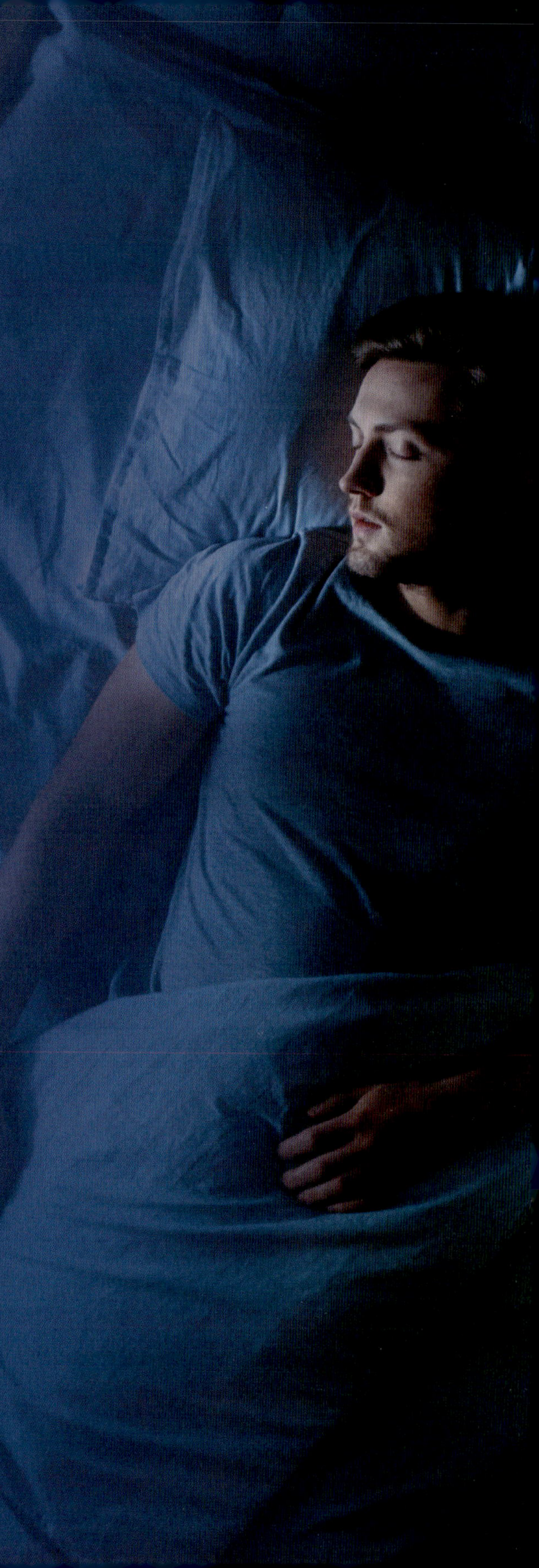

Kann man es verlernen, erholsam zu schlafen? Ja – wie die wachsende Ziffer zermürbender Schlafprobleme zeigt. Doch zum Glück lässt sich unsere Nachtruhe hacken.

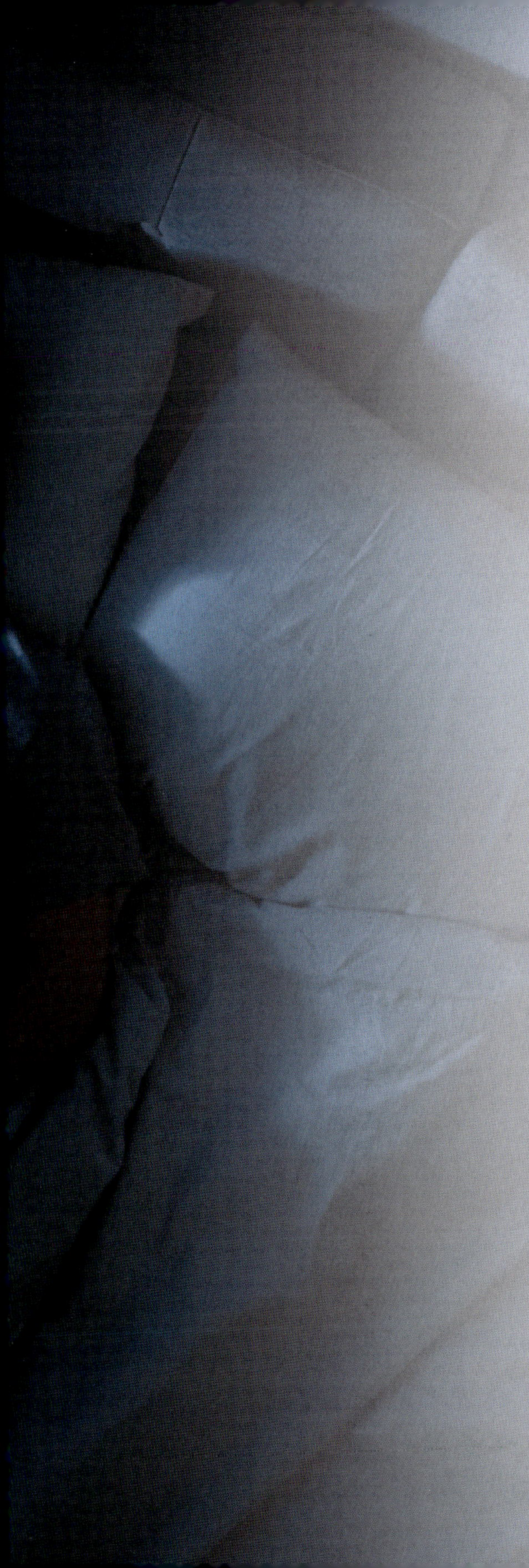

Vorsicht, Schocker!

Immer noch nicht überzeugt, dass Schlaf deine unverzichtbare Eintrittskarte zu mehr Gesundheit und Leistungsfähigkeit ist? Dann gönne ich dir hier beispielhaft noch ein paar Schockerbegriffe: Diabetes, Knochenbruch, Schlaganfall, Alzheimer, Krebs. Was haben all diese Krankheiten gemeinsam? Richtig, dauerhafter Schlafmangel erhöht die Wahrscheinlichkeit für diese unschönen Diagnosen.

Wir haben's drauf

Und jetzt das Paradoxe: Von Natur aus können wir richtig gut schlafen. Diese Fähigkeit haben wir seit der Geburt drauf, mussten uns diese also nicht mal mühsam aneignen. Doch leider verlernen wir aufgrund der modernen Begebenheiten immer mehr, wie man erholsam schlummert. Verantwortlich dafür ist größtenteils unser heutiger Lebensstil mit seinen unterschiedlichsten Implikationen – von beruflichem Leistungsdruck über schlafstörende Beleuchtung bis hin zu Binge Watching. Doch wir sind keine Opfer der gesellschaftlichen Normen und Trends. Im Gegenteil! Unsere individuellen Lifestyle-Entscheidungen machen uns mächtig und können uns erholsamen Schlaf bescheren – jede Nacht. Kein Wunder also, dass sich mein erstes ausführliches Kapitel um genau dieses grundlegende Thema dreht. Also: Sauge die Methoden auf, setze sie um und schlafe wie ein Baby!

HACK 1

Ermüdendes Vorspiel

Einschläfernd, aber nicht langweilig: Die perfekte Gute-Nacht-Routine ist das Herzstück jedes optimierten Biohacking-Tages. Schnell kann uns aber leider auch die Vielzahl der empfohlenen Methoden und Tools ermüden. Daher präsentiere ich dir hier meinen ultimativen Abendablauf aus 7 Schritten, der deine Schlafqualität auf ein neues Level hebt, und zwar für jedes Zeitbudget.

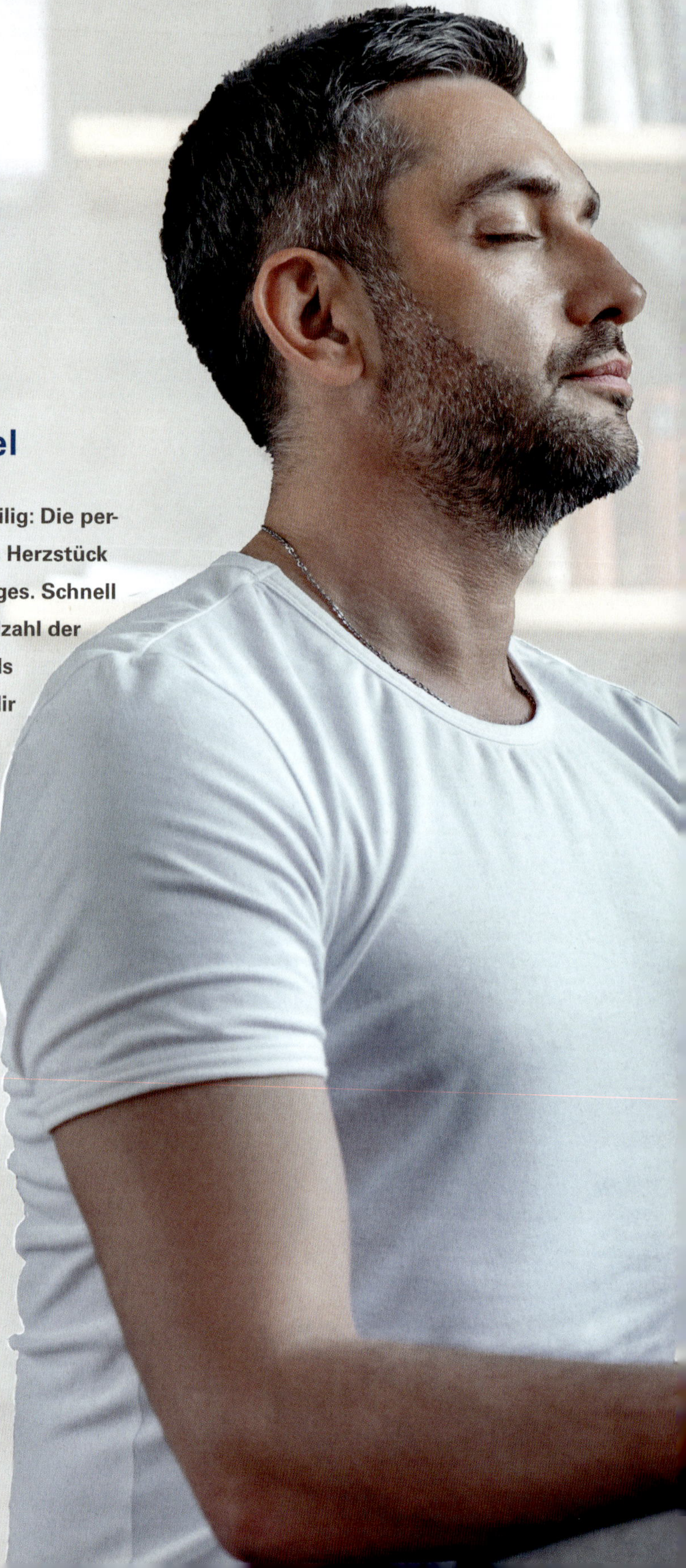

Die Meditation ist zwar nur eines von 7 mächtigen Elementen meiner ausgefeilten Abendroutine, dafür aber das wichtigste. Der Nutzen dieses uralten Hacks fällt einfach maximal, der Aufwand hingegen minimal aus. In Kombi mit den anderen 6 Schritten begleitet dich ein perfekt harmonierendes Schlaf-Orchester sanft ins Land der Träume.

Einer geht noch, einer geht noch rein!

Und so quetschte ich immer wieder den nächsten Schlaf-Hack in meine abendliche Routine. Viele Schlummer-Tools sorgen schließlich für eine noch bessere Nachtruhe. Oder etwa nicht? Die Wahrheit ist: Es gibt einen Sättigungspunkt, an dem dich deine jeden Abend wiederkehrenden Abläufe überfordern und Stress erzeugen, anstatt ihn zu eliminieren. Das musste ich in den ersten Jahren meiner noch jungen Biohacker-Karriere erst lernen. Jeder neu entdeckte Hack erzeugte neue Euphorie und Motivation, bis ich erkannte, dass auch hier Qualität vor Quantität steht. Wo dieser Sättigungspunkt genau liegt? Das ist sehr individuell. Bei mir befindet sich die magische Grenze bei genau 1 Stunde vor dem Schlafen. Seitdem ich zum ersten Mal Vater wurde, habe ich den aktiven Teil dieser Schlafvorbereitung sogar auf effiziente 20 Minuten heruntergeschraubt. Doch die finden definitiv statt – 364 Tage im Jahr. Schließlich danke ich mir jeden Morgen, an dem ich mit vollem Energietank aufwache, anschließend selbst dafür. Und der eine Abend, an dem die Routine aus Notfallgründen ausgefallen ist, führt mir am nächsten Tag vor Augen, wie essenziell die Abläufe für mein Leben sind. In Sportlersprache: Der Abendablauf gleicht dem Warm-up vor dem Workout. Zwar kann man auch ohne trainieren, doch man bereut den Verzicht früher oder später garantiert.

Body & Soul

Du zweifelst noch daran, eine Schlafroutine zu etablieren? Dann wird's Zeit zu realisieren, dass die positiven Effekte weit über einen besseren Schlaf hinausgehen. Die meisten meiner gewählten Elemente fallen in den Bereich der Stressbekämpfung – ein leider noch immer unterschätzter Aspekt, dem ich in diesem Buch bewusst ein ganzes Kapitel widme. Dazu kommt, dass du mit dem hier gezeigten Gute-Nacht-Ablauf deinen Horizont erweiterst, deine Regeneration förderst, Entzündungen bekämpfst und ein positives Mindset aufbaust. Wir sind hier also im Grenzgebiet von Körper und Geist unterwegs, in dem beide Seiten maximal voneinander profitieren. An dieser Stelle brauchst du nur noch eine der zwei vorgestellten Varianten wählen, um den späten Abend zu deinem neuen Energiegenerator zu machen. Let's go!

Die perfekte Abendroutine im XL-Format (Dauer: 60 Minuten aktiv)

Eins vorweg: Zeit ist sicher auch bei dir ein kostbarer Faktor. Doch ohne Kind führst du ein selbstbestimmteres Leben als mit, was keinesfalls wertend gemeint ist. Aus diesem Grund ist meine wärmste Empfehlung, dir ganze 60 Minuten für eine ausgiebige Abendroutine zu nehmen. Du wirst mir dafür danken, und zwar bereits morgen früh – Wort drauf! Jahrelang habe ich schließlich den hier gezeigten Ablauf durchgezogen und maximal davon profitiert. Selbst heute baue ich die ausgedehnte Version gelegentlich ein, wenn es mir die Zeit erlaubt. Lange Rede, kurzer Sinn – hier kommt mein ultimativer XL-Ablauf für den idealen Schlaf danach:

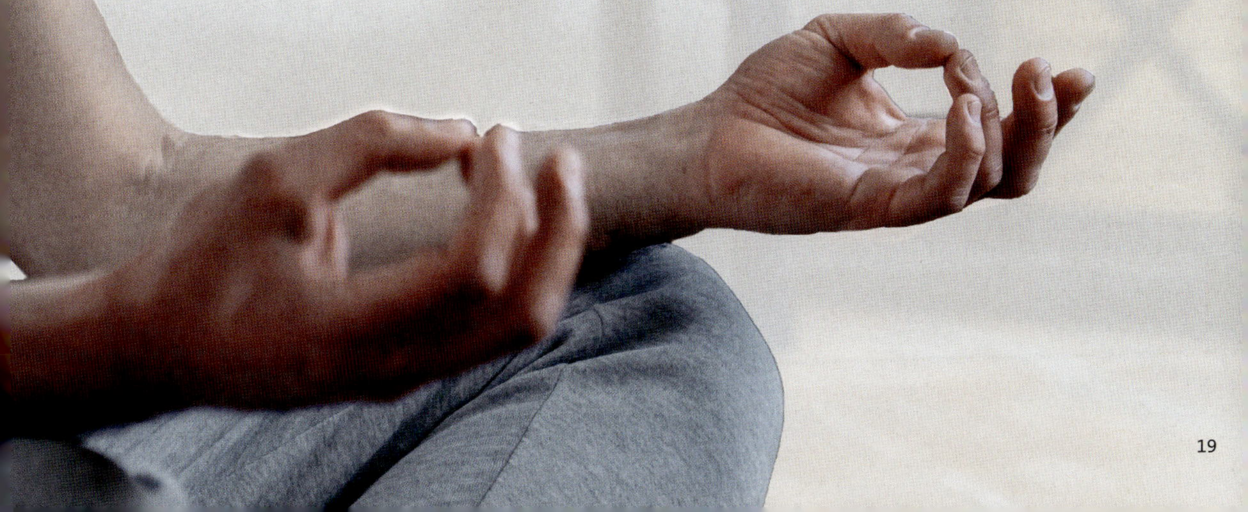

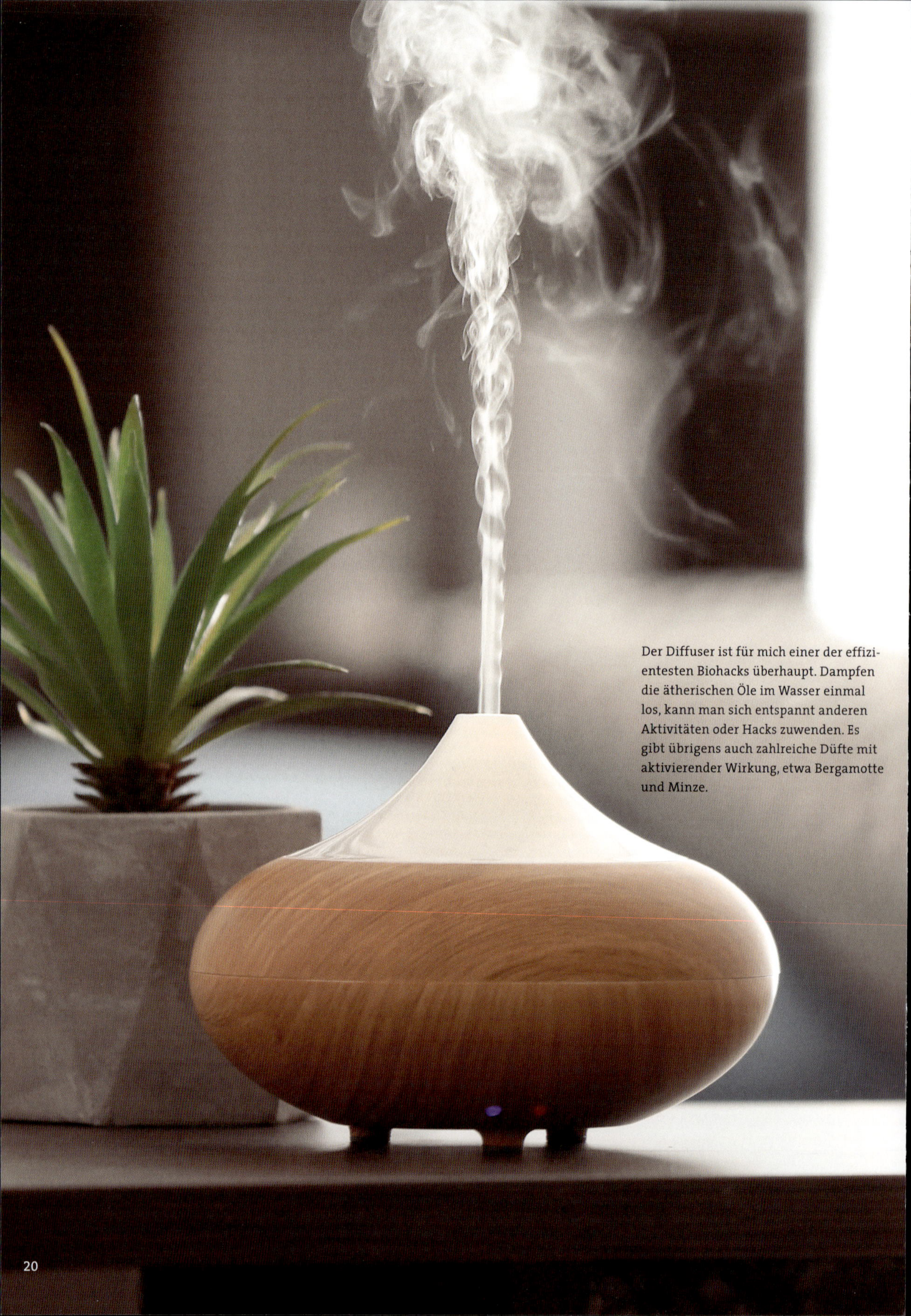

Der Diffuser ist für mich einer der effizientesten Biohacks überhaupt. Dampfen die ätherischen Öle im Wasser einmal los, kann man sich entspannt anderen Aktivitäten oder Hacks zuwenden. Es gibt übrigens auch zahlreiche Düfte mit aktivierender Wirkung, etwa Bergamotte und Minze.

Abschalten & einatmen

60 Minuten vor dem Schlafen solltest du zunächst alle Geräte mit Bildschirm ausschalten. Dazu gehört neben deinem Handy auch der Fernseher, aber auch ein Tablet oder E-Reader. Erreichbar zu sein hat an diesem fortgeschrittenen Zeitpunkt des Tages absolut null Priorität. Deine Messenger-App oder dein E-Mail-Postfach kannst du auch morgen noch aktualisieren. Jetzt und hier geht's einzig und allein um deinen Schlaf, um deinen körpereigenen Power-Generator. Logisch, dass du hier die Blaulicht emittierenden Bildschirme meiden solltest, welche die Produktion des Schlafhormons Melatonin hemmen. Insofern gilt auch: Blaulichtfilterbrille auf! Übrigens hilft auch das WLAN-Signal am späten Abend niemandem mehr. Es bestehen sogar Hinweise, dass die Strahlung deinen Schlaf negativ beeinflussen könnte. Den Router kannst du daher ebenfalls getrost abschalten. Ich selbst nutze einen zeitgesteuerten Steckdosenadapter, der das Gerät täglich zur gleichen Zeit ab- und morgens wieder einschaltet – meine ganz eigene Definition von Smart Home. Noch ein weiterer Hack, der passiv im Hintergrund läuft, während man sich anderen Aktivitäten widmen kann. Verteile beruhigend wirkende ätherische Öle mithilfe eines sogenannten Diffusers (zu Deutsch: Zerstäuber) in deinem Wohnzimmer oder wo auch immer du dich abends aufhältst. Die Anzahl der Tropfen ist jeweils abhängig vom Fassungsvolumen des Geräts. In meinen durchschnittlichen großen Diffuser (bis zur Obergrenze mit Wasser gefüllt) kommen je 2 Tropfen der schlaffördernden Öle Lavendel und Ylang-Ylang. Beide harmonieren auch dufttechnisch blendend miteinander. Wichtig: Ein Fenster sollte währenddessen stets auf Kipp bleiben, um die externe Sauerstoffzufuhr zu gewährleisten.

Schlürfen & schmökern

55 Minuten vor dem Beginn deiner Bettruhe rate ich dir zu einer Tasse Autophagie-Tee, den ich dir in diesem Kapitel später noch umfassend erkläre. Kleiner Spoiler: Die Mischung lässt dich nicht nur besser schlafen, sondern soll auch geniale Anti-Aging-Effekte bewirken – doppelt effektiv! Mit der Tasse in der einen Hand kannst du dir mit der anderen ein gutes Buch schnappen. Für 20 Minuten heißt es nun, gedanklich darin einzutauchen. Einzige Voraussetzung für die Auswahl deiner Lektüre: Es sollte eine fiktive Geschichte und kein Sachbuch sein. Schließlich wollen wir das analytische Denken tagsüber zelebrieren. Wortwörtlich traumhafte Geschichten hingegen können unser Hirn auf den Schlafmodus vorbereiten. Dass die Genres Psychothriller und Horrorschocker hier außen vor bleiben, halte ich für selbsterklärend. Selbst Krimis würde ich meiden, denn der Überlebensmodus (auch bekannt als »flight or fight«) lässt sich auch durch das emotionale Miterleben frei erfundener Geschichten triggern. Vor meiner Abendoptimierung habe ich mir zuvor gern die Zombie-Serie *The Walking Dead* angesehen – absolut spannend. Doch in unregelmäßigen Abständen tauchte der eine oder andere Untote plötzlich in meinen Träumen auf. Heute träume ich zwar nicht nur von rosaroten Elefanten, doch ich bin froh, dass mir Zombies maximal an Halloween über den Weg laufen.

Rollen & dehnen

35 Minuten vor dem Schlafen darfst du noch mal den Athleten in dir wecken. Nein, es steht kein weiteres Workout an. Stattdessen geht's um die Wartung deines Körpers – um deine Regeneration. Um diese zu fördern, gebe ich dir zwei verschiedene Optionen zur Auswahl, die allesamt dein parasympathisches Nervensystem stimulieren. Unter anderem senkt dieses Blutdruck und Herzfrequenz und hemmt zudem die Adrenalinausschüttung. Cool, oder? Statisches Stretching aktiviert den Parasympathikus ebenso wie eine Session auf der Faszienrolle. Logisch, dass ich dir die Kombi aus beidem empfehle. Wie das gehen soll? Jeden Muskel oder jede Muskelgruppe, die du gerade für 10–30 tiefe Atemzüge mit der Rolle bearbeitet hast, erhält im Anschluss eine wohltuende Dehnung (1–3 Minuten pro Stretch). Klar könnte man einen ähnlichen Effekt auch mit einen Yoga-Flow erzielen, doch der Vorteil der Roll-Dehn-Kombi ist die lokale Anwendung je nach akutem Befinden. Je nachdem, wo gerade eine Minibaustelle zwickt oder knackt, kannst du gezielt ansetzen und fühlst dich anschließend mit hoher Wahrscheinlichkeit deutlich besser. Zumindest fühle ich mich nach dieser Session stets herrlich.

Spezifische Funktionsphasen des Gehirns

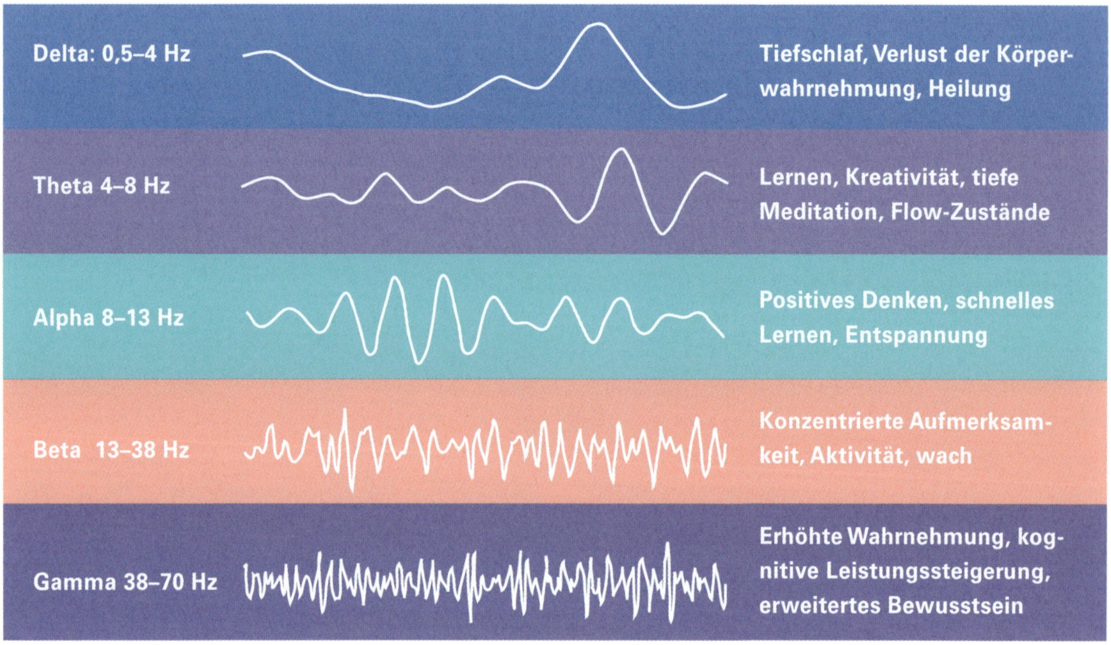

Extra-Tipp: binaurale Beats

Stecke dir unterdessen Kopfhörer ins Ohr, aus denen binaurale Beats klingen. Hinter dem Begriff verbirgt sich die Mechanik, das Gehirn durch unterschiedliche Klangfrequenzen im linken und im rechten Ohr zu beeinflussen. Diesen Unterschied gleichen wir im Stammhirn aus. Genauer gesagt: Dadurch lassen sich bestimmte Gehirnwellen manipulieren. Speziell die sogenannten Delta- und Thetawellen können so deine Schlafqualität steigern (siehe Abbildung). Klingt wild, doch wissenschaftliche Studien bestätigten diesen Zusammenhang. Geniale App hierfür: *Brainwave*, die du unter anderem auch zur Unterstützung in Phasen von mentaler Anstrengung nutzen kannst.

Fokussieren & fühlen

15 Minuten vor dem Schlafen steht schließlich der wichtigste Teil deiner neuen Abendroutine an. Dieser Teil ist unverzichtbar und sollte niemals eingespart werden, da er dir den größten Nutzen beschert.
Die Rede ist von der Meditation. Nicht ohne Grund meditieren Menschen seit Jahrtausenden, und die Forschung untermauert die stressreduzierenden und schlaffördernden Effekte immer wieder. Fakt ist: 10 Minuten genügen – wenn du diese denn täglich einbaust. Und keine Sorge! Hier musst du keinem spirituellen oder religiösen Ansatz folgen (darfst du aber natürlich gern). Für den Schlummer-Hack geht's schlichtweg darum, sich in einer ruhigen Umgebung aufrecht hinzusetzen, die Augen zu schließen und 10 Minuten lang den eigenen Atem wahrzunehmen. Einzige Regel: durch die Nase einatmen. Besonders Meditationsneulingen fällt diese eigentlich simple Aufgabe der alleinigen Konzentration auf die Atmung oft schwer. In diesen Fällen lohnt sich die App *Calm*, die ich ebenfalls regelmäßig einbaue, wenn ich mir etwas Anleitung wünsche. Ob mit oder ohne Stimme im Ohr – entscheidend ist ganz einfach, dass kein Abend ohne Meditation vergeht. Anders gesagt: Wenn du nur eine Routine aus diesem Buch mitnimmst, lass es diese sein. Ohhhm!

Aushalten und erleuchten

Okay, es wäre ja fast verschenkt, wenn wir nicht auch während der Meditation weitere passive Hacks einbauen würden. Schließlich sprechen wir hier weiterhin von der XL-Routine. Lässt es meine Zeit zu, richte ich mir ein regelrechtes Meditations-Setup ein. Direkt hinter mir platziere ich eine Akupressurmatte, auf die ich mich mit freiem Oberkörper rücklings lege. Top: die sogenannte Shaktimat, aus der sich kleine und zum Glück kurze Kunststoffspitzen in deinen Rücken bohren. Das Ganze ist anfangs ernsthaft schmerzhaft, doch nach 1 bis 2 Minuten gewöhnt man sich an diesen die Durchblutung anregenden Nadelteppich. Unterm Strich erhöht auch das den Relax-Faktor. Doch damit nicht genug! Auf meinen Körper scheint unterdessen ein Rotlichtgerät zur sogenannten Photobiomodulation. Ja, auch das soll jung halten. Doch mein Hauptgrund für diese 10-minütige Wellnessbestrahlung ist die nachgewiesene Stresssenkung auf Zellebene. Okay, die antientzündliche und schlaffördernde Wirkung nehme ich natürlich ebenfalls gern mit. Unterm Strich lässt sich somit aus einer einfachen Meditations-Session wohl kaum mehr rausholen.

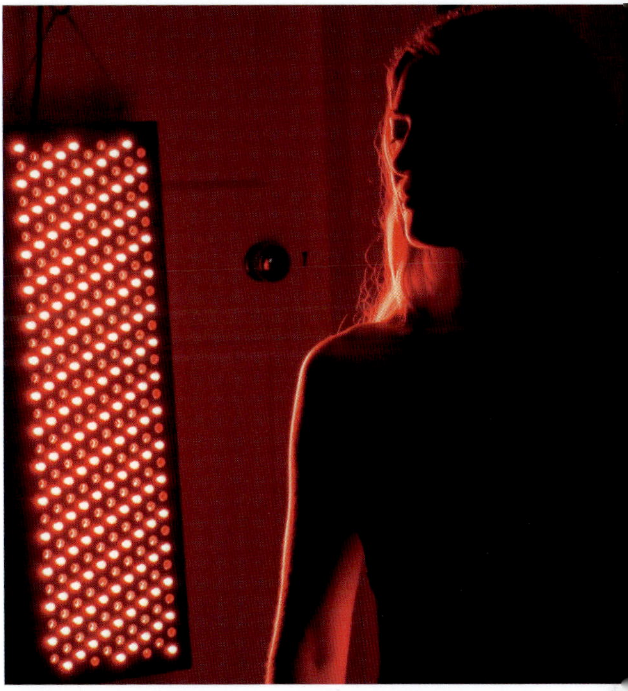

Clevere Kombi: Dieses Gerät bietet sowohl Rot- als auch Nah-Infrarotlicht und deckt mit einer Bestrahlungsfläche von 132 x 91,5 Zentimetern auch breite Schultern ab. ARL Plus von Aurora, um 1300 Euro.

Reflektieren & danken

Bevor der Endspurt beginnt, der zu dieser späten Stunde eher im Schneckentempo abläuft, wartet noch dein Dankbarkeitstagebuch. Wie bitte, du hast noch keins? Dann lege dir schnellstens ein leeres Notizbuch zu, in das du jeden Abend 3 Dinge einträgst, für die du heute dankbar bist. Dankbarkeit ist ebenso wie die Meditation ein mächtiges Tool, dem sich die Wissenschaft in den letzten Jahren mehr und mehr gewidmet hat. Die Ergebnisse sind eindeutig: Wer sich regelmäßig in Dankbarkeit übt, führt ein glücklicheres, erfüllteres Leben. Und es gibt wohl kaum einen schöneren und wirksameren Gemütszustand, um zufrieden einzuschlafen. Biohacking-Guru Dave Asprey hat die Dankbarkeitspraxis in einem seiner zahlreichen Podcast-Folgen mal sehr treffend als das lohnenswerteste Tool überhaupt bezeichnet. Das sagt eigentlich schon alles. Dir fällt nichts ein, wofür du dankbar sein könntest? Wie wäre es damit, dass du (noch) lebst? Oder dass du das Glück hast, lesen zu können, Regen auf deiner Haut zu spüren, satt zu werden oder in Zeiten und Regionen von Frieden zu leben? Es gibt immer einen guten Grund, dankbar zu sein – meistens sogar 3 oder mehr.

Einnehmen & einschlafen

5 Minuten vor dem Schlafen folgt der rituelle Kleinkram: Supplements einnehmen, den Diffuser ausschalten, Seide durch die Zähne ziehen und putzen. Genauer erklären möchte ich dir jedoch nur Punkt eins. Meine täglichen Gute-Nacht-Nahrungsergänzungen bestehen lediglich aus Magnesium, dem Anti-Stress-Mineralstoff schlechthin, und dem Vitalpilz Reishi. Während Magnesium an über 300 biochemischen Prozessen im Körper beteiligt ist, kann Reishi dabei helfen, als sogenanntes Adaptogen deine aktuellen Verfassung situationsabhängig zu regulieren. Läuft dein Immunsystem etwa auf Hochtouren, kann dich der Pilz beim

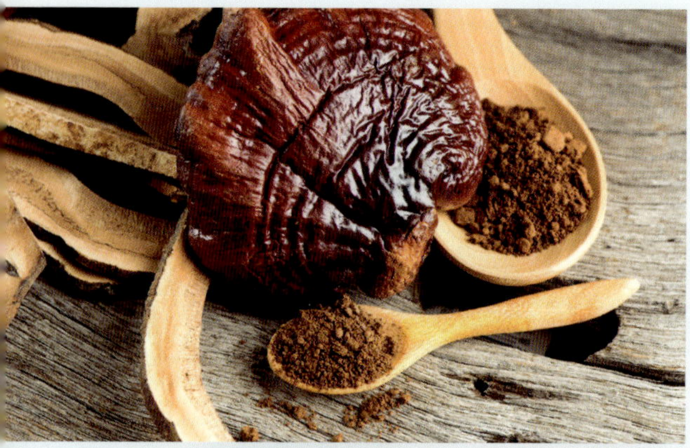

Ganoderma lucidum, kurz: Reishi, hat in der traditionellen chinesischen Medizin eine jahrtausendelange Tradition. Trotz vielversprechender Forschungsergebnisse bestehen in Deutschland nach wie vor große Hemmungen, den Pilz als Tee oder Pulver zu medizinischen Zwecken einzusetzen. Hier leisten Biohacker weltweit durch Selbsttests und Aufklärung seit Jahren echte Pionierarbeit.

Runterfahren unterstützen – und andersherum. Sehr gut wissenschaftlich belegt ist auch die Steigerung des subjektiven Wohlempfindens. Vor einer guten Nacht kann ich mir kaum einen besseren Effekt von einem Supplement erhoffen. Ob ich den Effekt spüre? Tatsächlich – plus lebhaftere Träume.

Ausgeknockt vor Runde 10

Ab in die Koje! Dort schlafe ich je nach Intensität des aktuellen Tages meist direkt ein. Klappt's mal nicht auf Anhieb, kann man entweder Schafe zählen – oder eine unschlagbare Atemtechnik anwenden, die (zumindest bei mir) ausnahmslos funktioniert: die sogenannte 4/7/8-Atmung. Die Zahlen stehen für 4 Sekunden der Einatmung, 7 Sekunden des Luftanhaltens und 8 Sekunden der Ausatmung. Das Geniale daran: Bereits nach 4 Durchgängen wirkt der Ablauf. Meistens nehme ich mir 10 volle Runden vor, habe diese aber noch nie vollenden können. Frecherweise kam zuvor stets ein unangekündigter Gast namens Schlaf vorbei.

Checkliste für deine XL-Abendroutine

60 Min vor dem Schlafen:
- **Alle Bildschirme und WLAN ausschalten,**
- **Blaulichtfilterbrille aufsetzen ...**
- **... und Diffuser mit Lavendel- und Ylang-Ylang-Öl anschalten.**

55 Min vor dem Schlafen:
- **Autophagie-Tee zubereiten und schlürfen ...**
- **... und 20 Min ein gedrucktes Buch lesen (fiktive Geschichte).**

35 Min vor dem Schlafen:
- **Binaurale Beats auf die Ohren legen ...**
- **... und 20 Min leicht bewegen (Faszienrolle, Stretching, Yoga-Flow, etc.).**

15 Min vor dem Schlafen:
- **Optional mit Rotlicht-Bestrahlung auf Akupressur-Matte bequem machen,**
- **10 Min meditieren ...**
- **... und 3 Punkte im Dankbarkeitstagebuch auflisten.**

5 Min vor dem Schlafen:
- **Magnesium und Reishi genehmigen,**
- **Diffuser ausschalten,**
- **Zahnseide anwenden, Zähne putzen.**

1 Min vor dem Schlafen:
- **Hinlegen und die 4/7/8-Atmung anwenden (4 Durchgänge) ...**
- **... und schlafen wie ein Stein.**

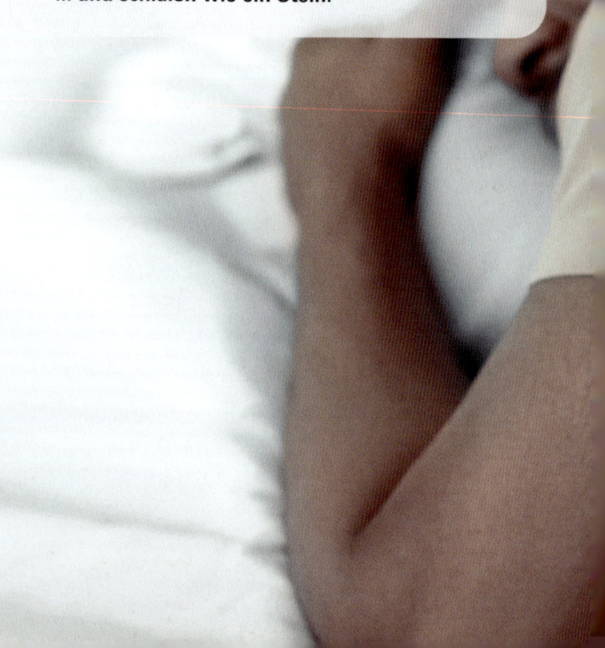

Die perfekte Abendroutine im Dad-Format (Dauer: 20 Minuten aktiv)

Hier kommt die abgespeckte Version für Väter und alle, die sich nur in Ausnahmefällen eine volle Stunde als Schlafvorbereitung gönnen können. Diese Turbovariante handelt wirklich nur die absolut elementaren Basics einer effektiven Schlafroutine ab. Die jeweiligen Hintergründe der einzelnen Elemente findest du im Text zur XL-Version. Du willst direkt durchstarten? Dann folgt nun deine Pre-Sleep-Liste zum abendlichen Abhaken.

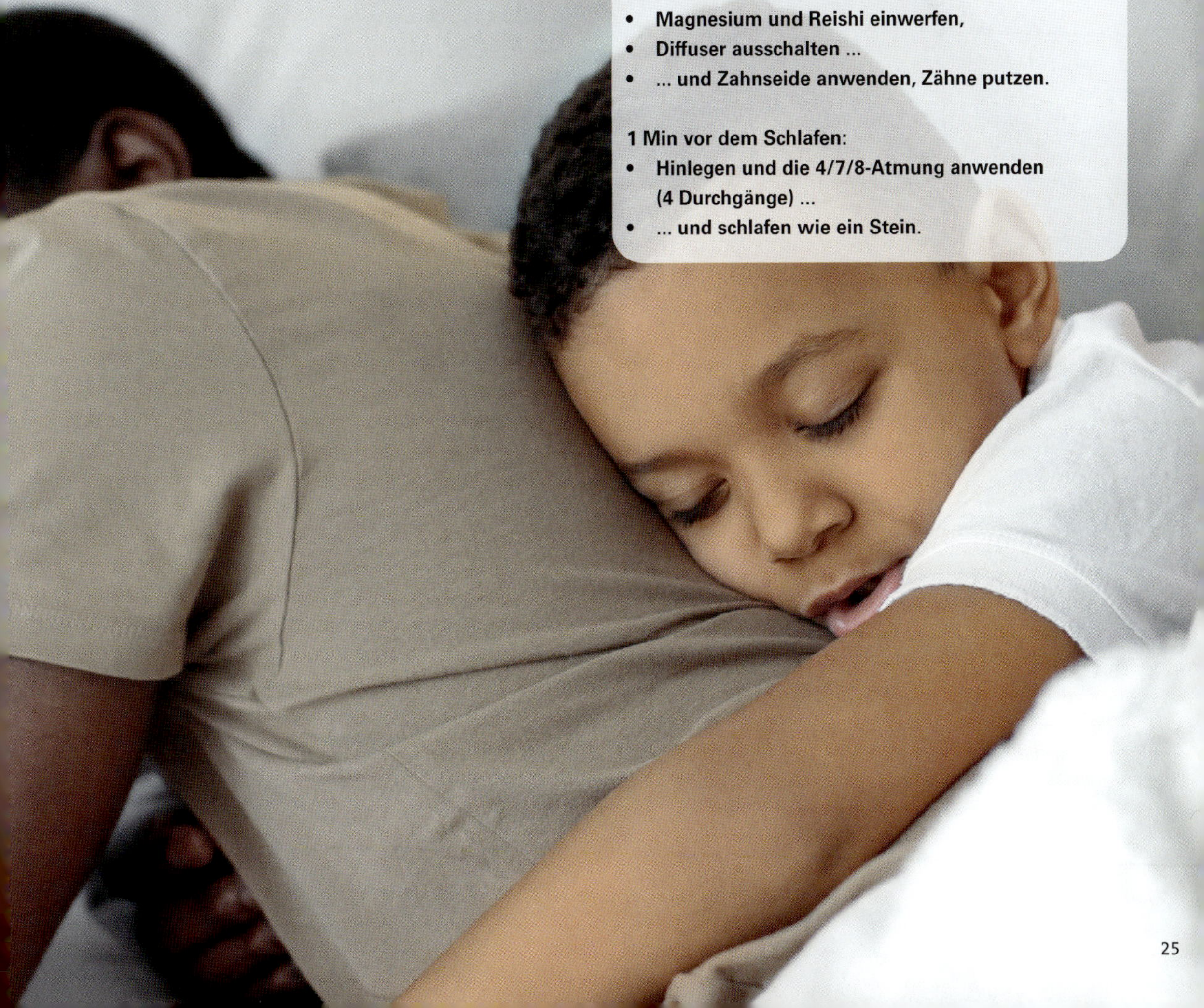

Und wie so oft schlief der Vater vor dem Kind ein. Allein die Einschlafbegleitung des eigenen Kindes reduziert die verfügbare Zeit eines Vaters für die eigene Schlafroutine immens. 20 Minuten sollten dennoch drin sein.

Checkliste für deine Daddy-Abendroutine

60 Min vor dem Schlafen:

- **Alle Bildschirme und WLAN ausschalten,**
- **Blaulichtfilterbrille aufsetzen ...**
- **... und Diffuser mit Lavendel- und Ylang-Ylang-Öl anschalten.**

20 Min vor dem Schlafen:

- **Kamillentee aufgießen und genießen,**
- **den oberen Rücken 3-mal über die Faszienrolle führen ...**
- **... und für 10 Atemzüge in den Desktop-Stretch sinken.**

15 Min vor dem Schlafen:

- **10 Min meditieren oder Atemübung durchführen.**

5 Min vor dem Schlafen:

- **Magnesium und Reishi einwerfen,**
- **Diffuser ausschalten ...**
- **... und Zahnseide anwenden, Zähne putzen.**

1 Min vor dem Schlafen:

- **Hinlegen und die 4/7/8-Atmung anwenden (4 Durchgänge) ...**
- **... und schlafen wie ein Stein.**

HACK

2

Hanf im Glück

Die regenerativen Vorteile von CBD-Öl sind seit Jahren in aller Munde. Aber gehört's dort auch hin? Zumindest in puncto Schlaf soll das angesagte Hanföl wahre Wunder bewirken. Als Biohacker bin ich bereits vor dem großen Wirbel auf den vermeintlichen Schlaf-Booster gestoßen. Seitdem habe ich nicht nur meine eigene Schlafroutine mit CBD optimiert, sondern mich auch gründlich mit Forschung und Kritik auseinandergesetzt. Kleiner Spoiler: Obwohl es sich um ein Gute-Nacht-Supplement handelt, wird es um Hanföl wohl niemals richtig ruhig. Ob und wie es sich für deine Schlummerstunden lohnt, erfährst du auf den folgenden Seiten.

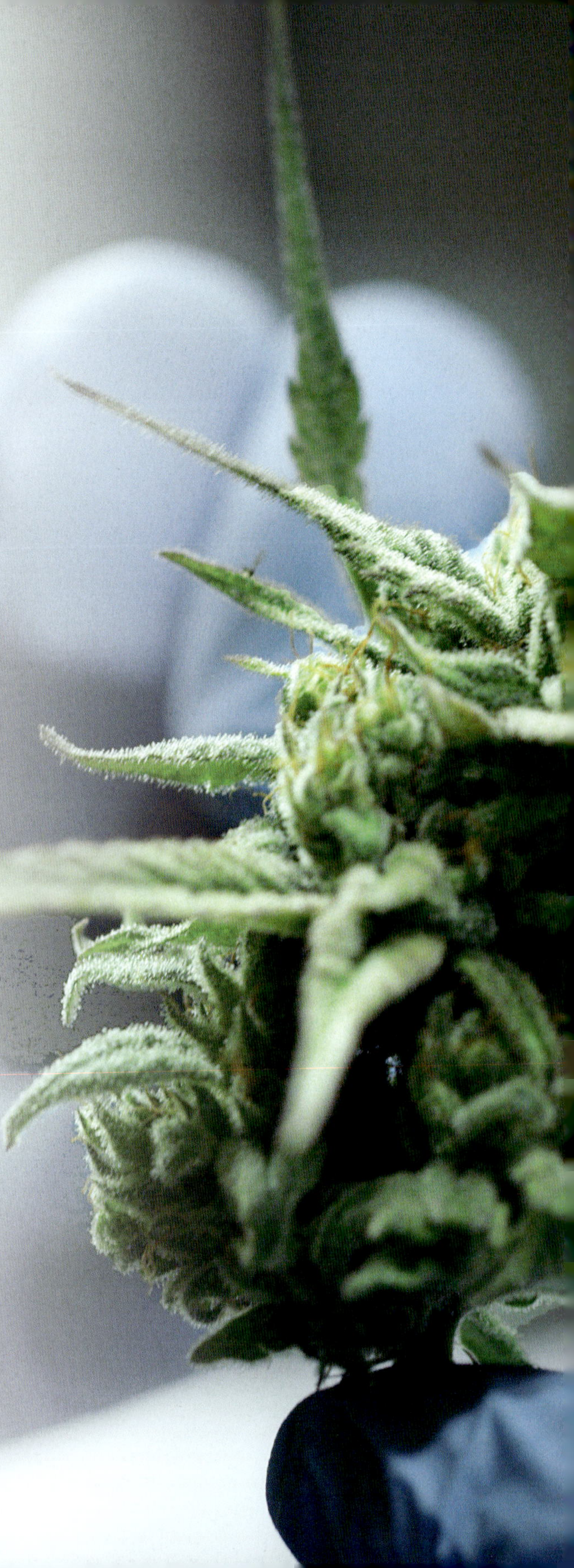

Verdammt gutes Zeug, das auch noch legal ist: CBD-Öl soll (anders als das berauschende THC) für einen besseren Schlaf sorgen. Das habe ich mir mal genauer angesehen und mir den guten Tropfen natürlich auch genehmigt.

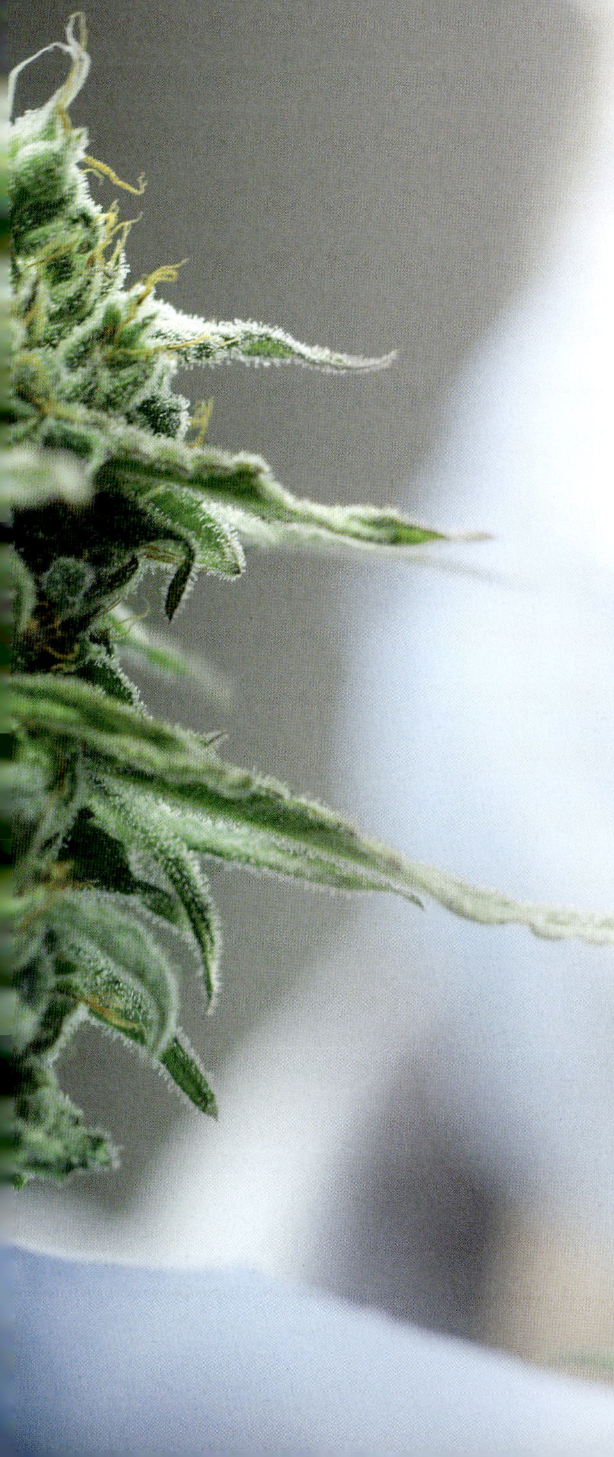

Sagenumwobenes CBD

Entdecke ich eine neue Nahrungsergänzung, die mich nach vorn bringen könnte, fackele ich meist nicht lange: Nach kurzem Nutzen-Risiko-Check landet das Produkt fix in meinem prallgefüllten Supplement-Schrank. Ob's dort als Dauergast und zur Weiterempfehlung taugt, zeigt sich nach ausgiebigen Recherchen und Selbsttests. So lief es vor einiger Zeit auch beim sagenumwobenen CBD-Öl. CBD steht für Cannabidiol, eines der vielen Cannabinoide aus der Hanfpflanze. Genau gesagt gewinnt man den Inhaltsstoff aus den Blüten der weiblichen Pflanzen. Etliche Studien unterstreichen einen schlaffördernden Effekt des in Öl gelösten Wirkstoffs. Es wirkt zudem entzündungshemmend, beruhigend und angstlösend – ist also ideal für die Regeneration. Ein Rausch bleibt dagegen aus: Anders als THC wirkt CBD nicht psychoaktiv. Die große Frage: Zündeten die Versprechen bei mir?

Erst die Arbeit, dann die Entspannung

Bevor ich mich dem Selbsttest widmete, ging ich in die tiefere Recherche. Geht's um Nahrungsergänzungen, startet diese bei mir meist auf der genialen Online-Datenbank Examine (www.examine.com), welche die aktuelle Studienlage zahlloser Supplements übersichtlich darstellt. Hier zeigte sich, dass CBD die Häufigkeit epileptischer Anfälle stark reduzieren kann – für mich zum Glück kein Thema. Ebenfalls belegt ist eine Minderung von Ängsten und Schmerzen. Robuste Evidenz in Bezug auf Schlaf fand ich hier jedoch nicht. Allerdings haben die Betreiber die Übersicht zuletzt 2019 aktualisiert. Ein Grund mehr, selbst auf die Suche nach spezifischen Schlafstudien zu gehen. In der Fachzeitschrift *Experimental and Clinical Psychopharmacology* haben Wissenschaftler etliche Studien durchforstet, um den Schlummereffekt der Cannabinoide CBD und THC zu überprüfen. Ihr Fazit: Der Großteil der Forschung fokussiert sich auf die Bekämpfung chronischer Krankheiten. Das ist kein Einzelfall, da die meisten wissenschaftlichen Untersuchungen sich verständlicherweise der Bekämpfung von Krankheiten widmen, als zu prüfen, wie gesunde Menschen noch gesünder werden. Schlaf war in den meisten Studien also nur ein zweitrangig untersuchter Faktor. Dennoch sagen die Autoren des Fachartikels, dass die Untersuchungen auf eine verbesserte Schlafqualität hindeuten. Auch die Zeit, die man zum Einschlafen benötigt, könne sich durch Cannabinoide verkürzen lassen. Zugegeben: Überwältigend ist die wissenschaftliche Basis nicht. Viele Menschen würden bei diesem Level der wissenschaftlichen Evidenz das Hanföl in den Abfluss kippen, bis die Forschung nachlegt. Doch als Biohacker genügten mir diese Hinweise. Sie spornten mich sogar an, selbst nachzuforschen, wie sich das Öl auf meine eigene Nachtruhe auswirkt.

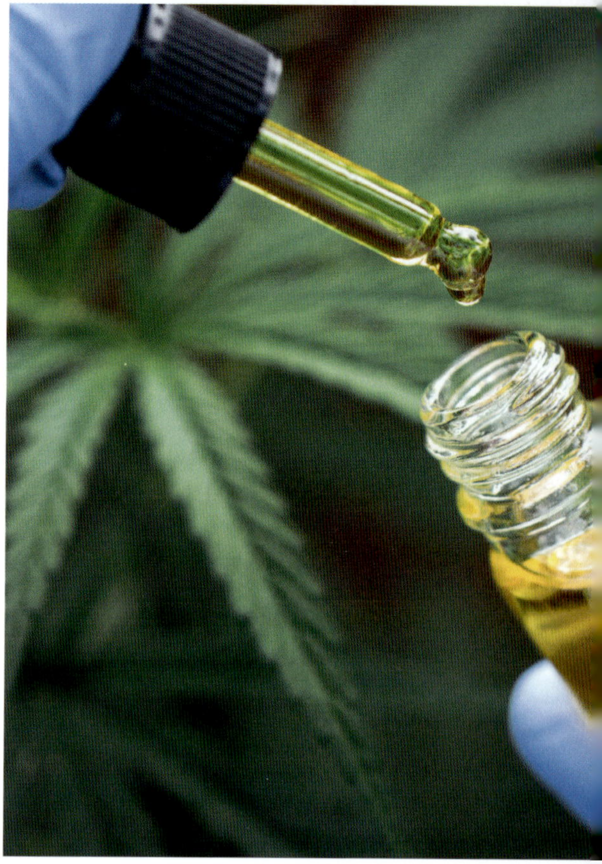

Trotz Evidenzlücken in der Wissenschaft kategorisiere ich das goldene Öl als vielsprechenden Schlaf-Booster ein. Ob sich meine Einschätzung nach dem Selbsttest als zu voreilig entpuppt?

Kann ich nicht einfach Marihuana rauchen, um besser zu schlafen?

Kannst du schon, darfst du aber nicht – zumindest aus rein rechtlicher Sicht. Und auch aus Biohacking-Gesichtspunkten muss ich dir diesen Zahn leider ziehen. Schuld daran ist genau das Cannabinoid, das für den häufig als angenehm empfundenen High-Zustand sorgt: Delta-9-Tetrahydrocannabinol, kurz: THC. Dass THC die Schlafqualität mindert, gilt als wissenschaftlich anerkannt. Genauer gesagt reduziert das psychoaktive Cannabinoid den REM-Schlaf. Die Abkürzung steht für *rapid eye movement*, beschreibt also eine Phase schneller Augenbewegungen bei geschlossenen Lidern. In der Gesamtheit der aufeinander aufbauenden Schlummerphasen, der sogenannten Schlafarchitektur, hat der REM-Schlaf eine wichtige Bedeutung und nimmt bei Erwachsenen durchschnittlich 20 bis 25 Prozent der gesamten Nachtruhe ein. Diese Phase zu verkürzen, stellt sich somit als schlechte Idee heraus.

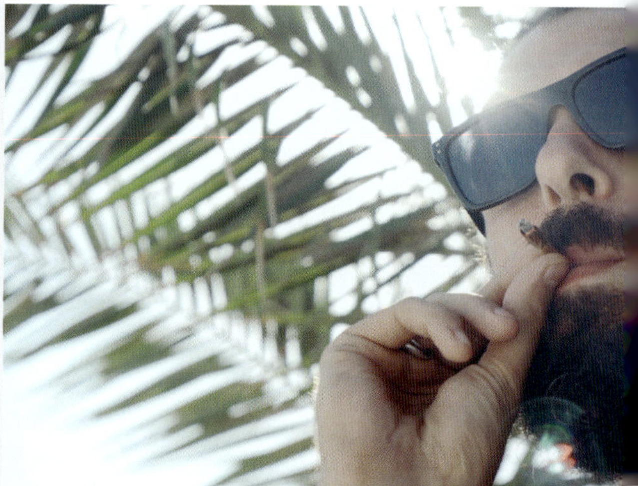

Ein Joint mag zwar entspannend wirken, doch der Schlafqualität schadet

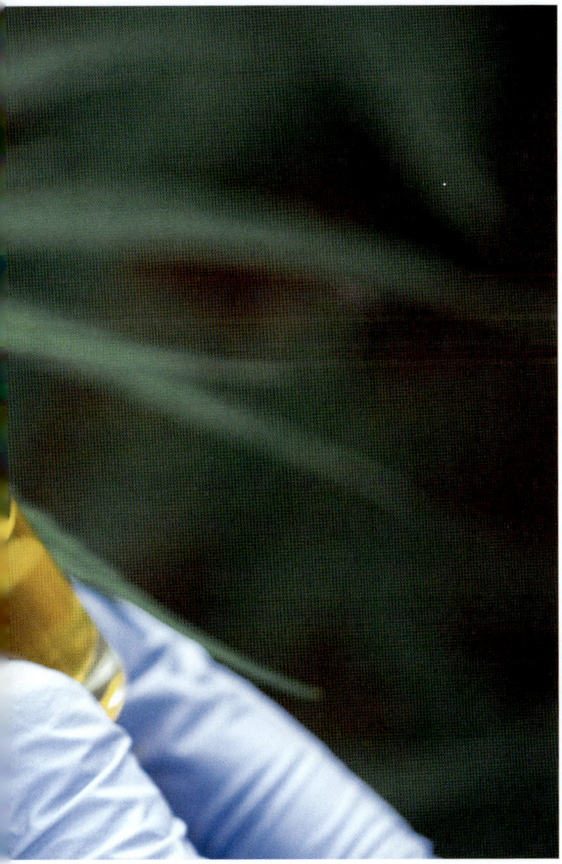

Mein erstes Mal

Das Öl gibt es in verschiedenen Konzentrationen. Im Internet werden sogar Pasten mit bis zu 70 Prozent CBD-Anteil angeboten. Ich startete eher vorsichtig mit einer 5-Prozent-Lösung, von der ich zweimal 10 Tropfen jeweils für 1 Minute unter der Zunge hielt, bevor ich sie schluckte. Damit kam ich an jenem Abend auf 50 Milligramm CBD. Nach jeder Dosis verzichtete ich 10 Minuten lang auf Essen und Trinken, um die Aufnahme über die Mundschleimhaut mitzunehmen. Geschmacklich dominierte das typische Hanfaroma, das ich natürlich nur aus Erzählungen kenne. Spaß beiseite! Das Zeug wirkte. Ein paar Minuten nach der Einnahme fühlte ich mich entspannt wie nach einem ausgiebigen Saunagang. In der folgenden Nacht schlief ich tief, träumte äußerst lebhaft. Alle 3 Effekte traten in den folgenden Wochen immer wieder auf. Top! Was ich aber auch merkte: Am Folgetag brauchte ich stets eine zusätzliche Tasse Kaffee, um auf mein gewohntes Energielevel zu kommen. Also legte ich den Konsum auf die Abende vor trainingsfreien Tagen und nahm das Öl fest in meine Relaxroutine auf. Während ich diese zelebrierte, brach plötzlich ein wahrer Hype aus: Apotheken, Drogerien und Supermärkte nahmen das Öl ins Sortiment, im Netz wuchs das Angebot wie gut gedüngter Hanf. Werbung von mehr und weniger seriösen Anbietern rückte in mein Social-Media-Feed. Doch dann hagelte es plötzlich Kritik.

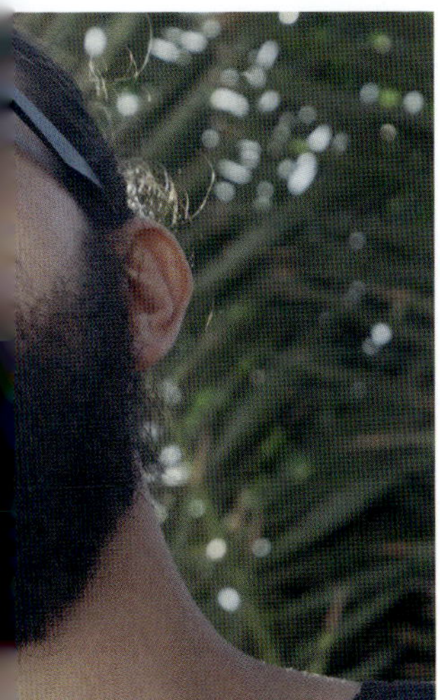

ie hohe Dosis an THC.

Die letzte Ölung?

Im Sommer 2019 sorgte eine im Schweizer Chemie-Fachblatt *Molecules* abgedruckte Studie für einen weltweiten Aufschrei. Darin wiesen Forscher nach, dass CBD die Nieren massiv schädigen kann. Kurz überlegte ich instinktiv, das Öl zu entsorgen. Doch dann schaute ich mir die Studie an und staunte: Erstens wurden die Tests dort an Mäusen durchgeführt, und die erhielten eine zur Epilepsie-Therapie empfohlene Megadosis, die auf den Menschen übertragen bei mehreren Tausend Milligramm auf einmal läge; zweitens wurde das verwendete CBD im Nervengift Hexan extrahiert, dessen leberschädigende Effekte bekannt sind. Das machte die Studie für meine Zwecke irrelevant. Also Entwarnung – puh!

Unser Endocannabinoid-System

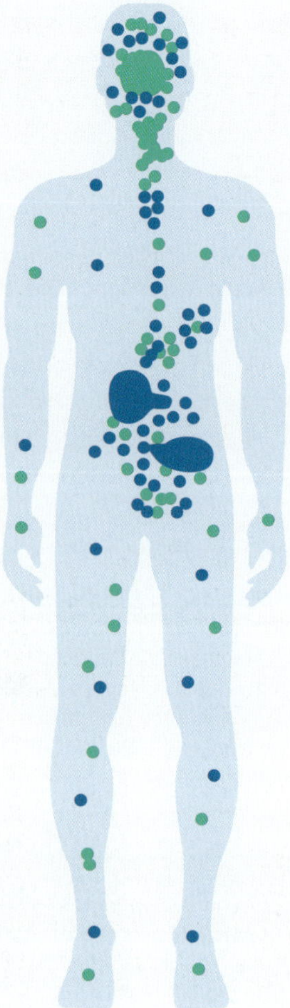

CB1
CB1-Rezeptoren stehen in Verbindung mit:

- Motorik
- Denken
- Koordination
- Appetit
- Kurzzeitgedächtnis
- Schmerzempfinden
- Immunzellen

CB2
CB2-Rezeptoren sind deutlich größer als und beeinflussen einen Großteil unseres Körpers:

- Darm
- Nieren
- Bauchspeicheldrüse
- Fettgewebe
- Skelettmuskulatur
- Knochen
- Augen
- Tumore
- Fortpflanzungssystem
- Immunsystem
- Atemwege
- Haut
- Zentrales Nervensystem
- Herz-Kreislauf-System
- Leber

Cannabinoide wirken über körpereigene Rezeptoren. Der Mensch verfügt über einige davon, die überall im Körper verteilt sind.

Testo-Killer?

Allerdings gilt es, weiterhin mindestens ein Auge auf der CBD-Forschung zu haben. In einer wissenschaftlichen Übersichtsarbeit aus Brasilien durchkämmten Forscher 32 Studien der letzten 40 Jahre, welche die Wirkung von CBD auf das männliche Fortpflanzungssystem untersuchten. Zwar testete man auch hier hauptsächlich an Mäusen und Ratten, aber die Ergebnisse sind zumindest beachtenswert. Die Produktion von Testosteron und Spermien ging bei den Tieren nämlich signifikant zurück. Welcher Mann will das schon?

Doch auch dieses vorläufige Forschungsergebnis sollte man mit Vorsicht genießen, da die Forscher den Tieren eine gehörige Dosis verabreichten. Wenn Menschen 10 Milligramm bereits spüren, finde ich es wenig überraschend, dass Mäuse und Ratten darauf nicht gerade positiv reagieren. Mitnehmen lässt sich daraus also lediglich, dass es für Männer mit verminderter Testosteronproduktion (zum Beispiel aufgrund ihres Alters) bessere Schlaf-Booster gibt. Dazu gehören etwa Melatonin, Baldrian oder Kamille.

Qualität vor Quantität

In meinem Selbstexperiment lernte ich noch deutlich mehr über CBD – etwa, wie wichtig die Produktqualität ist. Ein Merkmal dafür ist der Begriff Vollspektrum-Hanföl, der eine an der Natur orientierte Aufnahme garantiert. Auch sollte man auf schonende CO2-Extraktion achten (gilt nicht für Alkoholextraktion). Es gibt sogar Hersteller (siehe Produktempfehlung), die durch noch niedrigere Temperaturen und weniger Druck eine noch schonendere Produktion sicherstellen.

Die Dosis macht das Glück

Mit diesem Wissen im Hinterkopf gönne ich mir bis heute alle 3 Tage 5 Tropfen der hier gezeigten 10-Prozent-Lösung. Das entspricht zwar nur 8 Milligramm, die ich aber ähnlich stark spüre wie meine ursprüngliche 50-Milligramm-Dosis. So bleibt das CBD-Öl in meinem Supp-Schrank ein Dauergast – übrigens auch zur Freude meiner Frau. Die schwört nämlich bei aufsteigender Migräne auf eine Dosis CBD. Dazu gibt's sicher auch die eine oder andere Studie. Doch die recherchiere ich an einem anderen Tag.

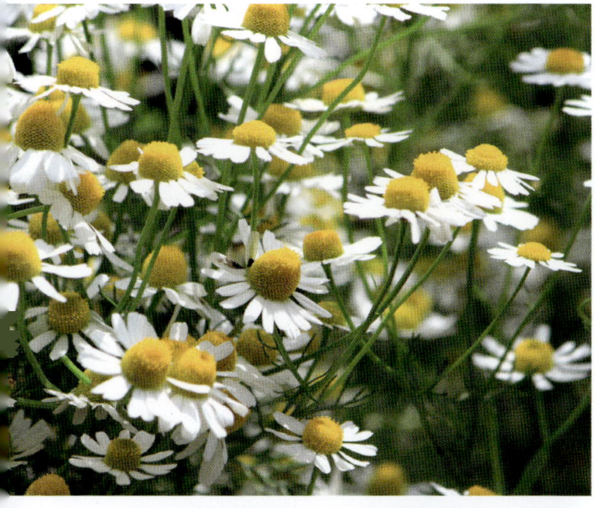

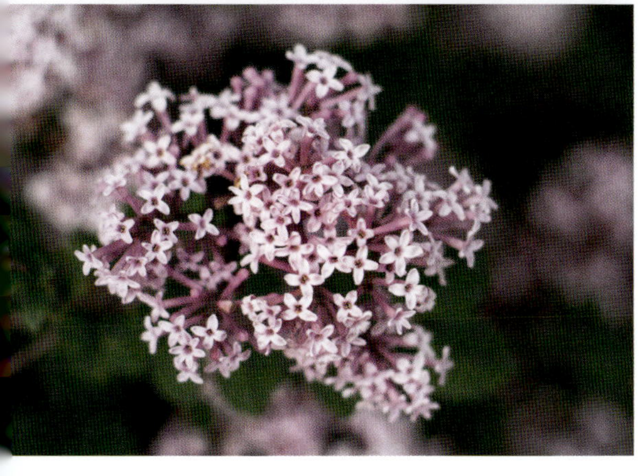

Alternative Schlaf-Booster: Mit Blick aufs Testosteronlevel lohnen sich die ebenfalls natürlichen Extrakte aus Kamille (oben) und Baldrian (unten).

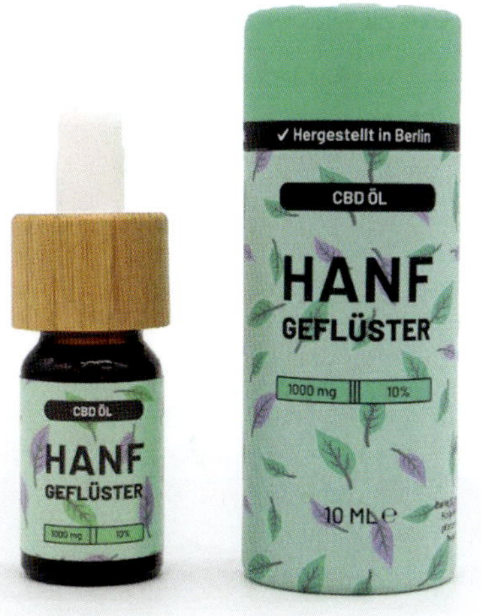

Hält Biohacker-Ansprüchen stand: Dieses maximal natürliche CBD-Öl entsteht dank einer innovativen und schonende Extraktion, basiert auf rein europäischem Hanf und ist sogar TÜV-geprüft. Das Beste: Es ist sogar mit hochwertigem MCT-Öl versetzt. Vollspektrum CBD-Öl 10 Prozent von Hanfgeflüster, 10 Milliliter, um 60 Euro.

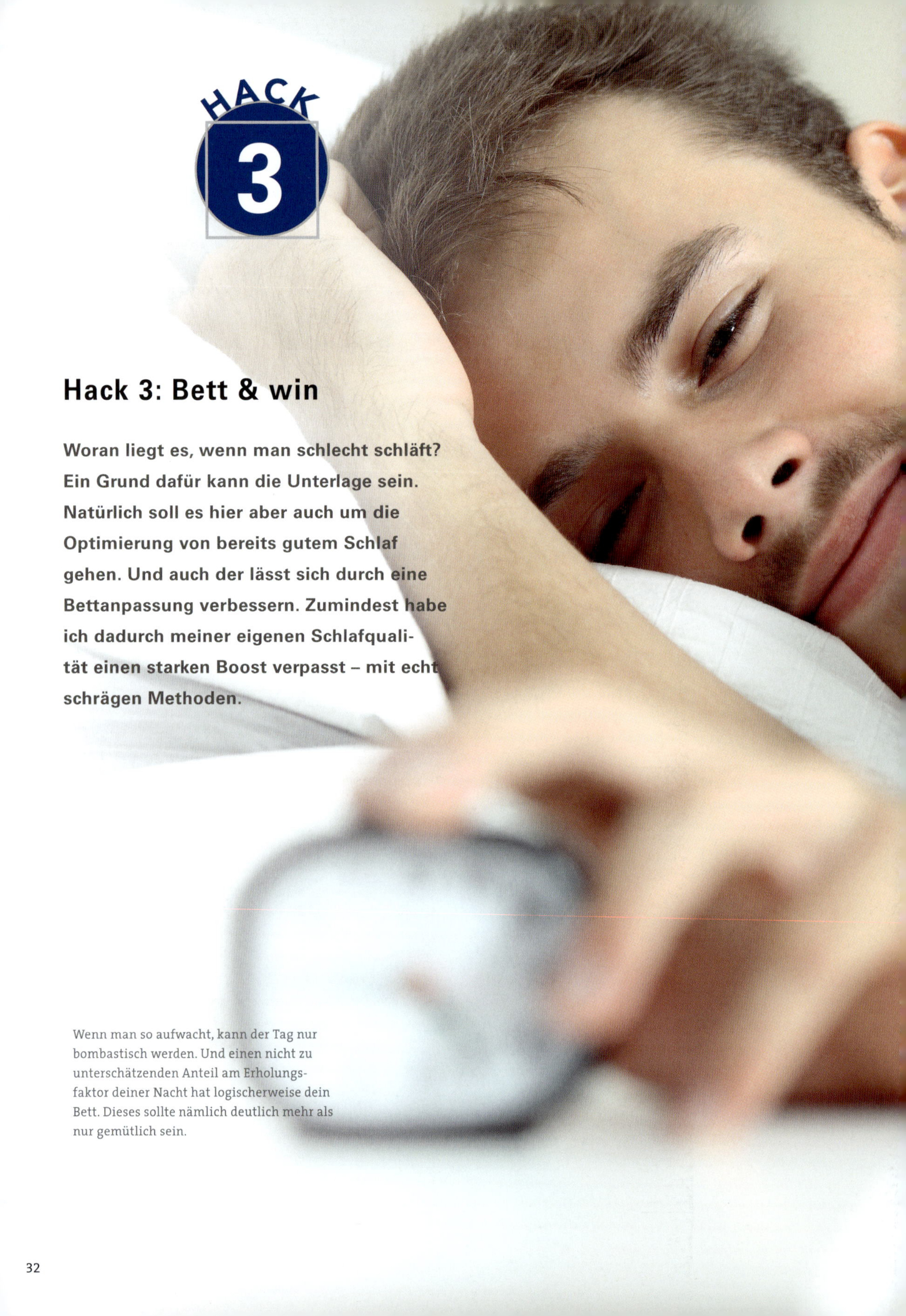

HACK 3

Hack 3: Bett & win

Woran liegt es, wenn man schlecht schläft? Ein Grund dafür kann die Unterlage sein. Natürlich soll es hier aber auch um die Optimierung von bereits gutem Schlaf gehen. Und auch der lässt sich durch eine Bettanpassung verbessern. Zumindest habe ich dadurch meiner eigenen Schlafqualität einen starken Boost verpasst – mit echt schrägen Methoden.

Wenn man so aufwacht, kann der Tag nur bombastisch werden. Und einen nicht zu unterschätzenden Anteil am Erholungsfaktor deiner Nacht hat logischerweise dein Bett. Dieses sollte nämlich deutlich mehr als nur gemütlich sein.

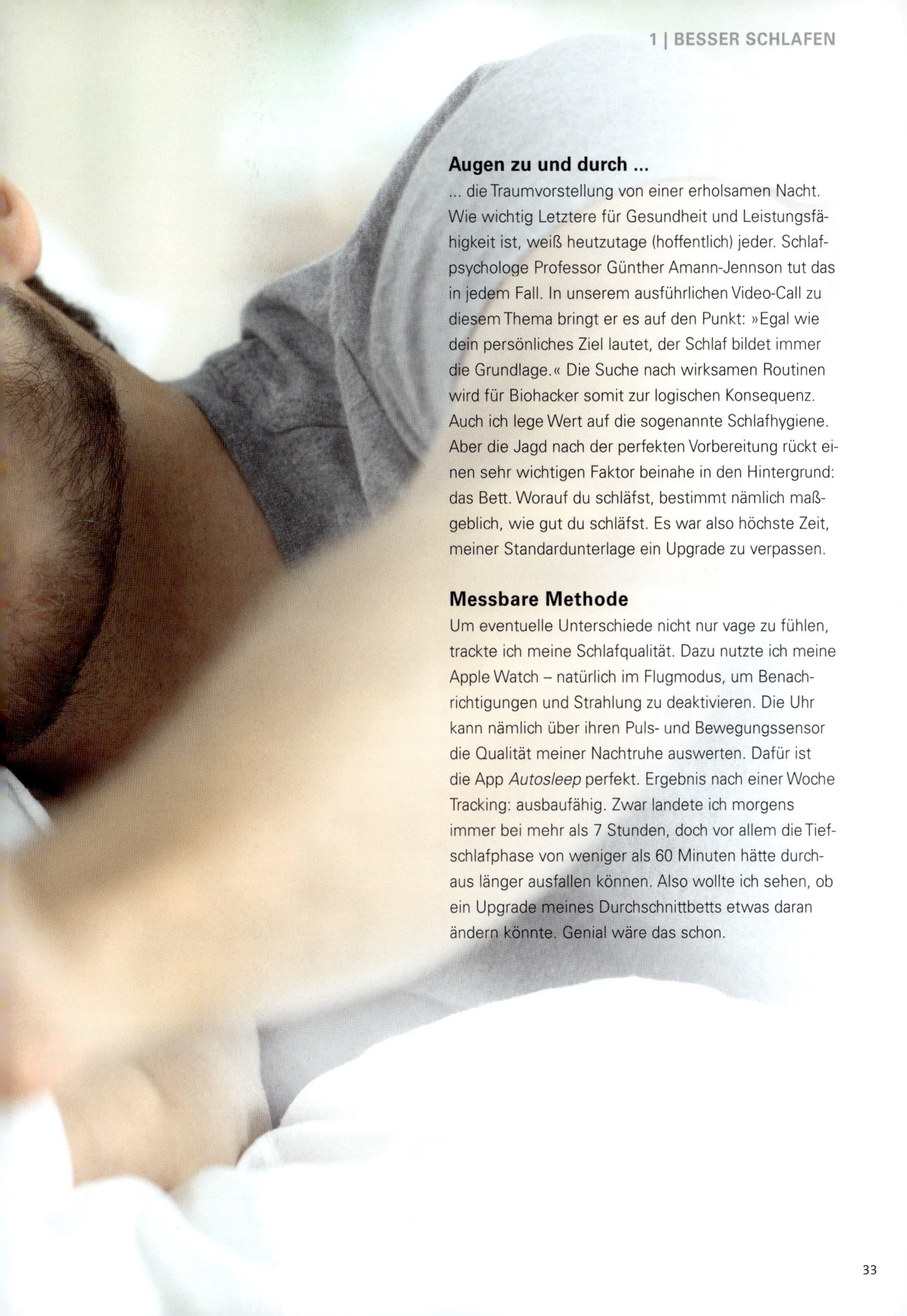

Augen zu und durch ...

... die Traumvorstellung von einer erholsamen Nacht. Wie wichtig Letztere für Gesundheit und Leistungsfähigkeit ist, weiß heutzutage (hoffentlich) jeder. Schlafpsychologe Professor Günther Amann-Jennson tut das in jedem Fall. In unserem ausführlichen Video-Call zu diesem Thema bringt er es auf den Punkt: »Egal wie dein persönliches Ziel lautet, der Schlaf bildet immer die Grundlage.« Die Suche nach wirksamen Routinen wird für Biohacker somit zur logischen Konsequenz. Auch ich lege Wert auf die sogenannte Schlafhygiene. Aber die Jagd nach der perfekten Vorbereitung rückt einen sehr wichtigen Faktor beinahe in den Hintergrund: das Bett. Worauf du schläfst, bestimmt nämlich maßgeblich, wie gut du schläfst. Es war also höchste Zeit, meiner Standardunterlage ein Upgrade zu verpassen.

Messbare Methode

Um eventuelle Unterschiede nicht nur vage zu fühlen, trackte ich meine Schlafqualität. Dazu nutzte ich meine Apple Watch – natürlich im Flugmodus, um Benachrichtigungen und Strahlung zu deaktivieren. Die Uhr kann nämlich über ihren Puls- und Bewegungssensor die Qualität meiner Nachtruhe auswerten. Dafür ist die App *Autosleep* perfekt. Ergebnis nach einer Woche Tracking: ausbaufähig. Zwar landete ich morgens immer bei mehr als 7 Stunden, doch vor allem die Tiefschlafphase von weniger als 60 Minuten hätte durchaus länger ausfallen können. Also wollte ich sehen, ob ein Upgrade meines Durchschnittbetts etwas daran ändern könnte. Genial wäre das schon.

Kluges Kissen

Zunächst suchte ich nach einem smarten Kopfkissen. Da ich in der Vergangenheit regelmäßig mit Nackenverspannungen zu kämpfen hatte, musste es sogar eine extrasmarte Lösung sein. Zum Glück wurde ich fündig und schlafe nun schon seit einiger Zeit auf dem intelligent konzipierten Trigger Pillow von TMX. Dieses kann während des Schlafs mithilfe eines Gelkerns spezifische Schmerzpunkte lösen. Hinter der Idee steckt der Physiotherapeut und Osteopath Thomas Marx, der einen Weg suchte, Engpässe des vegetativen Nervensystems und zirkulatorische Knotenpunkte positiv zu beeinflussen. Klingt nach schmerzhaftem Schlaf? Keine Sorge! Die Trigger sind zwar mit der Hand spürbar, doch tatsächlich äußerst angenehm, sobald sich mein müder Kopf darauf bequem macht

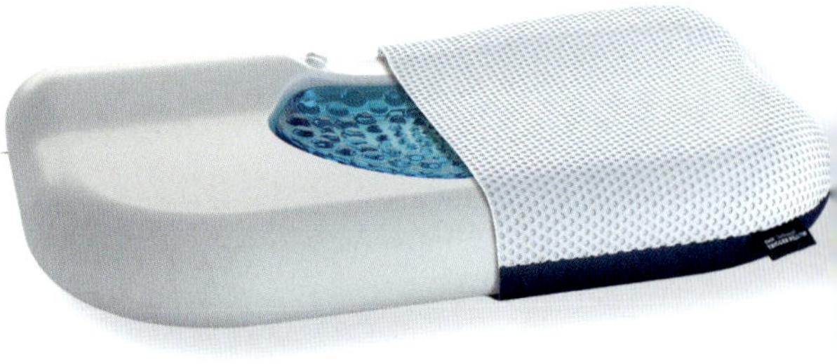

Das maximal durchdachte Trigger-Kissen verrichtet fast unbemerkt seine regenerationsförderliche Arbeit. So kann es diverse Beschwerden lindern und vorbeugen – von Nacken- bis Kopfschmerzen. Trigger Pillow von TMX, um 150 Euro.

Schiefe Strategie

»NASA-Forschungen zeigen: Flach liegend nimmt der Mensch Schwerkraft kaum wahr – darunter leidet die Schlafqualität.«

»Da lässt sich noch deutlich mehr optimieren«, so Experte Amann-Jennson. Der Österreicher, der sich seit mehr als 40 Jahren mit dem Thema Schlafen beschäftigt, empfahl mir, ab jetzt nur noch schräg zu schlafen. Wie bitte? »Dazu hat die NASA schon vor Jahrzehnten geforscht und festgestellt, dass wir flach liegend kaum Schwerkraft wahrnehmen. Das wirkt sich negativ auf die Gesundheit aus, wie man bei den Astronauten erkennen konnte.« Die Lösung: Amann-Jennsons Konzept des Schrägschlafens. Die dadurch stärker wahrgenommene Schwerkraft soll für bessere Schlafqualität sorgen. Klang für mich logisch, also brachte ich mein Bett durch einen geringfügigen Umbau in Schräglage.

Effekte der Schräglage

Der amerikanische Biochemiker und Mediziner Sydney Ross Singer, empfahl den Schrägschlaf-Hack bereits 2002 in seinem Buch *Get it up!*. Die Effekte, so Ross Singer würden präventiv wie therapeutisch wirken. Hier kommen die potenziellen Wirkungen auf einen Blick. Schräg schlafen kann …

- **... die Regeneration steigern und somit das Energie-Level erhöhen,**
- **Schlafstörungen und Schnarchen vorbeugen,**
- **Reflux und nächtliches Sodbrennen mindern,**
- **bei kalten Gliedmaßen von Nutzen sein**
- **Restless Legs bekämpfen,**
- **Entgiftungsprozesse und das Lymphsystem ankurbeln ...**
- **... und den Blutdruck regulieren sowie das Herz-Kreislauf-System stärken.**

#MacGyver

Konkret befestigte ich die Ablageleisten meines Lattenrosts so, dass das Kopfende nun rund 15 Zentimeter höher lag. Ein verstellbares Lattenrost hilft hier nicht weiter, da dieses lediglich den Kopfteil nach oben bringen würde. Die restliche Ablage bliebe dabei leider waagerecht. Doch es gibt noch einen anderen Trick, um die Methode auszuprobieren: Du kannst dein Bett ganz einfach mit zwei Holzkeilen am Kopfende untermauern. Das nenne ich mal einen Biohack für Sparfüchse! Doch Vorsicht! Wie bei vielen anderen Hacks soll man den Effekt nicht sofort spüren. Für einige Menschen fühlt sich die schräge Lage anfänglich auch etwas schräg an. Bis zu 6 Monaten müsse man der Methode Zeit geben, um die Verbesserungen wahrzunehmen. Danach würden nur wenige wieder in die komplette Horizontale zurückkehren. Ob's sich für mich komisch anfühlte? Nicht wirklich. Und ob ich die Effekte spürte? Dazu später mehr.

Hohe Kunst des tiefen Schlafs

Zudem testete ich das ausgeklügelte System der österreichischen Marke Samina, das sich aus vier übereinanderliegenden Schichten zusammensetzt: Lamellenrost, Naturkautschuk-Matratze sowie Erdungs- und Schafschurwoll-Auflage. Damit ist also nicht nur die Schräge für ein völlig neues Liegegefühl verantwortlich. Ob sich dieser ganze Aufwand auch in den Messwerten zeigte? Und ob! Mein Tiefschlaf verdoppelte sich, und ich benötigte deutlich weniger Zeit, um einzuschlafen. Okay, diese High-End-Lösung ist zwar empfehlenswert, aber natürlich nicht ganz billig. Doch allein die Schräglage kann den Schlaf spürbar verbessern. Ich zumindest bin schlaftechnisch seitdem ein ganz schräger Typ.

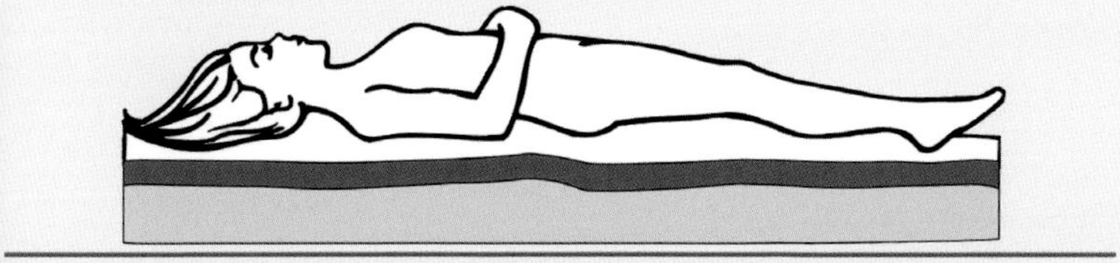

Schlaf nicht so, ... denn die klassische horizontale Lage ist nicht unbedingt förderlich für einen erholsamen, gesunden Schlaf. Sie kann regenerative Prozesse hemmen und Schlafstörungen begünstigen.

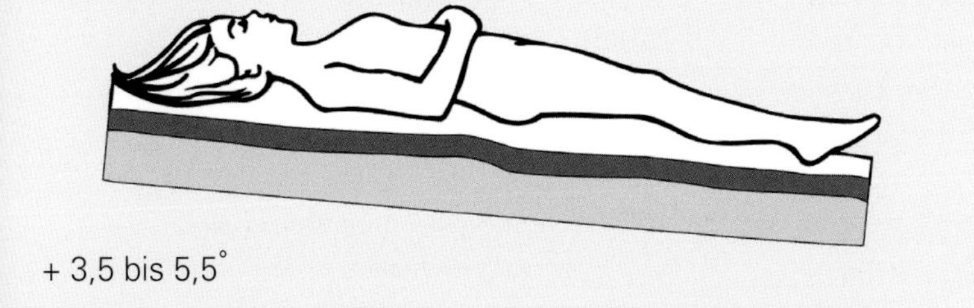

... sondern so! Eine leichte Schräglage signalisiert dem Körper die Kraft der Gravitation. Unter anderem kann dadurch das Blut besser zirkulieren und der Körper leichter entgiften, sagen Experten.

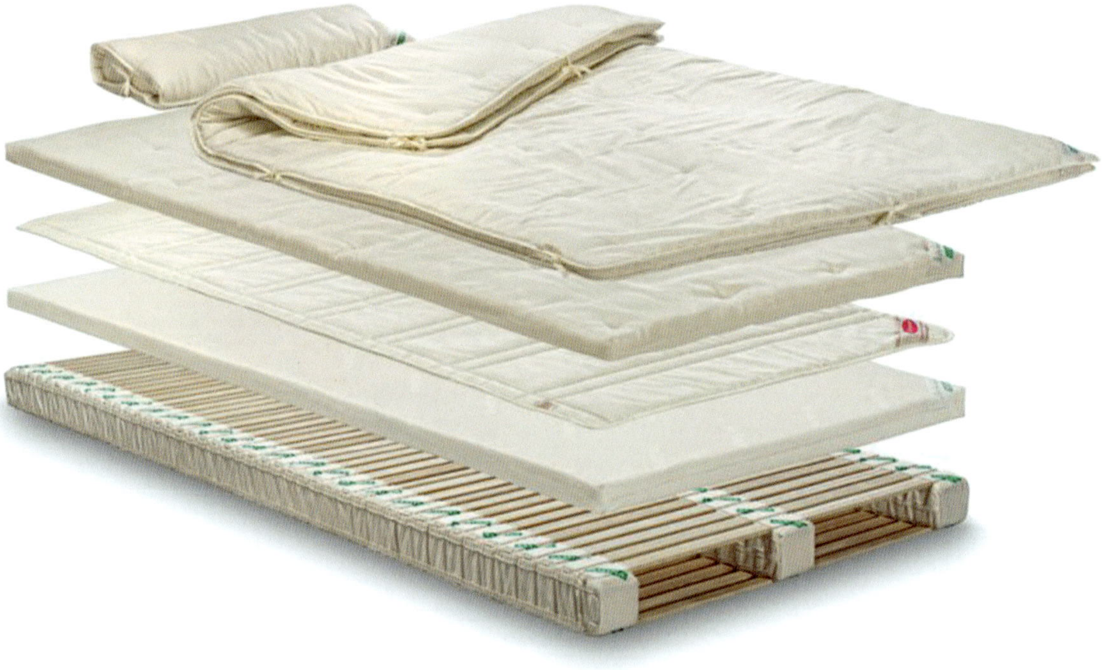

Schlafen mit System: Auf diese Premiumlösung von Samina schwört sogar Biohacking-Guru Dave Asprey. Ganz unten liegt ein flexibler Lamellenrost, der die Wirbelsäule stützen, die Wirbelkörper stretchen und die Bandscheiben entlasten soll. Darüber: eine Naturkautschuk-Matratze. An den Stellen, wo der Körper Druck nach unten erzeugt, gibt diese nach. Dort, wo kein Druck entsteht, stützt die Unterlage. Spannend ist auch die Erdungsauflage, die als nächste Schicht folgt. Die spezielle Matratzenauflage soll einen körpererdenden Effekt bewirken – vergleichbar mit dem Barfußgehen am Strand. Ganz oben befindet sich eine antibakterielle Auflage aus Schafschurwolle, die außerdem klimaregulierend wirkt. Wow!

Nebensache Nachtschrank

Die Frage, was ein Biohacker zur ultimativen Schlafoptimierung auf seinem Nachtschrank platziert, ist wohl weitaus mehr als nur eine Nebensache. Bei mir liegt dort ein traumhaftes Trio aus Blaulichtfliterbrille, Salzkristalllampe und Schlafmaske. Es geht hier also im weitesten Sinne um das Thema Licht, das ich im Kapitel *Besser fühlen* noch ausführlicher hacke. Die orangefarbene Blaulichtfilterbrille, quasi das Aushängeschild eines jeden Biohackers, schützt mich vor Melatonin minderndem blauen Licht – wie der Name schon sagt. Abends trage ich sie daher bis zu dem Moment, an dem ich die Augen schließe. Muss ich nachts ausnahmsweise mal hoch, landet als erstes die Spezialbrille auf meiner Nase – noch bevor ich das Licht anknipse. Schließlich möchte ich nach jeder Unterbrechung die Wahrscheinlichkeit maximieren, wieder schnell einzuschlummern. Die Salzkristalllampe sorgt durch ihr rötliches Licht dafür, dass man nicht gegen den Schrank läuft, aber der Hallo-wach-Effekt dennoch ausbleibt. Die potenziell gesundheitsförderlichen Effekte der warm scheinenden Leuchte sind jedoch alles andere als ausreichend erforscht. Die Theorie lautet, dass die Erwärmung der Salzkristalle negative Ionen freisetzt, welche die überschüssigen positiven Ionen in der Luft neutralisieren – quasi ein Killer von Umweltgiften und elektromagnetischer Strahlung. Klingt gut und nehme ich gern mit, doch der Hauptvorteil ist für mich der angenehme Lichtton, der im Schlafzimmer spätabends meine einzige Beleuchtung darstellt.

Nächtliche Maskerade

Setze ich vor dem Schlafen die eine Brille ab, landet direkt die nächste auf meinen Augen – genauer gesagt eine Maske. Eine angenehm sitzende Schlafmaske ist aus meiner Sicht nämlich ein absolut unterschätzter Biohack, zudem ein äußerst kostengünstiger. Zwar klingen die rund 60 Euro für mein favorisiertes Model zunächst nach einem Wucherpreis, doch fühlt sich die Maske des Berliner Start-ups nox so komfortabel an, dass ich keine Nacht mehr ohne verbringe. Das Beste: Sie sorgt tatsächlich für komplette Verdunklung, da sie sich individuell an die eigene Gesichtsform anpassen lässt. Unterm Strich hat sich der kritische Blick auf das eigene Schlaf-Setup für mich absolut gelohnt. Ob mein Tracker mir nun morgens stets die volle Punktzahl attestiert? Nein. Doch die 100 Prozent sind auch nicht mein Ziel, sondern der wache Moment voller Energie am Morgen. Wann hast du den das letzte Mal erlebt?

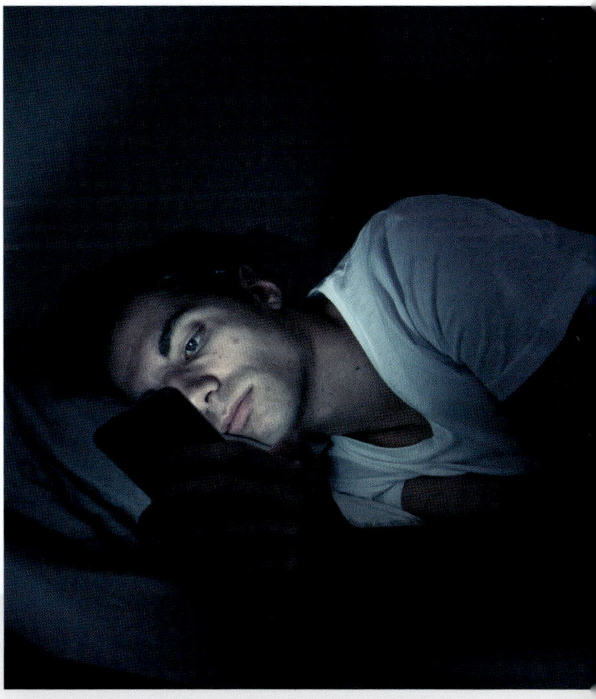

Raus damit! Diese Dinge gehören nicht in dein Schlafzimmer

Für erholsame Nächte benötigst du einen Ort der Entspannung, kein Casino. Leider erinnern mich einige Schlafzimmer heutzutage eher an Letzteres. Grund genug, an dieser Stelle meine 3 No-Gos für ein zweckerfüllendes Schlafzimmer aufzuzählen:

1. **Fernseher**
   Ich kann mir nicht erklären, wie die TV-Geräte jemals reihenweise Einzug in unsere Schlafzimmer erhalten haben. Sie kombinieren gleich zwei Dinge, die deinen Schlaf sabotieren: blaues Licht und einen passiven Konsum in endloser Länge. Schon mal bei laufendem Fernseher eingeschlafen? Dann weißt du ja, wie erholt man sich danach fühlt.

2. **Handy**
   Was will man nachts damit? Wir schlafen, also sind wir nicht erreichbar. Abgesehen davon stört das Blaulicht unsere Bettruhe ebenso wie die Mobilfunk-, WLAN- und Bluetooth-Strahlung des Geräts. Aufladen kannst du dein Handy übrigens auch im Wohnzimmer, und auch der Wecker gilt nicht als Ausrede. Schließlich ließen wir uns früher auch von batteriebetriebenen Analogweckern wach machen.

3. **Bücher**
   Genauer gesagt: Sachbücher. Wer abends vor dem Schlafen noch sein analytisches Denken fordert, gibt seinem Hirn das falsche Signal. Romane, jedoch keine Psycho- oder Horrorstorys, sind hier die bessere Option. Mein biohackender US-Homie Shawn Stevenson, ein absoluter Schlaffachmann, gab mir in dieser Hinsicht noch einen genialen Tipp. Abendliches Lesen solle man lieber auf die Couch (oder auf die Faszienrolle) verlagern. Seine Argumentation: Das Bett sei nur für 2 S-Aktivitäten vorgesehen – Sex und Schlafen (am besten sogar genau in dieser Reihenfolge). Unterbewusst verknüpfe unser Hirn schließlich diese wiederkehrenden Aktivitäten mit ihrem Ort und erleichtere uns so ganz nebenher den Einschlafprozess. Klingt schlüssig, also mache und empfehle ich's seitdem genauso.

HACK 4

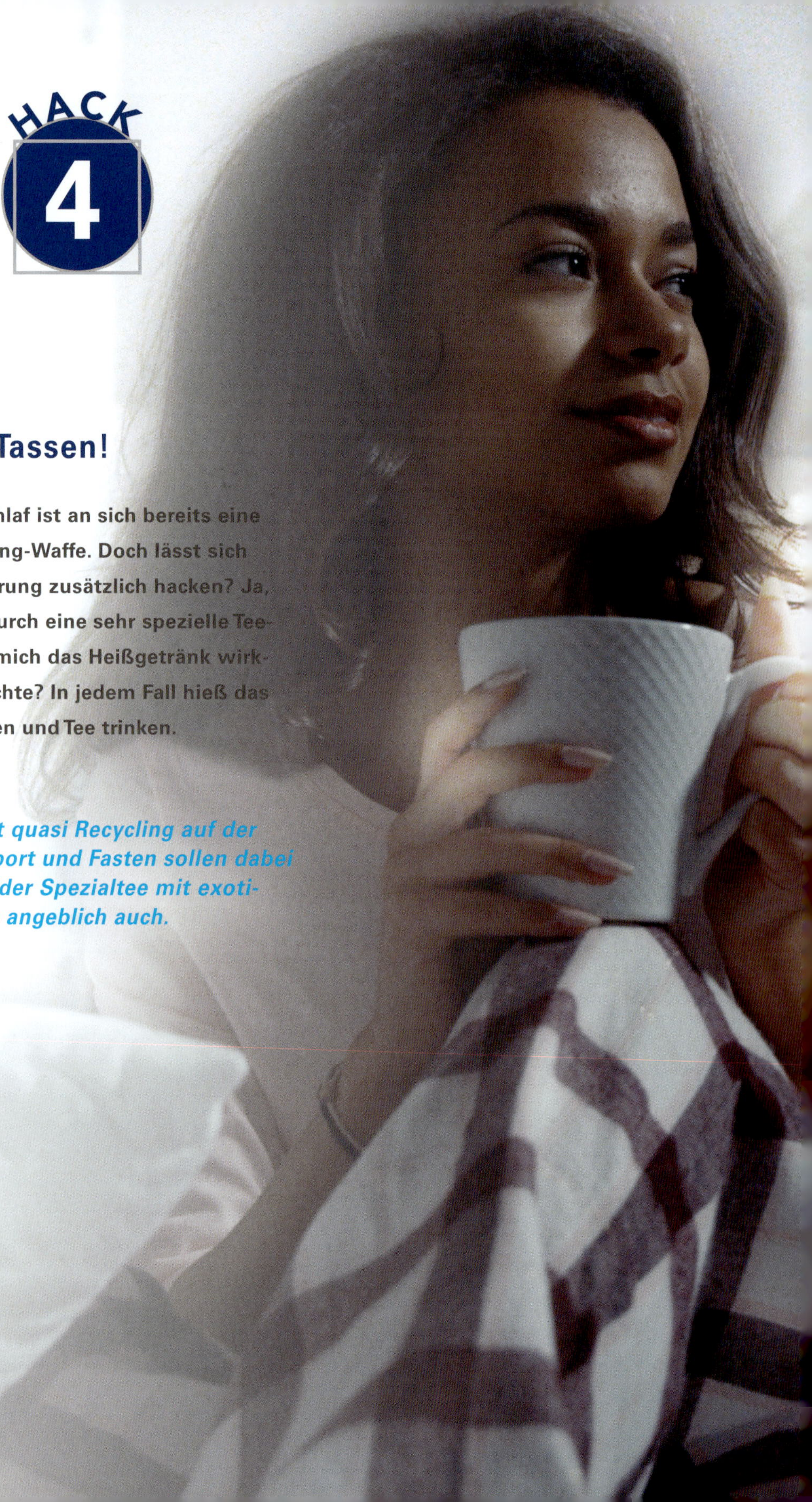

Hoch die Tassen!

Erholsamer Schlaf ist an sich bereits eine wahre Anti-Aging-Waffe. Doch lässt sich die eigene Alterung zusätzlich hacken? Ja, zum Beispiel durch eine sehr spezielle Teemischung. Ob mich das Heißgetränk wirklich jünger machte? In jedem Fall hieß das Motto: abwarten und Tee trinken.

Autophagie ist quasi Recycling auf der Zellebene – Sport und Fasten sollen dabei helfen, ein wilder Spezialtee mit exotischen Zutaten angeblich auch.

Auto-fahr-was?

Irgendwie kann ich mir dieses Wort nicht merken. Korrekt heißt es Autophagie. Dahinter steckt ein Prozess in unseren Zellen, in dessen Verlauf diese eigene Bestandteile abbauen, um sie wiederzuverwenden. Der Ablauf fördert die Regeneration und hemmt Entzündungen. Im Gegensatz zur Produktion neuer Zellbestandteile lässt sich so Energie sparen. Recycling quasi. Problematisch ist nur, dass die Zellen mit zunehmendem Alter immer schlechter dazu in der Lage sind. Somit ist es eine Anti-Aging-Strategie, Autophagie zu pushen. Das funktioniert durch Training, Fastenstrategien und angeblich auch mithilfe eines sagenumwobenen Tees. Warum kannte ich den noch nicht? Das musste (s)ich ändern!

Wie soll's wirken?

Das Rezept für den Autophagietee stammt von US-Alternativmediziner Joseph Mercola. Der Mann aus Florida ist zwar in seinen Ansichten und Aussagen durchaus umstritten, doch ging's mir keineswegs um den Teeerfinder, sondern lediglich um die einzelnen Wirkstoffe und deren Kombination. Darauf schwört schließlich selbst Biohacking-Ikone Ben Greenfield. Zudem klangen die Hintergründe der Zusammenstellung plausibel. Um diese zu verstehen, muss man zuerst wissen, dass das Hormon IGF-1 und das Protein mTOR die Autophagie hemmen. Beide gilt es also zu unterdrücken. Auf der anderen Seite soll das Coenzym NAD+ die Autophagie fördern. Um beides hinzubekommen, kommen insgesamt 5 Wirkstoffe ins Spiel, die man vor der nächtlichen Fastenphase als Tee trinken soll: Lapacho- und Kamillenblütenpulver sowie Quercetin, Garcinia und Glycin. Mit einem Teelöffel bewaffnet zog ich los in die Anti-Aging-Schlacht.

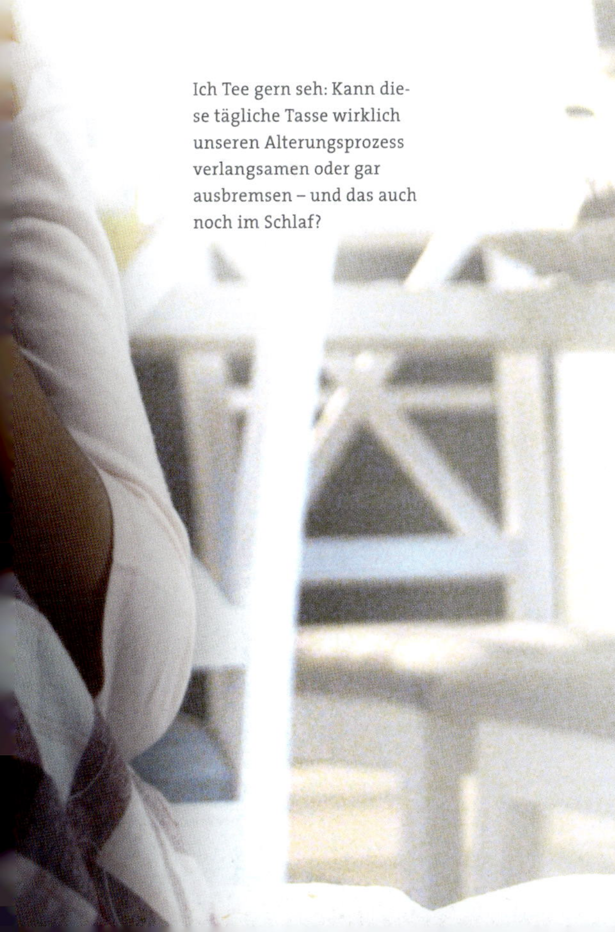

Ich Tee gern seh: Kann diese tägliche Tasse wirklich unseren Alterungsprozess verlangsamen oder gar ausbremsen – und das auch noch im Schlaf?

Wie schmeckt's?

Okay, meine Tasse und heißes Wasser standen bereit. Basis war 1 Teelöffel voll Lapachotee, also gemahlenes Pulver aus der Rinde des vielversprechenden Regenwaldbaumes. Tatsächlich konnten Forscher Zunahmen von NAD+ sowie von intakten Mitochondrien nachweisen. Der zweite Inhaltsstoff, gemahlene Kamillenblüten, ist bekannt für seine schlaffördernde Wirkung. Weniger bekannt ist dagegen, dass auch der Teeklassiker das Level von NAD+ erhöhen kann. Deshalb kam auch davon ein halber Teelöffel in meine Tasse. Ebenfalls je ½ Teelöffel steht für die letzten 3 Zutaten auf dem Rezept (siehe Folgeseite). Die hatte ich mir jedoch sicherheitshalber in Kapselform besorgt, da ich mit einem gewöhnungsbedürftigen Geschmack der Kombi rechnete. Auch sie sollen die Autophagie begünstigen. Einen Versuch wert war das Ganze in jedem Fall. Auch zum gelben Naturfarbstoff Quercetin und der Aminosäure Glycin fand ich passende Forschungsergebnisse. Nur der Asia-Frucht Garcinia Cambogia wird in der Wissenschaft keine Wirkung bescheinigt. Egal, ich öffnete alle Kapseln und rührte den Inhalt ein. Wenigstens einmal wollte ich den vollen Geschmack genießen. Nach kräftigem Rühren gönnte ich mir einen kräftigen Schluck der braunen Brühe. Puh! Der Tee schmeckte erdig, war aber trinkbar – schließlich ging es in erster Linie ja um den Effekt.

Anti-Aging-Formel

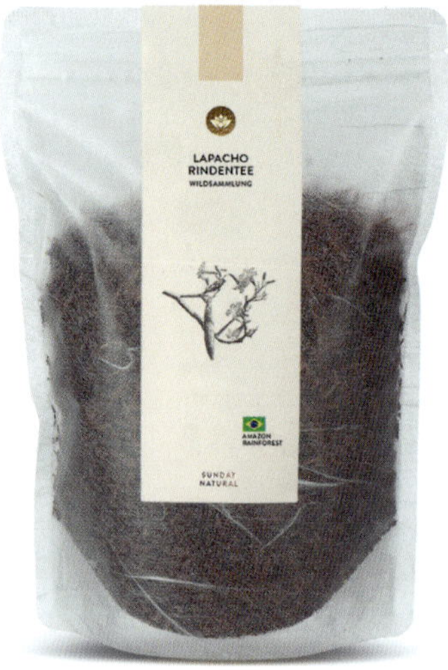

1 TL Lapacho-Tee,

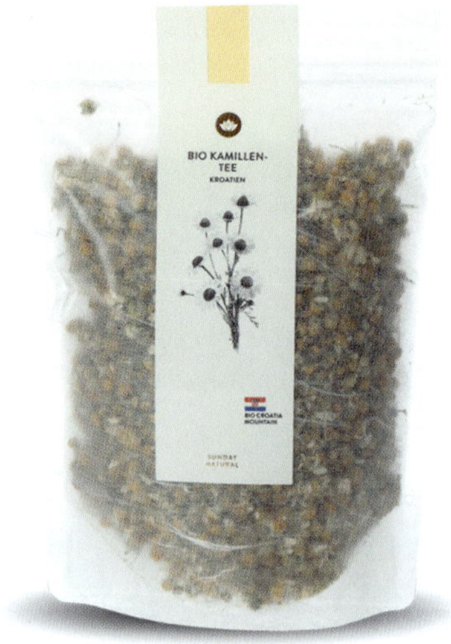

½ TL Kamillentee,

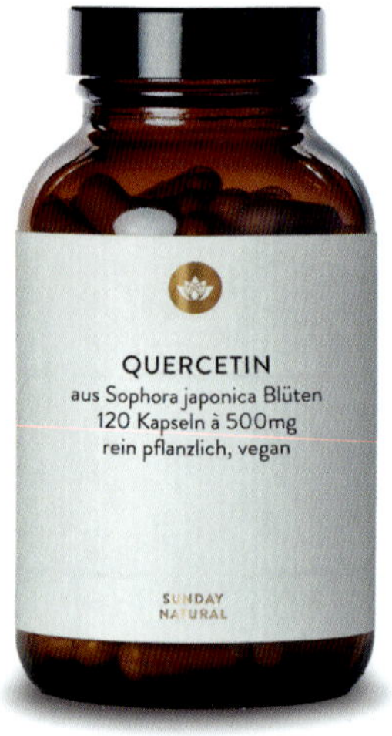

½ TL Quercetin,

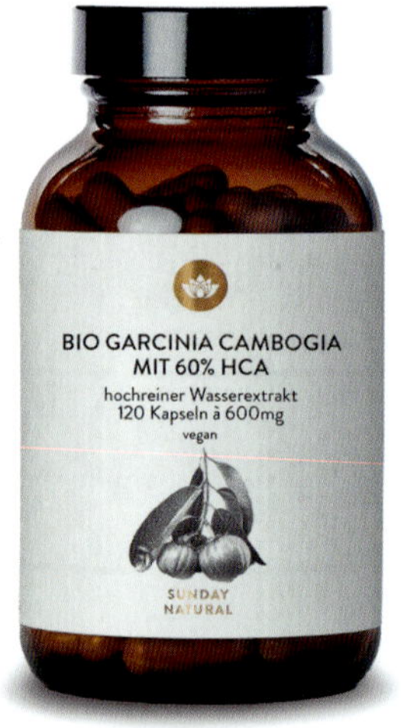

½ TL Garcinia Cambogia und ...

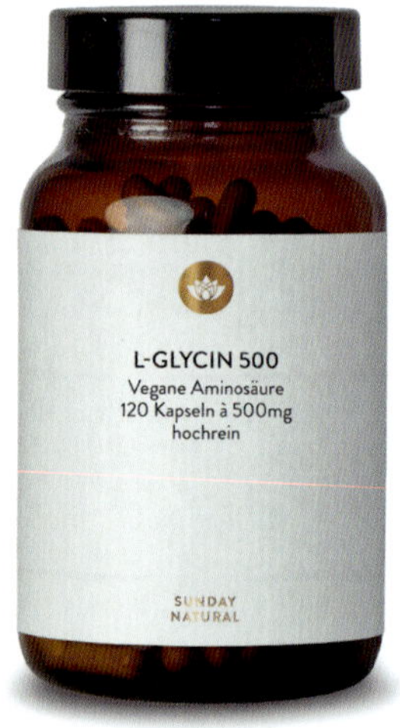

... ½ TL L-Glycin, alle von Sunday Natural, zusammen um 65 Euro.

Was genau kann dieses NAD+?

Hinter dem Begriff NAD steckt ein Coenzym mit dem vollständigen Namen Nicotinamid Adenin-Dinucleotid, das sich in jeder einzelnen Körperzelle befindet. Seine Hauptaufgabe liegt in der zellulären Energieproduktion. Wie die abläuft? Ganz grob gesagt setzen Glukose und Fettsäuren Energie frei, wenn sie oxidieren. NAD+ (die oxidierte Form von NAD) reduziert diese zu NADH. In den Mitochondrien entsteht daraus schließlich ATP – unser universeller und direkt verfügbarer Energieträger. Ziemlich cool, oder? Zumindest für alle Biochemie-Nerds.
Das Problem: Unsere NAD+-Level schwinden mit zunehmendem Alter. Anders gesagt funktioniert unser Stoffwechsel nur suboptimal, wenn nicht genügend NAD+ vorliegt. Ein Defizit sorgt also für vorzeitige Alterserscheinungen etwa in Form von mangelnder Energie und/oder einer geschwächten Entgiftungsfunktion. Andersherum sorgen optimale NAD+-Werte unter anderem für ein leistungsstarkes Hirn, einen funktionstüchtigen Stoffwechsel und ein starkes Immunsystem.
Neben dem Autophagietee lässt sich NAD+ durch Sport, Fastenroutinen, ketogene (Phasen in der) Ernährung, fermentierte Lebensmittel und Nahrungsergänzungen wie Resveratrol oder Leucin erhöhen. Auch mithilfe des Supplements Nicotinamid Ribosid, eine Vorstufe von NAD, lässt sich der eigene NAD+-Wert nach oben korrigieren.

Wie wirkt's wirklich?

Spürbar war zunächst nichts. Was ich klar feststellen konnte: Ich schlief gut. Und auch das soll ja jung halten. Auch nach mehreren Wochen sah ich im Spiegel nicht unbedingt jünger aus. Auch von meiner Frau erntete ich nicht mehr Komplimente als sonst. Ist der Tee also Humbug? So weit würde ich nicht gehen. Denn ob meine Zellen unterm Strich davon profitieren, kann ich wohl erst in ein paar Jahren beantworten. Bis dahin habe ich ein neues Gute-Nacht-Ritual entdeckt. Fest steht allerdings: Die Kapseln spüle ich nach meiner ersten Dosis lieber mit einer Lapacho-Kamillen-Kombi runter. Was ich ebenfalls mitnehme: Das Ganze heißt Autophagie und hat nichts mit Kraftfahrzeugen zu tun.

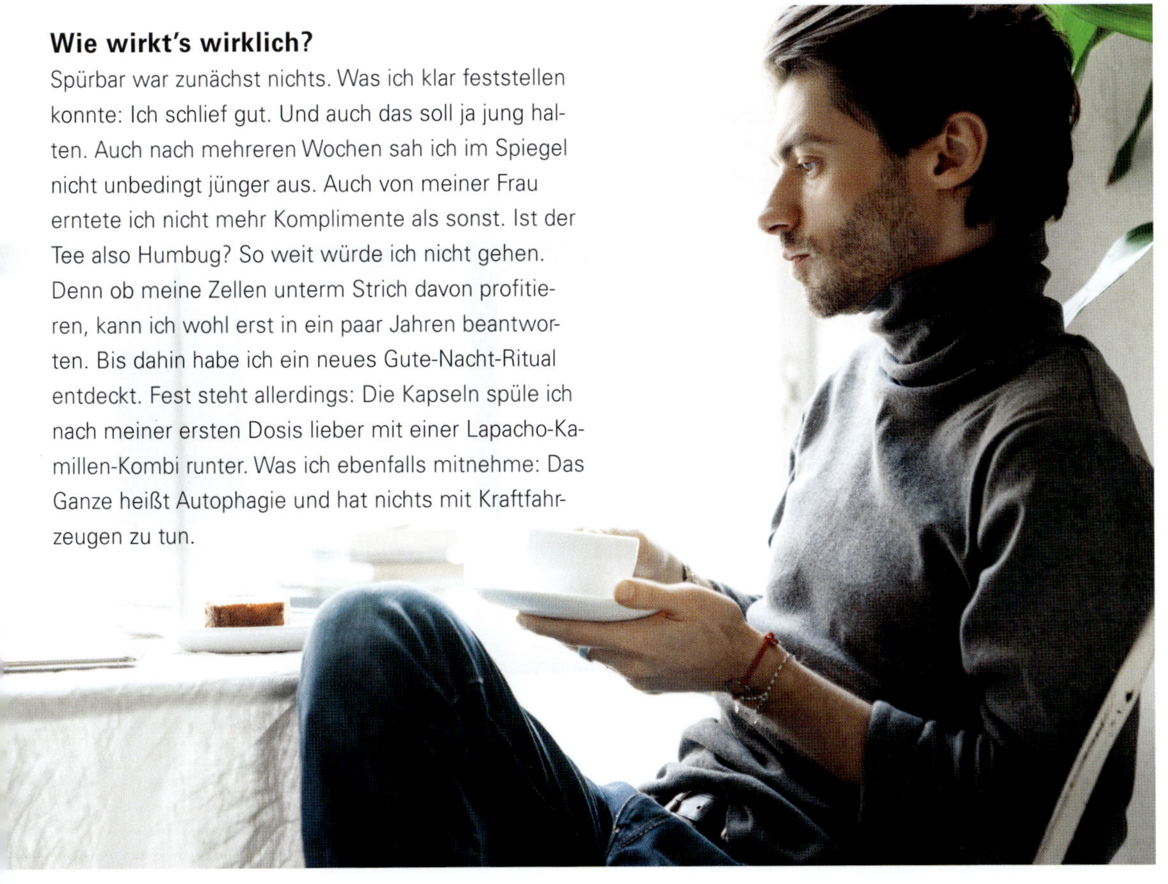

Anti-Aging im Schlaf: Geht da mehr?

Klar! Die Welt der Anti-Aging-Anwendungen ist weit und wild. Teure Tages- oder Nachtcremes kratzen da nur an der Oberfläche. Mit Blick auf die 5 Säulen deiner Gesundheit und Leistungsfähigkeit, die nicht ohne Grund die 5 Kapitel dieses Buches ausmachen, solltest du aber vor allem gesunde Routinen etablieren. Beispiel: Selbst die weltbeste Stammzellentherapie oder die wirksamste Metformin-Dosis kann deinen Alterungsprozess nur begrenzt verlangsamen, wenn du regelmäßig rauchst, primär auf Fast Food setzt, tagsüber gestresst bist und nachts kaum schläfst. Logisch, oder? An dieser Stelle lohnt es sich also, einen kurzen Blick auf die Gemeinsamkeiten der Menschen in den sogenannten Blue Zones dieser Erde zu werfen. Hinter dem Begriff stecken die Regionen auf der Welt, in denen die Völker mit der längsten Lebenserwartung leben. Dan Buettner, Autor des Buches *The Blue Zones*, fasst darin sehr eindrucksvoll zusammen, was die Menschen in diesen Gegenden auszeichnet und vereint:

- **Sie rauchen nicht,**
- **essen hauptsächlich regionale und natürliche Lebensmittel,**
- **bewegen sich viel, auf natürliche Weise und an der frischen Luft,**
- **leben in starken familiären Strukturen und Freundeskreisen,**
- **trinken nur kleine bis maximal moderate Mengen Alkohol,**
- **begrenzen ihre Kalorienzufuhr,**
- **betrachten sich als wertstiftenden Teil der Gemeinschaft,**
- **setzen sich einem geringem Stress-Level aus**
- **und glauben an eine höhere Kraft.**

Wohin geht die Anti-Aging-Reise?

Natürlich lässt sich auf wissenschaftlicher Ebene anzweifeln, wie aussagekräftig und übertragbar die Blue-Zone-Beobachtungen wirklich sind. Dennoch stimmen ihre Gemeinsamkeiten interessanterweise mit den Basics überein, die wir in der Welt der Gesundheitsoptimierung schon seit Jahrzehnten immer wieder hören. Und auch der Großteil aller

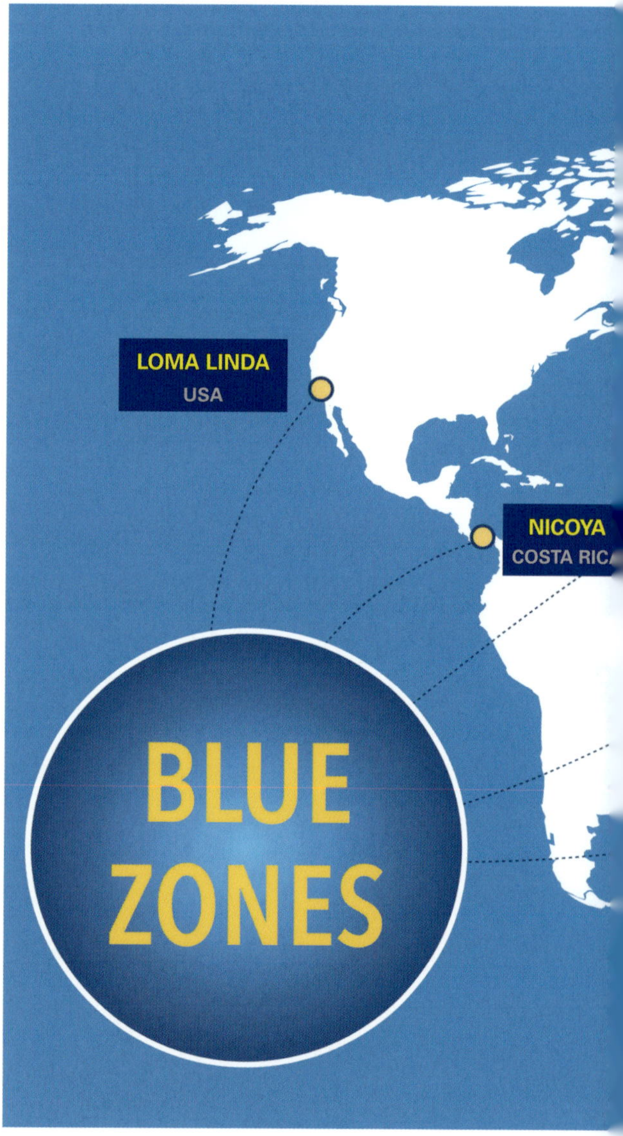

Biohacks dieser Welt zahlt genau auf diese beinahe schon traditionellen Ziele ein – mal mit modernster Technologie, mal mit natürlichen Methoden. Fest steht für mich, dass wir in puncto Anti-Aging bei aller Technologieeuphorie ein Stück weit zu unseren Wurzeln zurückkehren sollten. Darüber philosophiere ich jetzt noch ein Weilchen – bei meiner spätabendlichen Tasse Autophagietee.

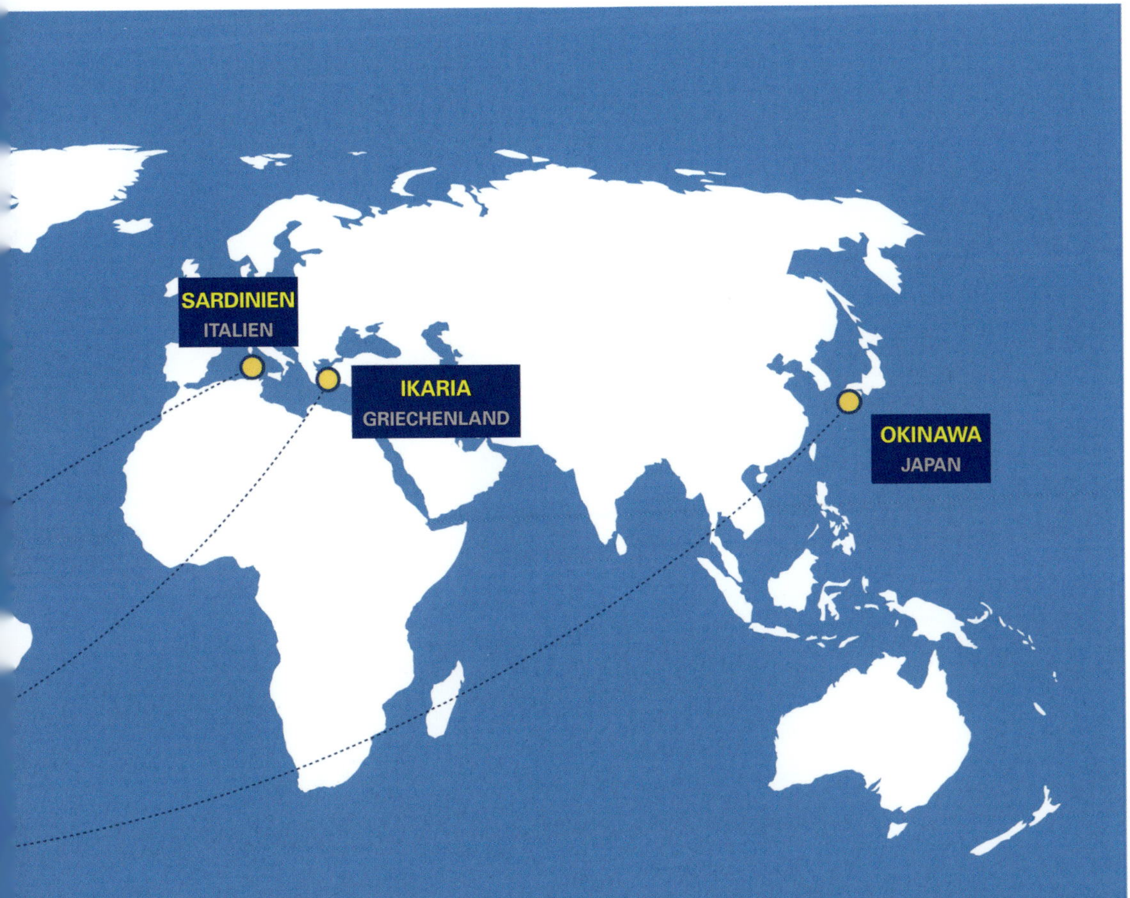

In den 5 sogenannten Blue Zones lebt die größte Anzahl an Menschen mit einem Alter von über 100 Jahren weltweit. Ganz verkehrt kann's dort also nicht laufen.

KAPITEL 2

BESSER ESSEN.

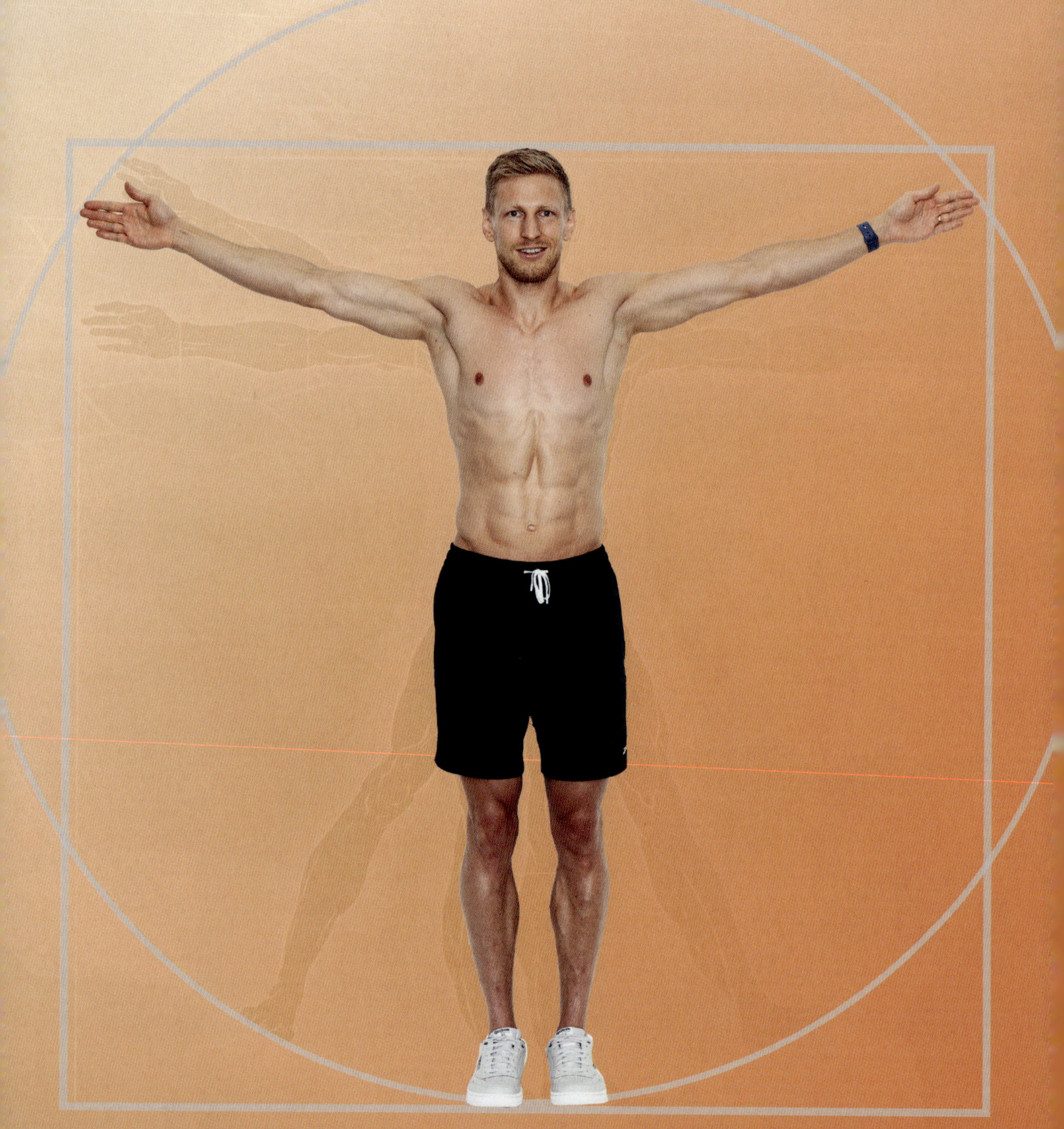

2

CICO zieht nicht. Wie bitte, in welcher Sprache schreibt der Airone denn jetzt? Sind ihm die Hacks aus Kapitel 1 zu Kopf gestiegen? Im Gegenteil, denn CICO ist nichts weiter als die Abkürzung für Calories In, Calories Out. Dahinter steckt also das Prinzip der kalorienbasierten Ernährung, auf das der Großteil der Lehre und Beratung hierzulande fußt. Das Grundprinzip klingt verlockend einfach: Wer mehr Kalorien zuführt als er verbrennt, nimmt an Gewicht zu. Abnehmen, so zumindest der Konsens etlicher sogenannter Fachleute, klappe nur, wenn du weniger Kalorien aufnimmst als du verbrauchst. Was auf den ersten Blick logisch klingt, ist eine der hartnäckigsten Food-Mythen unserer Zeit und somit leider fehlerhaft – mit verheerenden Konsequenzen. Glaubst du nicht? Dann führe dir vor Augen, dass wir mitten in einer Pandemie leben. Nein, nicht Corona – die Rede ist von Übergewicht.

Laut der aktuellen Statistik des Robert Koch-Instituts sind zwei Drittel der Männer und die Hälfte aller Frauen in Deutschland übergewichtig. Höchste Zeit also für einen Doppel-Hack! Es gilt, das veraltete System der kalorienbasierten Diäten schleunigst zu updaten und im gleichen Zuge auch deinen Körper. Ob du mit Übergewicht kämpfst oder nicht, spielt dabei keine Rolle. Mit alternativen Waffen (sprich: Food-Hacks) und dem nötigen Wissen, diese zu aktivieren, kannst du deutlich mehr ankurbeln als nur deinen Fettverbrennungsmotor. Ein spürbares Plus an Energie, Wohlbefinden und damit verbundener Lebensqualität erwarten dich. Doch bevor ich ins Detail gehe, möchte ich dir kurz erklären, warum die kalorienbasierte Ernährung statt CICO besser PSYCHO abgekürzt werden sollte.

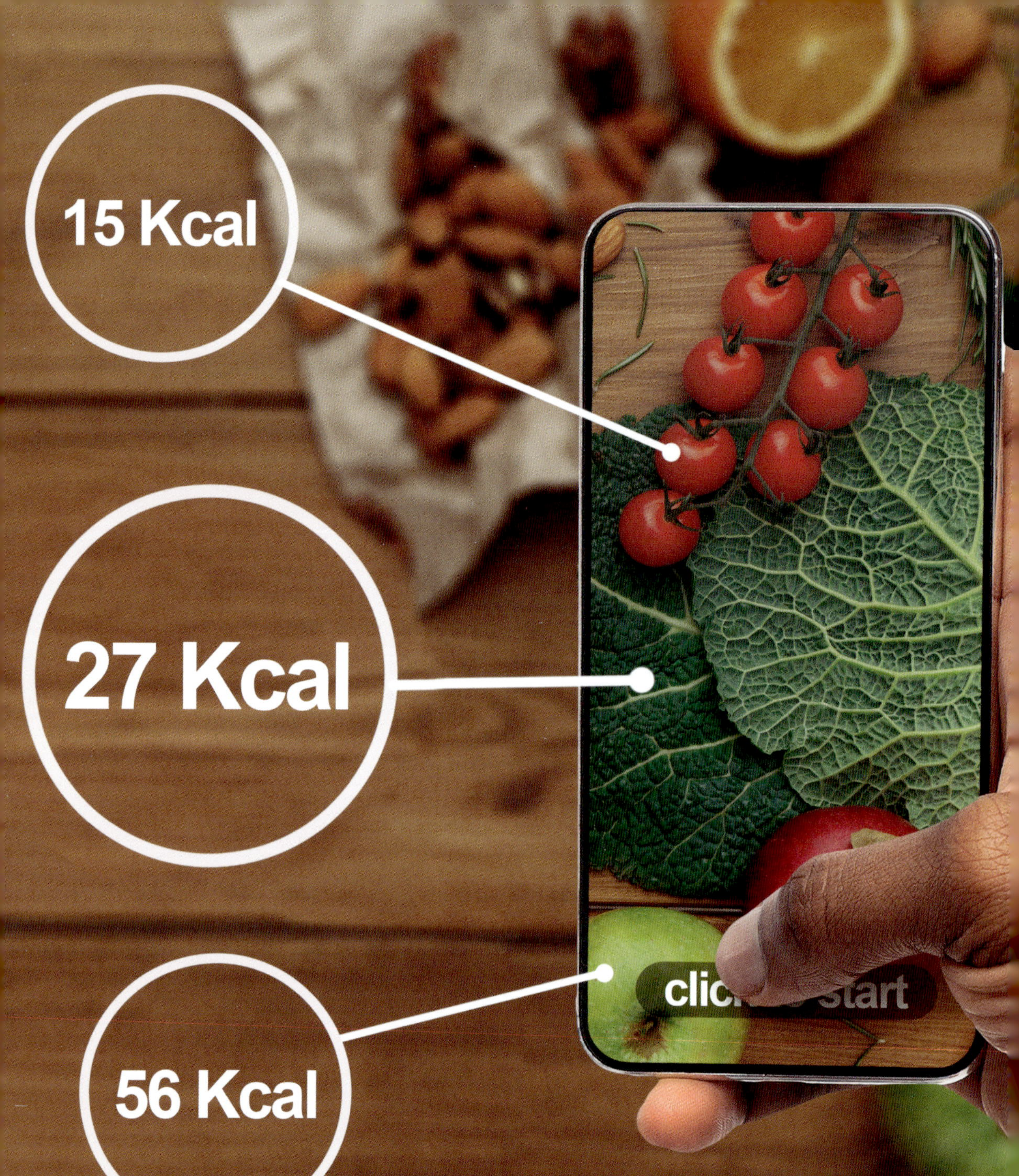

Schluss mit dem Kalorien-Quatsch! Der Ansatz ist so Achtziger wie Grandmaster Flash und vergeudet zudem deine wertvolle Zeit. Sinnvoller: (m)eine natürliche Sporternährung, die dir auf intuitive Weise nachhaltige Energie und optische Erfolge liefert.

Mehr als ein Zahlenspiel

Wer Kalorien trackt, ob mit Blick auf die mitgelieferten Makronährstoffe oder nicht, entwickelt eine ungesunde Beziehung zur Nahrungsaufnahme. Dabei muss es sich keinesfalls um eine diagnostizierte Essstörung handeln. Schließlich rücken mit jedem Bissen die Werte rund um das einverleibte Lebensmittel in den Vordergrund. Tschüs Intuition, Genuss und Individualität! Mark Hyman, US-Arzt der funktionellen Medizin, definiert die Vielschichtigkeit deiner Nahrung in seinem lesenswerten Buch *The Pegan Diet* treffend: »Nahrungsmittel sind mit einem Code zu vergleichen, der deine Software steuert. Die Hardware sind deine Gene, die sich durch die Software an- oder abschalten lassen.« Jede noch so kleine Mahlzeit, so Hyman, wirke sich auf unterschiedlichste Weise auf unsere Hormone, Hirnfunktion, Gemütslage, Darmflora, Entzündungswerte und Abwehrkräfte aus, um nur ein paar Auswirkungen zu nennen. Der maximal vereinfachte Tunnelblick auf die Kalorien ignoriert diese Effekte schlichtweg – selbst mit Berücksichtigung der Makronährstoffe. Sogar der einfache Schulterblick auf die Mikronährstoffe ist vielen Menschen und sogar vermeintlichen Experten schlichtweg zu komplex und zu anstrengend. Eigentlich unglaublich, oder?

Der Zwilling zeigt's

Doch zurück zur Eingangsfrage des Gewichtsmanagements! Nicht mal hier funktioniert der CICO-Ansatz, vor allem nicht langfristig. Wir sind Menschen, keine Rechenmaschinen, wir sind dynamische Systeme, die auf Kalorienzufuhr völlig unterschiedlich reagieren. Welche immense Rolle die Quelle der zugeführten Kalorien tatsächlich spielt, zeigt der einfache Vergleich zwischen einer Kalorie aus Brokkoli und einer aus einem Gummibär. Die Wirkungen auf die oben genannten Systeme könnten unterschiedlicher nicht sein. Sogar der Zeitpunkt, wann du deine Kalorien zuführst, macht einen wahrnehmbaren und messbaren Unterschied. Stelle dir vor, du futterst deine tägliche Kalorienmenge stets auf einen Schlag direkt vor dem Schlafen. Dein fiktiver eineiiger Zwilling hingegen isst diese stets mittags. Logisch, dass ihr zwei euch komplett unterschiedlich entwickelt. Und natürlich kommt auch hier unsere eigene individuelle Ausgangslage ins Spiel. Den entscheidenden Part spielt hier das Sättigungshormon Ghrelin, welches dir gemeinsam mit dem Neurotransmitter Cholecystokinin (CCK) ein angeborenes Hungerlevel diktiert. Reduzierst du deine Kalorienmenge mehr oder weniger drastisch, wirst du über diesen Zeitraum und auch im Anschluss immer gegen dein ursprüngliches Hungerlevel ankämpfen müssen. Selbstverständlich also, dass kalorienbasierte Diäten im Regelfall für den bekannten wie ungeliebten Jo-Jo-Effekt sorgen, oder auch für einen Zustand dauerhafter Unzufriedenheit bis hin zu ernsthaften psychischen Beschwerden.

Türlich, türlich

Lange Rede, kurzer Sinn: Wir brauchen zielführendere, natürlichere und nachhaltigere Ernährungskonzepte. Dieses Kapitel liefert dir eine große Bandbreite smarter Konzepte und Hacks abseits des Mainstreams, es dreht sich keinesfalls nur ums Abnehmen. Zwar sind diese keineswegs allumfassend, aber das soll auch nicht der Anspruch sein. Stattdessen erhältst du hier wertvolle Inspiration für alltagstaugliche Veränderung, die du direkt umsetzen kannst, etwa in Bezug auf dein Frühstück oder auf dein persönliches Food-Timing. Selbst wenn ich dir jetzt lauter Fragezeichen aufs Gesicht gezaubert habe, ist das Thema Futtern unterm Strich gar nicht so kompliziert. Du kannst zum Beispiel mit folgender grundlegenden Regel sofort beginnen, die zudem ganz ohne Zahlenspielchen auskommt: Ernähre dich primär von natürlichen Lebensmitteln. Das sind die ohne Zutatenliste – vom Hähnchenschenkel bis hin zur schwarzen Johannisbeere. Diese Guideline reguliert auch die Mengen am effektivsten. Mit ihr steuerst du ganz intuitiv, wie groß jede deiner Mahlzeiten ausfällt. Oder hast du schon mal jemanden erlebt, der sich an Blumenkohl oder Sardinen überfressen hat?

HACK 5

Raketentreibstoff

Bulletproof Coffee ist für Biohacker das Heißgetränk schlechthin. Doch der klassische Butterkaffee war lediglich die Vorstufe für meinen heutigen Turbostart in den Tag. Mit den Jahren entwickelte ich ein ausgeklügeltes Upgrade, das Wirkung und Geschmack in die Höhe katapultiert. Hier kommen die Hintergründe und natürlich das Geheimrezept, das spätestens jetzt nicht mehr geheim ist.

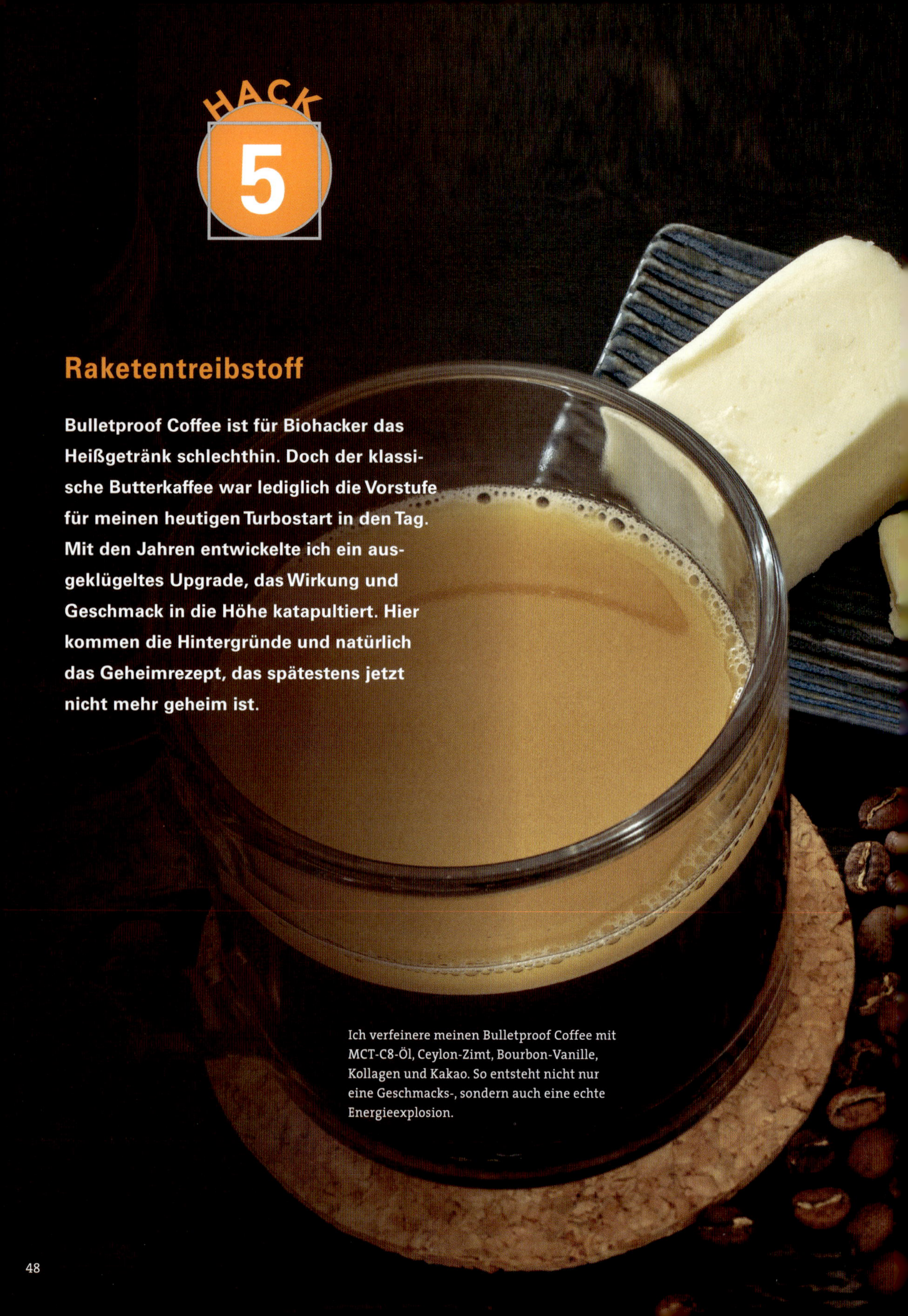

Ich verfeinere meinen Bulletproof Coffee mit MCT-C8-Öl, Ceylon-Zimt, Bourbon-Vanille, Kollagen und Kakao. So entsteht nicht nur eine Geschmacks-, sondern auch eine echte Energieexplosion.

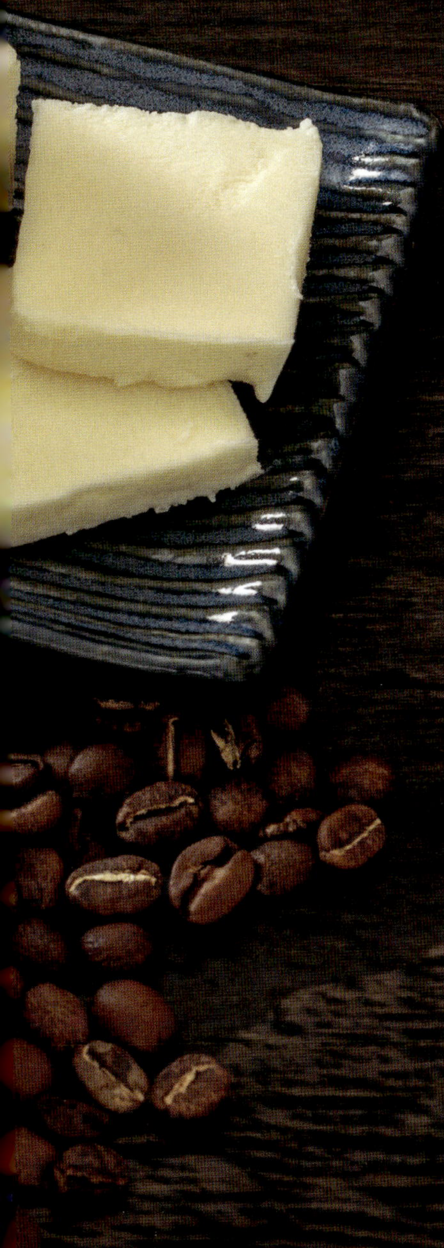

Erweckungserlebnis

Ganze 6 Jahre ist es jetzt her, dass ich erstmals einen Bulletproof Coffee trank. Damals hatte ich in einem der Bücher von Biohacking-Legende Dave Asprey über diese Kaffeevariante gelesen, und es ging mir zunächst wie vielen Freunden, denen ich später davon vorschwärmte: Kaffee mit Butter? Unmöglich! Besonders Puristen reagierten teilweise beleidigt auf meine provokante Version. Dabei bin auch ich ein Riesen-Fan von purem schwarzen Kaffee, besonders dann, wenn die Bohnenqualität stimmt. Doch hatten andere mein flüssiges Frühstück erst einmal probiert, revidierten viele ihr vorschnelles Urteil und genossen den kraftvollen Energieschub. Es lohnt sich also, erstmal einen Blick auf die Zusammensetzung von Aspreys Klassiker zu werfen. Was macht dieses hippe Heißgetränk eigentlich so außergewöhnlich?

Der kraftvolle Klassiker

Dass Kaffee ein gesunder Mental-Booster ist, weißt du sicher längst. Doch nicht nur das Koffein darin wirkt leistungssteigernd. Auch die Polyphenole (sekundäre Pflanzenstoffe in den Bohnen) haben einige Vorzüge: Sie fördern die Bildung neuer Hirnzellen, unterstützen die Entwicklung von gesunden Darmbakterien und wirken antientzündlich. So weit, so gut. Kombiniert man das schwarze Gold jedoch mit hochwertigen Fettsäuren, wie es die Tibeter seit ewigen Zeiten in ihrem Yak-Butter-Tee tun, kommt es zu genialen synergistischen Effekten. Butter, vor allem Weidebutter, liefert die kurzkettige Fettsäure Butyrat, die Darmbakterien füttert und die Blut-Hirn-Schranke schützt. Zudem erhöht Butyrat die Bioverfügbarkeit der Polyphenole. Fügt man diesem Hirnhelfer noch MCT-C8-Öl hinzu (steht für medium-chain triglycerides), hilft man dem Organismus, in den effizienten Stoffwechselmodus der Ketose zu gelangen.

Famose Ketose

Nicht nur Verfechter der Keto-Ernährung schwören auf die verbesserte Konzentrationsfähigkeit in diesem Zustand – die mittelkettigen Triglyceride (MCTs) kann der Körper direkt über die Leber verwerten. Langkettige Fettsäuren dagegen machen erst mal einen Umweg, bevor sie in die Leber gelangen. Und, Appetit bekommen? Okay, auch Fasten kann dich in die Ketose befördern, doch mit leckerem Kaffee gesättigt in den Tag zu starten, ziehe ich an den meisten Tagen vor. Geplante Fastenperioden füge ich ganz bewusst, jedoch weniger häufig ein. Einmal die Woche zum Beispiel faste ich für 24 Stunden. Da gibt's dann morgens nur einen doppelten Espresso. Doch noch während ich den letzten Tropfen des italienischen Klassikers schlürfe, freue ich mich auf meinen nächsten Bulletproof Coffee 2.0. Was daran 2.0 ist? Weiterlesen!

Verlängert der Bulletproof Coffee meine Fastenphase?

Jein. Es kommt darauf an, was genau in deinem Becher landet. Eiweiß und Kohlenhydrate brechen dein Fasten. Probierst du also meine Upgrade-Version (Rezept folgt), sei dir bewusst, dass deine Fastenphase durch das enthaltene Kollagen- und Kakaopulver an diesem Punkt offiziell endet. Hintergrund: 2 Hauptvorteile des Fastens sind, dass erstens dein Insulinspiegel und zweitens das Protein mTOR auf niedrigem Level bleiben. Um also im extrem gesundheitsförderlichen Modus des Food-Verzichts zu verharren, solltest du beide genannten Werte dauerhaft unten halten. Willst du deine Zeit des intermittierenden Fastens über den Morgen hinaus in die Länge ziehen, bleiben dir somit 3 Optionen. 1.: Du trinkst deinen morgendlichen Kaffee schwarz mit maximal 1 Esslöffel MCT-C8-Öl. Schließlich beeinflussen kleine Mengen an Fett weder Insulin noch mTOR. Den Vorteil der schnell verfügbaren Energie und der leichten Sättigung durch das Spezialöl kannst du so dennoch mitnehmen. Tiefer in die Ketose kommst du, so das interessante Ergebnis einer wissenschaftlichen Studie, durch Option 2 – puren Kaffee oder Espresso. Hier bleibt jedoch der Energie- und Anti-Hunger-Effekt auf der Strecke. Aus diesen Gründen zelebriere ich Option Nummer 3 und genieße meinen Bulletproof Coffee 2.0 – im Wissen, dass meine Fastenphase hier vorbei ist. Warum mich das nicht stört? Weil ich durch mein Timing am Vorabend die entscheidende Grenze von 12 Stunden Kalorienverzicht immer überschreite. Habe ich mir also meinen letzten Bissen abends um 20 Uhr gegönnt, so gibt's am nächsten Tag vor 8 Uhr keinen Biohacker-Kaffee. Sind die essenziellen 12 Stunden rum, schmeckt der erste Schluck der schäumenden Crema dann umso leckerer.

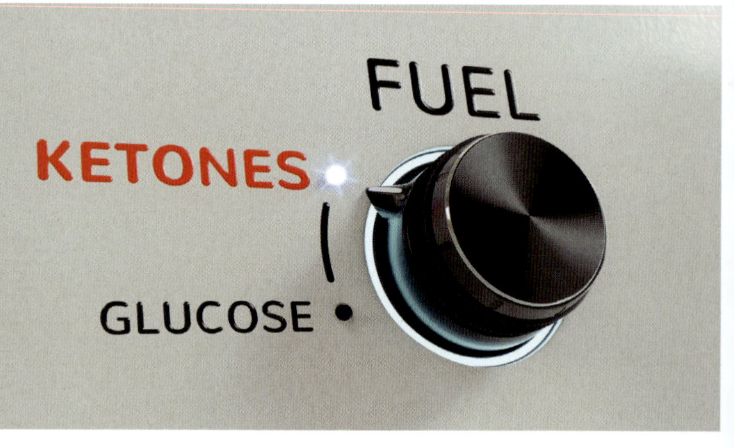

Volle Keto-Kraft voraus! Vom Kohlenhydrat-Stoffwechsel problemlos in die Ketose wechseln zu können, nennt man metabolische Flexibilität. Wer sich diese Fähigkeit antrainiert, hat plötzlich 2 Energietanks zur Auswahl und so doppelte Power für mentale und körperliche Bestleistungen.

Die richtige Hardware

Das Wichtigste vorweg: Den Powerdrink solltest du immer im Standmixer zubereiten, damit das Fett nicht an der Oberfläche schwimmt und das Ganze eine cremige Konsistenz annimmt. Biohacking-Legende Dave Asprey schreibt in seinem Performance-Guide *Head Strong* sogar, dass der Schütteleffekt der Wassermoleküle das sogenannte EZ-Wasser generieren könnte. Dieser durch Gerald Pollack entdeckte vierte Aggregatzustand des Wassers, auch energetisiertes Wasser genannt, unterstützt unsere Mitochondrien. Seitdem ich dies gelesen habe, läuft mein Mixer jeden Morgen ein paar Sekunden extra – auch wenn es die Nachbarn vielleicht nervt. 30 Sekunden sollten jedoch für einen herrlich cremigen Bulletproof Coffee genügen.

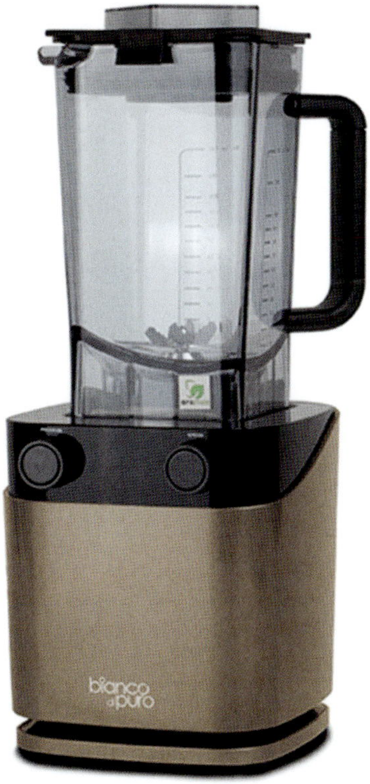

Der Hochleistungsmixer geht mit BPA-freiem Behälter an den Start und lässt japanische Edelstahlklingen durch die Butter jagen. Für einen herrlich-cremigen Bulletproof Coffee ist die 1400-Watt-Leistung zudem mehr als ausreichend. Neben dem manuellen Drehregler stehen etliche vorgefertigte Programme zur Auswahl – top für Smoothies mit Gemüse oder tiefgekühltem Anteil. Volto N von Bianco di Puro, ab 450 Euro,.

Traumhafter Schaum

Du möchtest einen Mini-Milchaufschäumer einsetzen? Vergiss es! Das Ergebnis ist meilenweit von der göttlich-cremigen Version aus dem Mixer entfernt. Schließlich erhitzt du dein Rührei in der Pfanne auch nicht mit einem Feuerzeug, sondern auf einer kraftvollen Herdplatte. Aus meiner Erfahrung lohnt sich die Investition in ein qualitativ hochwertiges Gerät, dem weder flüssiges Fett noch Hitze im täglichen Gebrauch etwas anhaben kann. Wichtig: Achte bei der Auswahl auf explizit BPA-freien Kunststoff (oder Glas), um Schadstoffen keine Chance zu geben. Plastik ist, mal abgesehen vom Nachhaltigkeitsfaktor, in Kombination mit heißen Lebensmitteln ohnehin nie eine gute Idee.

Was muss dein Mixer können?

Standmixer-Modelle gibt's wie Fett im kugelsicheren Kaffee. Besonders attraktiv sind die ultimativen High-end-Modelle von Vitamix, Vorwerk und Co. Qualität ist ein entscheidender Faktor, und die Funktionalitäten dieser Premiumlösungen sind beeindruckend. Allerdings solltest du dir vor der Anschaffung die Frage stellen, zu welchen Zwecken du deinen Mixer regelmäßig einsetzt. Schließlich handelt es sich nicht um Schnäppchen, sondern um echte Investitionen in die eigene Küchenausstattung. Muss dein Mixer Nussmus herstellen oder knallhartes Gemüse zu einem cremigen Smoothie verarbeiten können? Sollte er das können, ist der Kauf des Profigeräts ratsam. Falls du jedoch lediglich Smoothies aus Spinat, Avocados und Blaubeeren trinkst (so wie ich oftmals), lohnt sich eine Zwischenlösung aus starker Leistung und solider Qualität zu einem angemessenen Preis. Das oben gezeigte Modell zaubert mir seit Jahren zuverlässig (fast) jeden Morgen meinen heißgeliebten Bulletproof Coffee.

Das ultimative Upgrade

Lässt sich dieser Raketentreibstoff für den Körper überhaupt noch verbessern? Meine entschiedene Antwort: ja! Beginnen wir mit einem Upgrade des klassischen MCT-Öls: Die darin enthaltene Caprylsäure (C8-Öl) wirkt in ihrer Reinform noch stärker, führt aber seltener zu Verdauungsbeschwerden, wie reguläres MCT-Öl sie vor allem bei Bulletproof-Neulingen auslösen kann. Dazu kommen die Geschmacksgiganten Bourbon-Vanille und Ceylon-Zimt – Studien belegen, dass sie kognitive Funktionen steigern können. Doch damit nicht genug: In meinem Mixer landen auch Kollagen (stärkt unter anderem Haut, Knochen und Gelenke) und schwach entöltes Kakaopulver. Letzteres liefert Magnesium und zusätzliche Polyphenole; zudem sorgt enthaltenes Tryptophan für Glücksgefühle, wenn es in Serotonin umgewandelt wird – der bekannte Schokoeffekt. Jetzt aber genug der Theorie: Ran ans Rezept!

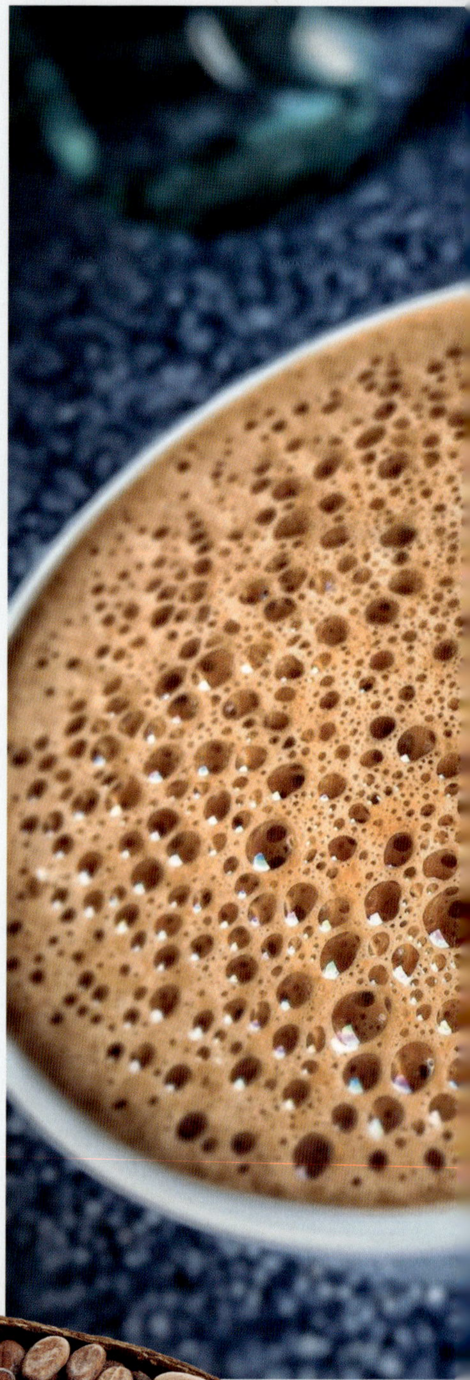

So funktioniert das Upgrade:

Zutaten:

- 1 Becher schwarzer Kaffee
- 1–2 EL Weidebutter
- 1–2 EL MCT-C8-Öl
- 1–2 EL schwach schwach entöltes Kakapulver
- 1 EL Kollagen-Proteinpulver (geschmacksneutral)
- 1 MSP Bourbon-Vanille

Alle Zutaten bis auf das Eiweißpulver 30 Sekunden auf höchster Stufe durchfeuern lassen. Dann das Kollagen hinzufügen und 10 Sekunden auf mittlerer Stufe mixen. Guten Durst!

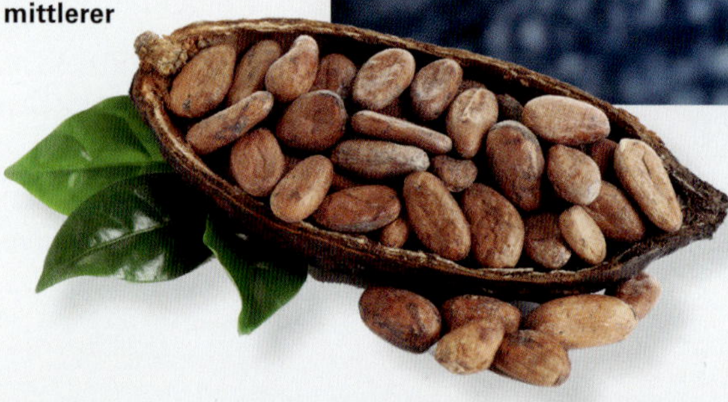

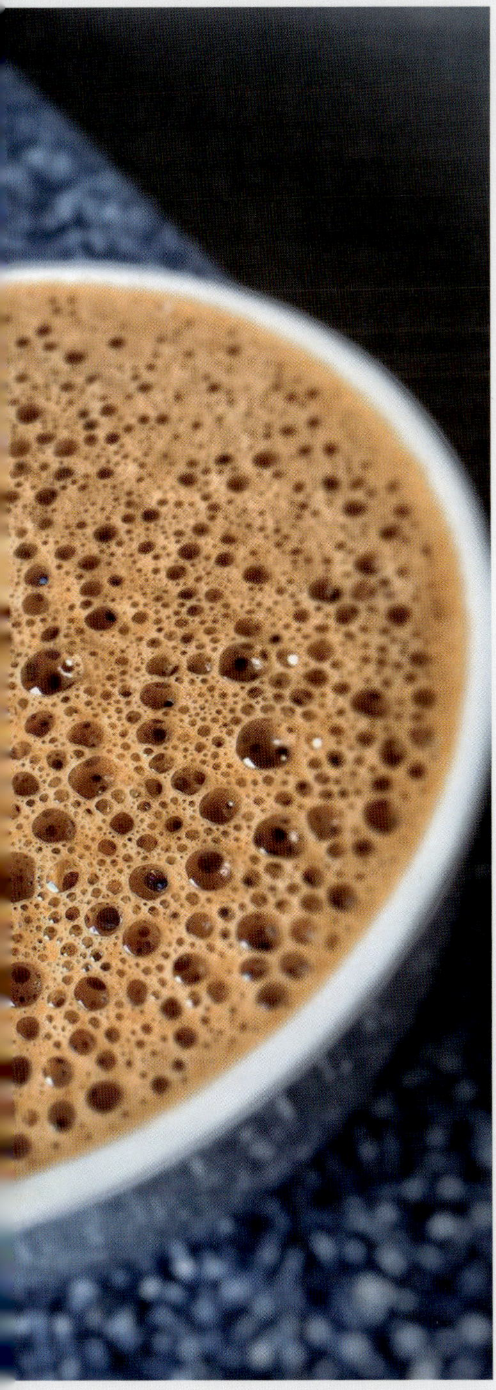

Der größere Food-Kontext

Dass der Bulletproof Coffee in die ketogene Ernährung passt wie die Langhantel ins Kniebeuge-Rack, das dürfte jetzt offensichtlich sein. Aber passt der Biohacker-Kaffee auch in andere Ernährungsformen? Aber hallo! Als kohlenhydratarmes und fettreiches Frühstück spielt dir der blutzuckerstabilisierende Effekt immer in die Karten. Anders als bei den klassischen Carb-Bomben Müsli oder Brot bleibt nämlich das Energieloch 2 Stunden später aus, das du ansonsten mit einem weiteren Frühstückchen (vermutlich ebenfalls kohlenhydratreich) stopfen würdest. Du setzt der Blutzucker-Achterbahn also ein Ende, bevor sie beginnt. Genialer geht's nicht. Als Ernährungsberater empfehle ich und zelebriere auch selbst meine eigens entwickelte natürliche Sporternährung, die sich aus Phasen der Ketose und Phasen mit vergleichsweise höherer Kohlenhydratzufuhr zusammensetzt. Das Ziel: metabolische Flexibilität.

Post-Workout-Coffee

Insbesondere die Mahlzeit nach dem Training, das hoffentlich ein fester Bestandteil deines Lifestyles ist, darf und sollte gesunde Kohlenhydratquellen wie Süßkartoffeln oder weißen Reis enthalten. Findet dein Workout also morgens statt, darf und sollte darauf gern ein Frühstück mit Carbs folgen. Das bedeutet aber nicht, dass du zwingend auf deinen Bulletproof Coffee verzichten musst. Du kannst der Kaffeespezialität auch einfach einen Apfel oder eine Birne hinzufügen, natürlich anbei. Einzig bei einer rein kalorienbasierten Diät passt der kugelsichere Powerdrink aufgrund seines Reichtums an gesunden Fetten nicht ins Konzept. Doch von diesem halbgaren Ansatz würde ich dir ohnehin zwingend abraten (siehe Seiten 46/47). Also, jetzt bist du an der Reihe. Meine Empfehlung für Bulletproof-Novizen: den Klassiker gleich morgen ausprobieren, eine Woche später dann das Upgrade. Vermutlich geht es dir dann so wie mir: Du wirst davon nicht so schnell wieder wegkommen. Auch als Kaffeepurist nicht.

HACK

6

Die Kunst des Nichtsessens

Isst du noch oder verzichtest du schon? Kaum eine Food-Strategie hat zuletzt so viel Auftrieb bekommen wie das Fasten. Unter Biohackern gehört die Food-Abstinenz mittlerweile zum guten Ton. Aufgrund der enormen Vorzüge auch völlig zu Recht. Die aus meiner Sicht sinnvollsten Fastenprotokolle unterscheiden sich stark in ihrer Länge. Ob sie sich clever kombinieren lassen? Ja – und Ehrensache, dass ich dir hier das ultimative Best-of in puncto Fasten präsentiere.

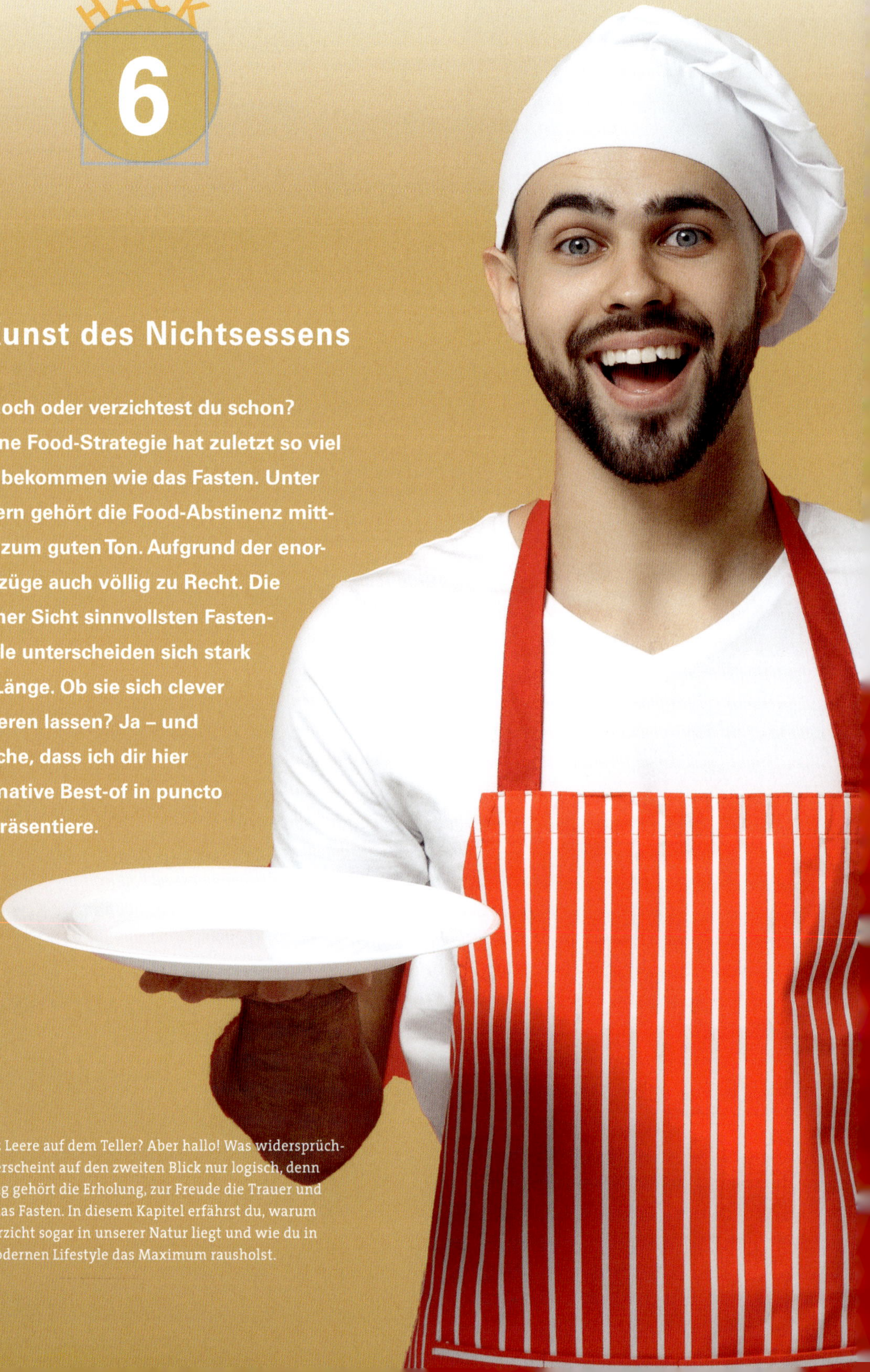

Lachen trotz Leere auf dem Teller? Aber hallo! Was widersprüchlich klingt, erscheint auf den zweiten Blick nur logisch, denn zum Training gehört die Erholung, zur Freude die Trauer und zum Essen das Fasten. In diesem Kapitel erfährst du, warum der Food-Verzicht sogar in unserer Natur liegt und wie du in unserem modernen Lifestyle das Maximum rausholst.

Geile Gurke

Essen ist Genuss und erfüllt mich mit Dankbarkeit. Das habe ich jedoch erst vor ein paar Jahren realisiert. Den Moment, als ich nach 3 vollen Fastentagen in ein leicht gesalzenes Stück Gurke biss, werde ich nie vergessen. Dabei war die neu erlernte Wertschätzung gar nicht der Grund für meinen Verzicht. Stattdessen ging's mir um die zahlreichen positiven Effekte für die Gesundheit. Interessanterweise nutzen wir die Food-Stopp-Methode schon seit Jahrtausenden – lange Zeit sogar völlig unfreiwillig. Schließlich herrschte über weitreichende Episoden der Menschheitsgeschichte ernsthafte Nahrungsmittelknappheit. Jede Mahlzeit war mit großen körperlichen wie auch geistigen Anstrengungen verbunden. Als Jäger und Sammler blieb uns nichts anderes übrig, als auf Nahrung zu verzichten, bis endlich das nächste Biest erlegt oder die nächste Frucht vom Baum gefallen war.

Vorteile des Verzichts

Heute leben wir im Nahrungsmittelüberfluss, zumindest in großen Teilen der westlichen Welt. Günstige und leckere Kalorien warten an jeder Ecke – ein massives Problem unserer modernen Gesellschaft. Dauer-Futtern (leider oft verbunden mit mangelnder Bewegung) führt in vielen Fällen zu Übergewicht und damit verbundenen Zivilisationskrankheiten wie Typ-2-Diabetes und Bluthochdruck. Zum Glück können wir derartigen Leidenswegen effektiv vorbeugen. Das klappt mit smarten Entscheidungen, was auf unseren Tellern landet, aber auch mit einer durchdachten Antwort auf die Frage, wann wir diese Teller leeren. Noch nicht überzeugt davon? Dann lies dir am besten direkt mal folgende Gründe durch, die Fasten nicht nur für Übergewichtige wertvoll machen.

1. Abnehmschub

Dass Fasten dir beim Abnehmen hilft, klingt zunächst selbsterklärend. Doch betrachtet man lediglich die Kalorienbilanz, könntest du selbst bei intermittierendem Fasten theoretisch in einen Überschuss kommen. Insofern lohnt sich auch hier der Blick auf die Forschung, welche vor allem die Auswirkungen des Ramadan-Fastenmonats genau untersucht hat. Muslime fasten in dieser Zeit vom Aufgang bis zum Untergang der Sonne, praktizieren also eine Form des Intervallfastens. Eine Metaanalyse in der Fachzeitschrift *Nutrients* nahm dazu satte (starker Wortwitz, oder?) 70 Studien auseinander. Und siehe da: Die Wissenschaftler stellten in der Tat eine positive Wirkung des Food-Verzichts auf das Körpergewicht der betrachteten Personen fest.

2. Stoffwechsel-Boost

Auch hier liegen eindeutige wissenschaftliche Beweise vor – Fasten kommt deinem Stoffwechsel zugute und beugt so Zivilisationskrankheiten vor. Steigt dein Blutzuckerspiegel, solltest du in der Lage sein, mit einer adäquaten Insulinausschüttung zu reagieren. Hat man das drauf, spricht man von einer hohen Insulinsensitivität. Fasten kann dir helfen, diese nach oben zu korrigieren. Davon profitiert auch dein Energie-Level, da ein stabiler Blutzuckerspiegel nervige Tiefs schlichtweg ausfallen lässt.

3. Darmhelfer

Gönnst du deiner Verdauung eine Pause, kannst du künftige Mahlzeiten deutlich besser verwerten. Grundsätzlich verhält es sich wie beim Training: Ohne adäquate Regeneration kommt's zur Überbelastung und negative Begleiterscheinungen überschatten die grundsätzlichen positiven Effekte des Sports. Auch Essen stellt eine Anstrengung für unsere Verdauungsorgane dar. Regelmäßige Erholungspausen kommen ihnen daher sehr entgegen.

4. Hormon-Balance

Neben der Optimierung unserer Insulinausschüttung fördert der temporäre Food-Verzicht die Ausschüttung des menschlichen Wachstumshormons. Dieses hilft dir beim Abnehmen, aber auch beim Muskel- und Kraftaufbau. Zudem reguliert das Fasten das Hungerhormon Ghrelin. Zwar hörst und spürst du speziell als Neuling in deiner ersten essensfreien Phase sicher einen knurrenden Magen. Dahinter steckt jedoch unsere Angewohnheit, zu angestammten Zeitpunkten des Tages für Futternachschub zu sorgen. Fastest du regelmäßig, lernt dein Körper, dir nur dann ein Signal in Form von Hunger zu geben, wenn es auch wirklich einer Mahlzeit bedarf.

5. Entgiftungs-Push

Der Detox-Effekt des Fastens ist wissenschaftlich schwer zu belegen. Andererseits ist es nur logisch, dass unser Körper diese Aufgaben ohne dauerhafte Verdauungsaufgaben besser verrichten kann. Schließlich arbeiten wir ständig und ganz automatisch eine Prio-Liste ab. Fällt die Food-Verarbeitung weg, entstehen neue Kapazitäten, und die Entgiftung erhält die Chance, in den Vordergrund zu rücken. Gleiches gilt auch für antientzündliche Prozesse.

6. Alterungsstopp

Yes, auch Anti-Aging-Prozesse laufen während des Fastens auf Hochtouren, die jede Creme in den Schatten stellen. Wie in Tierversuchen mit Nagetieren und Affen festgestellt werden konnte, mindert intermittierendes Fasten die Häufigkeit von altersbedingten Erkrankungen. Herz- und Hirngesundheit hingegen profitieren durch die Verzichtsstrategie immens und kommen den positiven Effekten von regelmäßigem Training nahe. Noch effektiver ist es natürlich, beides bis ins hohe Alter zu kombinieren.

Clevere Kombi

Wie du also siehst, machen die zahlreichen positiven Effekte das Fasten zu einer mächtigen Waffe. Als Biohacker stellte sich mir nach diversen Selbstversuchen und Recherchen jedoch eine entscheidende Frage: Lassen sich die smartesten, aber unterschiedlich langen Verzichtsstrategien sinnvoll kombinieren? Die Antwort lautet: absolut. Deswegen erläutere ich nun die unterschiedlichen Fastenmodi und erkläre, wie diese clever ineinandergreifen.

Halbtagsjob: das Intervallfasten

Beim intermittierenden Fasten ordnet man einen Teil des Tages dem Fasten und einen dem Futtern zu. Der Klassiker, die 16/8-Methode, sieht nur ein 8-Stunden-Fenster zum Essen vor. Forscher bewiesen, dass ein Großteil der positiven Effekte sogar schon nach 12 Stunden Food-Verzicht einsetzt. Das ist auch mein magisches Zeitfenster, welches ich 365 Tage im Jahr erreiche. Das schaffst du auch! Liegt die Nacht dazwischen, schläft man schließlich ohnehin einen Großteil der Fastenzeit. Und erholsamer Schlaf maximiert die oben genannten Effekte. Einmal mehr zeigt diese Verzahnung, wie sich verschiedenste Biohacks synergistisch ergänzen.
So können selbst kleinste Optimierungen in ihrer Vielzahl zu spürbar mehr Gesundheit, Energie, Zufriedenheit und somit unterm Strich auch zu mehr Lebensqualität führen. Ziemlich genial, oder?

Kann ich beim Intervallfasten auch das Mittag- oder Abendessen ausfallen lassen?

Klar doch. An dieser Stelle lege ich dir nahe, den klassischen Frühstücks-Check durchzuführen. Beantworte dazu einfach folgende Frage ehrlich: Hast du morgens wirklich Hunger, oder frühstückst du nur aus Gewohnheit? In mehreren hundert Ernährungsberatungen, die ich über die Jahre durchführte, gaben nur wenige an, morgens regelmäßig mit knurrendem Magen aus dem Bett zu steigen. Nur in diesen, eher seltenen Fällen lohnt sich die Suche nach einem alternativen Fasten-Futter-Rhythmus. Vorziehen würde ich hier immer den Verzicht aufs Mittagsessen. Der Grund dafür ist wieder mal der Blick auf den Schlaf. Zwar wirkt sich ein prallgefüllter Magen negativ auf deine Schlafqualität aus, doch eine adäquate Mahlzeit mit mindestens 2 Stunden Abstand zur Schlafenszeit grundsätzlich positiv. Anders ausgedrückt: Mit leerem Magen einzuschlafen macht absolut keinen Spaß. Zwar gewöhnt sich dein Körper mit fortschreitender Routine an deinen individuellen Fastenrhythmus und das Hungergefühl setzt erst zum Ende der Verzichtsphase ein, aber gerade Neulinge sollten sich diese zusätzliche Hürde ersparen.

Die einzige Situation, in der ich im Rahmen des Intervallfastens das Abendessen ausfallen lasse, ist auf Reisen. Egal mit welchem Verkehrsmittel man reist, die Food-Optionen unterwegs sind meist katastrophal. Im Flugzeug ist der Tomatensaft noch das Gesündeste, im ICE maximal der Kaffee, und über Autobahnraststätten brauchen wir gar nicht erst zu sprechen. #lauwarmeBockwurst

Hier sollte man also entweder vorbereitet sein und sich mit gesunden Snacks bewaffnen oder die Fahrt- oder Flugzeit für intermittierendes Fasten nutzen. Option 2 halte ich für die smartere, denn lange Touren von A nach B verlangen unserer Gesundheit eine Menge ab. Schlechte Luft, energieraubende Beleuchtung, EMF-Strahlung – die Liste der Reisestrapazen ist lang. Der Food-Verzicht erlaubt es uns, durch wegfallende Verdauungsarbeit andere körperliche Kapazitäten freizusetzen, um beispielsweise Entgiftungs- und Stoffwechselfunktionen reibungslos ablaufen zu lassen. Du bist sogar einen ganzen Tag unterwegs? Dann lohnt sich auch eine längere Fastenphase, auf die ich später (Seiten 59 und 60) näher eingehe.

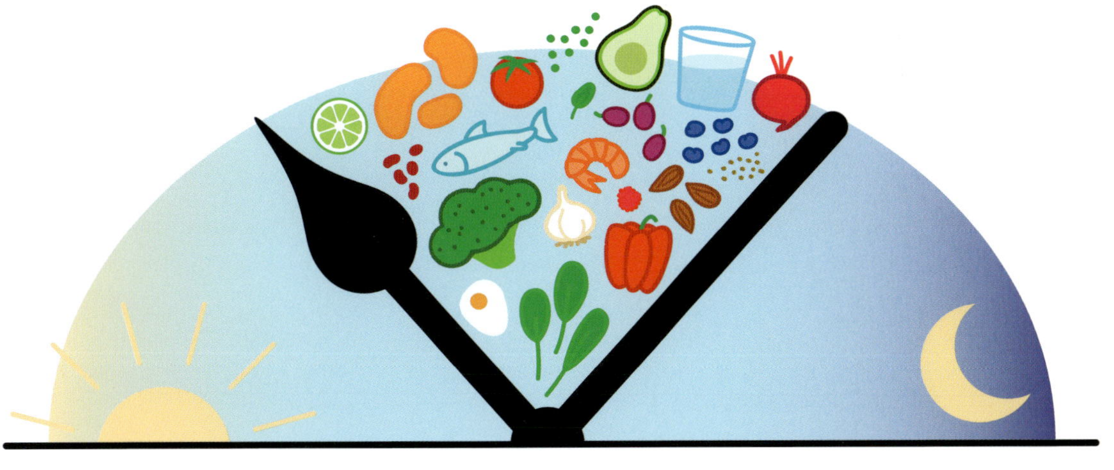

Das Prinzip ist denkbar einfach. Leider machen viele den Fehler, ihre Essensphase mit ungesunden Gerichten und Lebensmitteln zu füllen. #Gönnjamin Schließlich haben sie gerade 12 bis 16 Stunden gefastet. Für Gesundheit und Körperfettanteil wäre es jedoch deutlich konstruktiver, deine hoffentlich gesunde Food-Strategie auch nach Ablauf der täglichen Fastenphase schlichtweg fortzusetzen. #EatClean

Training während des Intervallfastens

Ja, du darfst es. Falsch! Du solltest es sogar. So lautet meine Antwort auf die Frage, ob du während des intermittierenden Fastens trainieren kannst. Viele Biohacker sehen das Ende der futterfreien Phase als perfekten Zeitpunkt für ein Workout. Auch ich sehe die Vorzüge daran, speziell für die Fettverbrennung. Ist aber parallel auch der Muskelaufbau dein Ziel, lohnt es sich, die Sporteinheit in die Phase des Essens zu legen. Hältst du deine Kohlenhydratzufuhr bis zum Trainingsstart gering, bleibst du dabei sogar in der Ketose. Meine über ein knappes Jahrzehnt erprobte Strategie: 12 Stunden fasten, Fastenbrechen am Morgen mit dem zuvor erwähnten Bulletproof Coffee 2.0 (gegen 8 Uhr), dann ein Snack bestehend aus 2 Esslöffeln Cashewmus, 1 Esslöffel C8-Öl und 1 Prise Salz plus einem doppeltem Espresso (gegen 11 Uhr). Anschließend geht's um 13 Uhr ins Workout. Ist das erledigt, zaubere ich mir mein Mittagessen. Hast du ebenfalls die Chance auf ein Training zur Mittagszeit, kann ich dir diesen Ablauf nur wärmstens empfehlen.

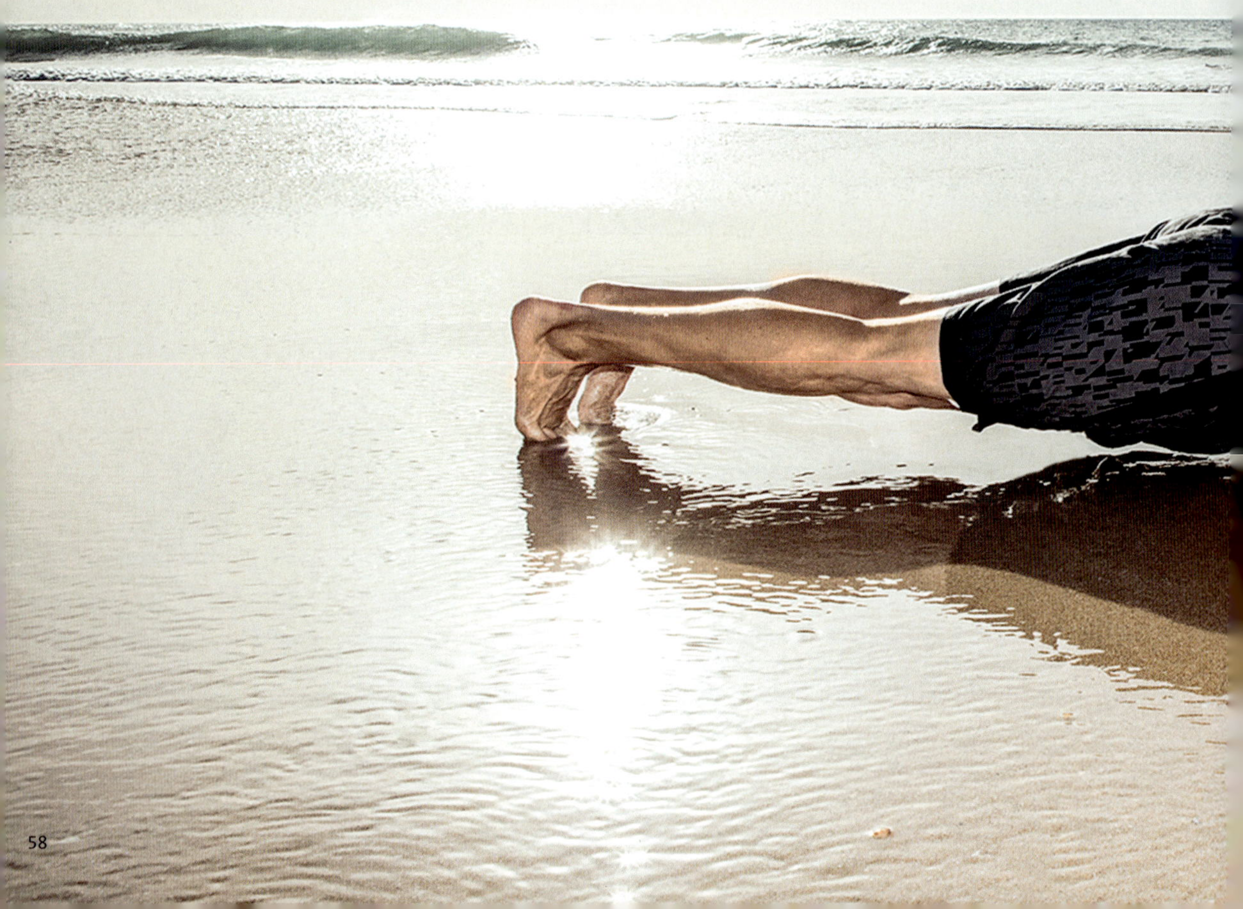

Frei-Tag: das 24-Stunden-Fasten

Kennst du OMAD? Das steht für One Meal A Day und beschreibt das 24-Stunden-Fasten auf den Punkt. Wenn ich meinen Coaching-Kunden die Methode empfehle, wundern sich fast alle, wie locker sich das umsetzen lässt. Der cleverste Weg: von einem Abendessen bis zum nächsten keine Nahrung anrühren. So bleibst du in der Taktung des Intervallfastens, verlängerst dieses jedoch um einige Stunden. Das eliminiert die Verdauungsarbeit, bringt dich tief(er) in die Ketose und spart massig Zeit. Daher spielt die Strategie gerade High Performern in die Karten. Doch auf Dauer kann der Ansatz dein Stress-Level erhöhen und deine Kalorien zu stark limitieren. Somit baue ich ihn nur einmal wöchentlich ein.

Dieser zweite Teil des Fasten-Puzzles liefert dir die beste Frequenz, um deutlich mehr der oben genannten Gesundheitsvorteile einzufahren als durch ausschließliches Intervallfasten. Ob du beim Fastenbrechen irgendwas beachten solltest? Nicht wirklich.

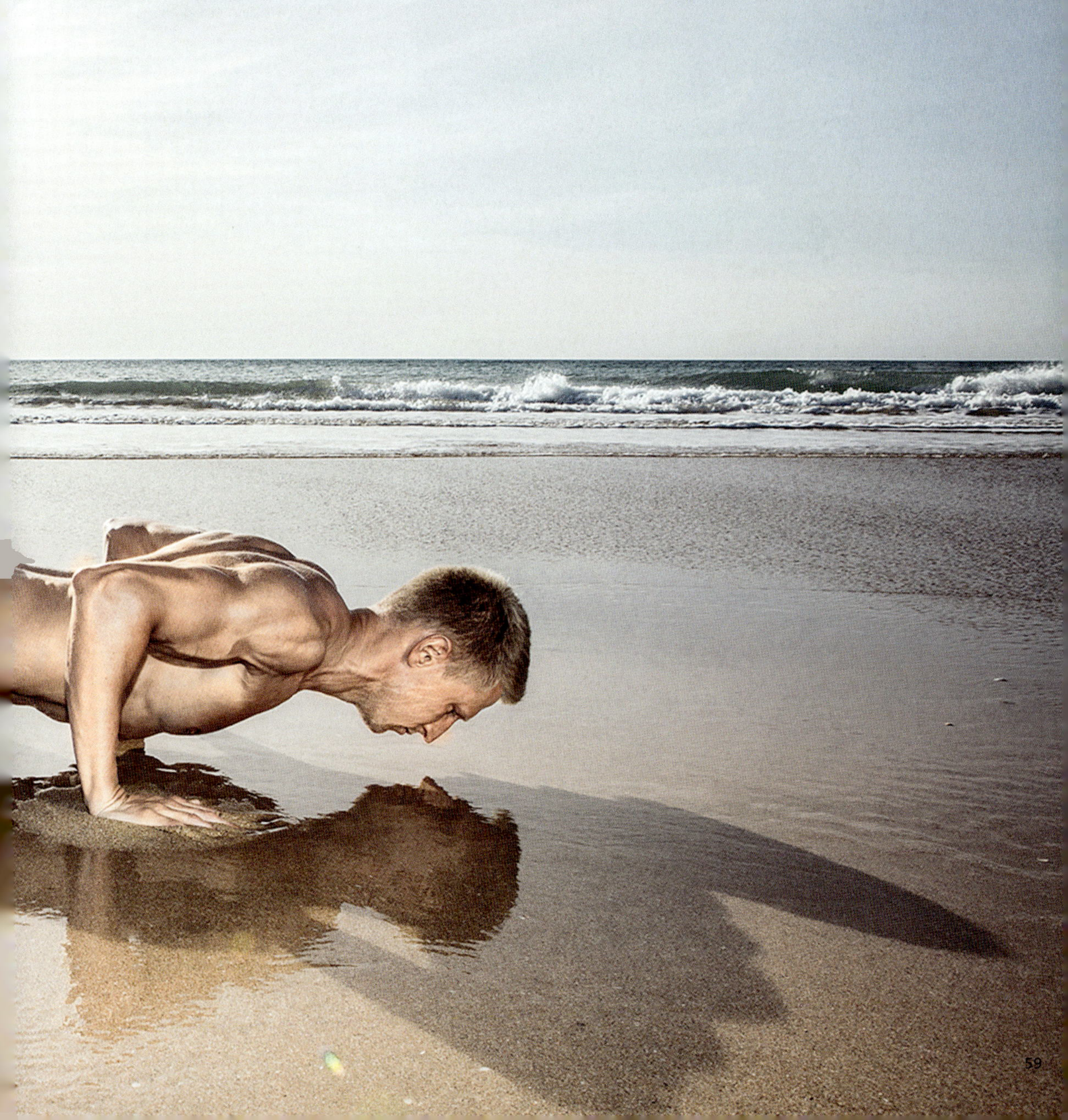

Meine Empfehlung ist natürlich, dich für dein Durchhalten nicht mit einem Burger-Menü plus Cola zu belohnen, sondern dein reguläres Food-Verhalten (hoffentlich ein gesundes) schlichtweg fortzusetzen. Iss zudem jeden Bissen achtsam und kaue ausreichend. Nach 24 futterfreien Stunden kann man nachvollziehbarerweise dazu neigen, sich das Essen wie Gallier Obelix in den Mund zu stopfen. Die Resultate einer derartig überfallartigen Attacke auf die Verdauung sind oftmals unnötige Bauchschmerzen. Verkürzt lautet also die Devise: genießen, nicht schlingen.

Training während des 24-Stunden-Fastens

Um mir im häufig stringent durchgetakteten Biohacker-Lifestyle auch etwas Spontaneität zu bewahren, weise ich dem 24-Stunden-Fasten keinen festen Wochentag zu. Für mich hat es sich bewährt, stets einen trainingsfreien Tag zu wählen. Die Gründe dafür sind, dass ich speziell beim Krafttraining an Futtertagen mehr Energie verspüre und dann zudem einen anabolen (gewebeaufbauenden) Zustand sicherstellen möchte. Schließlich ist der Muskelaufbau eines meiner Trainingsziele. Steht für dich eher die Fettverbrennung oder die Ausdauer im Vordergrund, bietet sich auch ein Workout am Fastentag an. Benötigst du vor Trainingsbeginn einen zusätzlichen Energieschub, dann gönne dir den in der Tabelle auf der gegenüberliegenden Seite beschriebenen Chia-Slurry (Rezept-Credit geht an US-Biohacker Ben Greenfield). Der dickflüssige Drink sieht zwar nicht sehr appetitlich aus, doch ist in puncto Kalorien quasi zu vernachlässigen, und er liefert dir einen spürbaren Power-Schub.

Langes Wochenende: das 3-Tage-Fasten

Vorsicht, Challenge! Dieses Konzept, auf das ich in der Biohacker-Bibel *Tools of Titans* von Tim Ferriss stieß, fordert dich heraus. Doch die Resultate sind jede foodfreie Minute wert. Besonders der zelluläre Prozess der Autophagie lässt sich dadurch pushen – eine Art Recycling-System, das unseren Alterungsprozess verlangsamen kann. Der Fastenablauf, der sich am besten am Wochenende umsetzen lässt: Du nimmst am Donnerstagabend deine letzte Mahlzeit zu dir. Diese sollte lowcarb ausfallen, um schnell in die Ketose zu gelangen. Danach gilt es, reichlich Wasser zu trinken (übrigens auch bei den ersten 2 Strategien) und bis Sonntagabend durchzuhalten. Jeden Tag darfst du zudem einen Joker ziehen (siehe Tabelle auf der gegenüberliegenden Seite). Anti-Aging-Experten empfehlen, diese Methode einmal im Quartal einzubauen. Genauso mache ich's auch und habe damit das finale Puzzle-Teil der optimalen Fastenkombi eingesetzt – yeah!

Training während des 3-Tage-Fastens

Ach ja, bewegen solltest du dich natürlich auch. Nur weil du 3 Tage auf festes Essen verzichtest, bedeutet das nicht, dass du an jenem Wochenende komplett auf der Couch gammeln darfst. Das darfst du schon, doch produktiver und energieliefernder wäre es, sich täglich zu bewegen – wie an regulären Tagen auch.

Die Chia-Samen brauchen einige Stunden, um das Wasser aufzunehmen. Für die leicht magenfüllendere Gel-Konsistenz solltest du den Drink am Vorabend anrichten und dann abgedeckt im Kühlschrank übernachten lassen. Wichtig, damit's klumpenfrei bleibt: Während der Zubereitung sowie kurz vor dem Trinken gründlich umrühren.

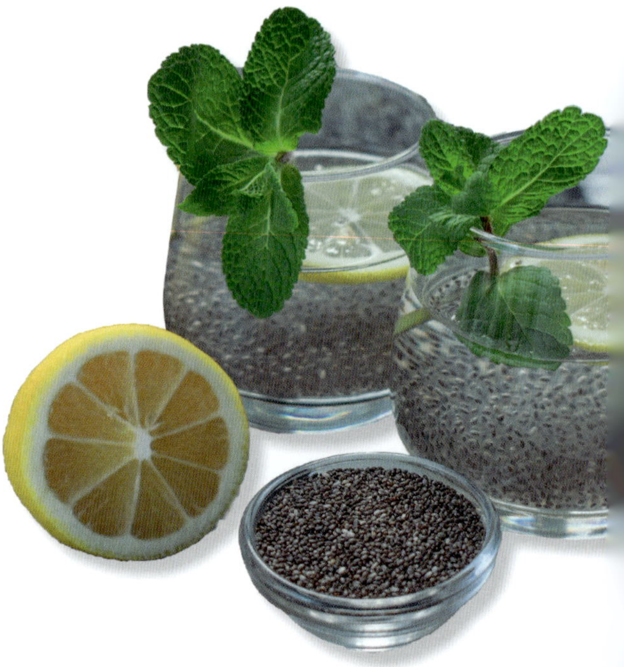

Allein auf dein reguläres und hoffentlich meist intensives Training solltest du verzichten. Stattdessen bringen dich gerade am ersten Tag lange Spaziergänge noch schneller in die Ketose und senken dein Stresslevel. Du willst eine Biohacker-Eins mit Sternchen? Dann führe jeden Tag einen ein- bis zweistündigen Spaziergang in der freien Natur durch, um die stressreduzierenden Effekte zu maximieren – vom Vitamin-D- und Sauerstoff-Plus mal ganz abgesehen. Auf den finalen Spaziergang am Sonntagnachmittag deinen ersten Bissen folgen zu lassen, wird deine Geschmackswahrnehmung mit Sicherheit neu kalibrieren. Hier kommt dann die Gurke ins Spiel, mit der du dein erfolgreiches Fastenwochenende genau wie ich gern abschließen darfst. Natürlich sei dir auch jegliches anderes Gemüse gegönnt, doch finde ich es beeindruckend, wie das vergleichsweise aromaarme Gurkenstück derartige Glücksgefühle auslösen kann. Und natürlich darfst du dir danach eine volle Mahlzeit gönnen. Doch beachte dabei unbedingt auch das Prinzip des achtsamen Essens. Wie heißt es so schön im Englischen: Slow and steady wins the race. Doch gewonnen hast du an dieser Stelle bereits, und genau diesen mentalen Sieg möchte ich dir als letzten Fastenvorteil nicht unterschlagen. Dein Geist hat deine über Jahrzehnte angestammten Gewohnheiten bezwungen. Lässt du dich jetzt noch von einem brüllenden Chef stressen? Oder von dauerhaftem Regenwetter runterziehen? Auf keinen Fall! Schließlich bist du ein Fasten-Champ und hast nun die Tools zur Hand, um diesen Erfolg jede Woche aufs Neue zu zelebrieren.

Fasten-Modi im Health Check

Fasten-Modus	Detox-Effekt	Darmgesundheit	Fettreduktion	Antiaging	Mentalboost	Meine Empfehlung zur Frequenz	Joker bei Energieloch oder vor dem Training
Intervallfasten	●	●	●	●	●	täglich 12–16 Stunden nichts essen; ideal für Einsteiger	1–2 EL MCT-Öl mit 20 g Akazienfasern in 1 Tasse Kaffee gemixt
24-Stunden-Fasten	●	●●	●	●●	●●	1 Tag pro Woche von einem Dinner bis zum nächsten Fasten	Slurry aus 4 EL Chia-Samen, ¼ TL Meersalz, 1 EL Zitronensaft, 500 ml Wasser
3-Tage-Fasten	●●●	●●●	●●	●●●	●●	1-mal im Quartal, wichtig: viel trinken	pro Tag bis zu 4 EL MCT-Öl, Kokosöl oder Weidebutter

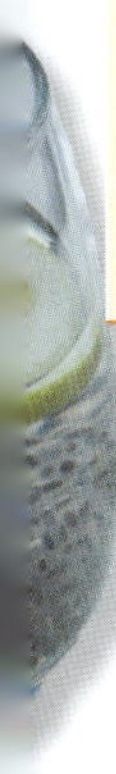

Wähle weise! Als Fasten-Novize kannst du dich entweder über das Intervallfasten an die 2 längeren Zeiträume herantasten oder deinen Start ins food-freie Abenteuer je nach Zielsetzung wählen. Hast du jede Methode mindestens 1-mal durchgeführt, lohnt sich die Umsetzung der Kombi. Frohe Fastenzeit!

HACK

7

Abendstund' hat Carbs im Mund

Abnehmen funktioniert nur, wenn du nach 18 Uhr keine Kohlenhydrate mehr isst? Was für ein Nonsens! Dennoch hast du diesen Spruch garantiert schon oft gehört oder gelesen, oder? Um dein Körperfett zu reduzieren beziehungsweise gering zu halten, zeigt sich sogar genau der gegenteilige Weg als der Wirksamste, sprich: ganz bewusst erst nach 18 Uhr Kohlenhydrate zu genießen. Hier erkläre ich dir nicht nur die Hintergründe für diese Strategie, sondern auch, welche Kohlenhydratquellen zu deiner Prio-Gruppe 1 gehören sollten.

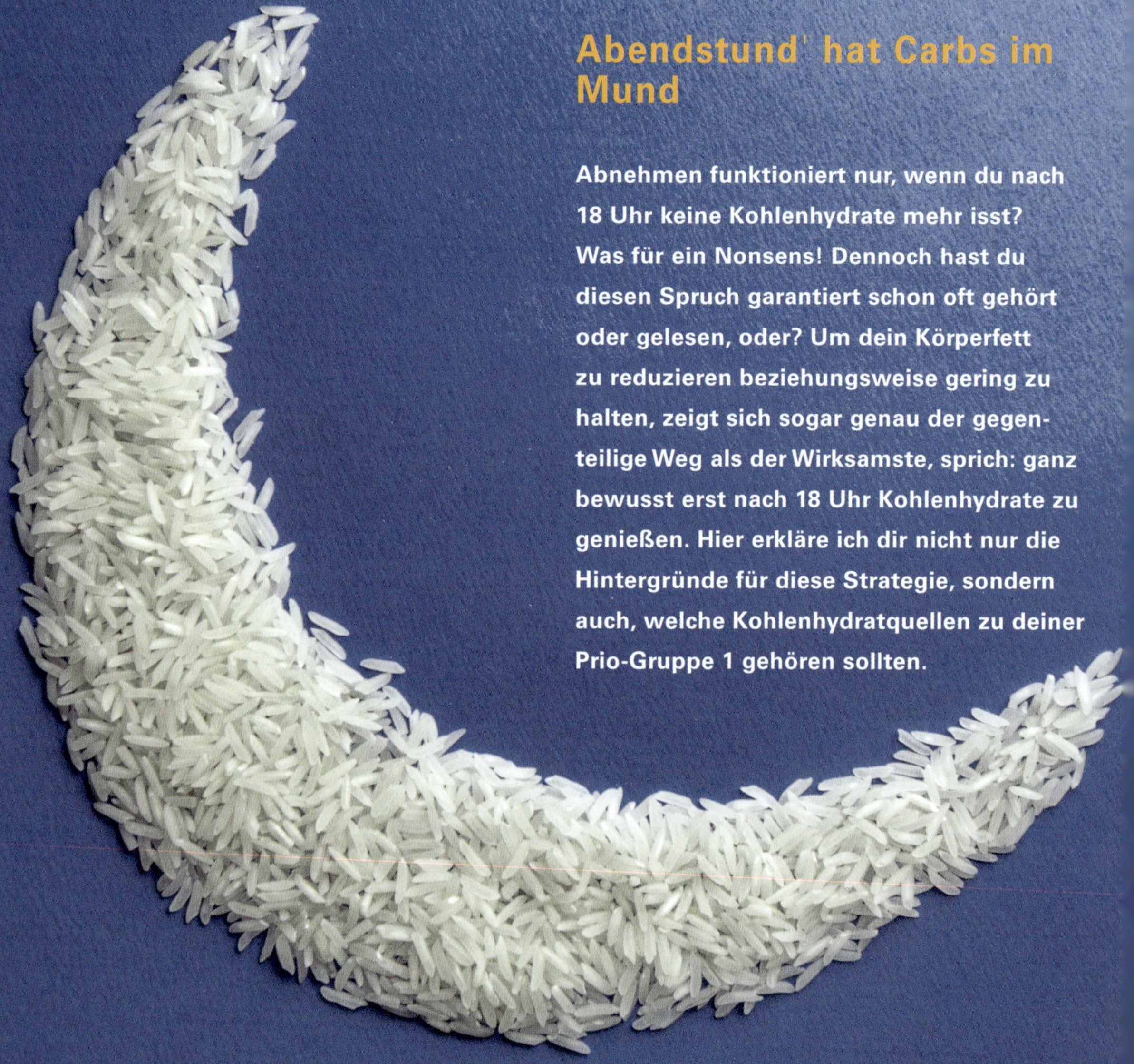

Reis(e) ins Traumland! Statt abends auf Kohlenhydrate zu verzichten, erwartet dich hier mein ultimativer Gegenvorschlag. So viel vorweg: Er wird dir schmecken.

Schau genau!

Härteste Verfechter kalorienbasierter Ernährung unterschreiben eine Aussage sogar im Tiefschlaf: Die Kalorienbilanz am Ende des Tages diktiert, ob du abspeckst, zulegst oder dein Gewicht hältst. Wie du nach meiner Einleitung in dieses Ernährungskapitel weißt, halte ich den reinen Fokus auf die Kalorienbilanz für absolut antiquiert. Doch müssen wir dieser Argumentation für einen Moment folgen, um den Hintergrund des abendlichen Kohlenhydratverbots überhaupt erst zu verstehen und dann zu entkräften. Halbgare Artikel im Web und in Print-Magazinen begründen ihre Empfehlung nämlich damit, dass die Gesamtkalorien bei Carb-Verzicht nach 18 Uhr unterm Strich geringer lägen als ohne diese Einschränkung. Wahrscheinlich kommt dir beim Lesen gerade der gleiche logische Gedanke wie mir: Kohlenhydrate haben abends genauso viele Kalorien wie morgens und mittags. Wirfst du also deine am Abend eingesparten Kohlenhydrate in die Stunden vor 18 Uhr (ein häufig zu beobachtender Fall), landest du unterm Strich bei der gleichen Kalorienmenge wie ohne den Verzicht. Würden wir dem kalorienbasierten Ansatz folgen, wäre ein abendliches Fettverbot für diese Rechnung sogar deutlich wirksamer, da 1 Gramm Fett ganze 9 Kalorien enthält. 1 Gramm Kohlenhydrate hingegen liefert nur 4 Kalorien. Mit Blick auf die gesundheitlichen Auswirkungen würde ich zwar niemandem zu einer fettreduzierten Ernährung raten, doch zeigt dieses Gedankenspiel eindrucksvoll die hinkende Logik hinter der Abendeinschränkung.

Tschüs, Willenskraft!

Aus der Psychologie wissen wir zudem, dass unsere Willenskraft mit fortschreitender Tageszeit abnimmt. Mit ihr verhält es sich wie mit einem Muskel, der irgendwann ermüdet. Bestes Beispiel: Du ziehst mit letzter Kraft 20 saubere Liegestütze durch und merkst bei der 21. Wiederholung, wie dich die Power verlässt. In der Folge schaffst du's vielleicht noch bis zu Nummer 25, aber auf dem Weg dorthin leidet deine Bewegungsausführung mehr und mehr. Die letzte Liegestütze offenbart schließlich die Körperspannung eines Seehunds. Die begleitenden Laute dabei erinnern möglicherweise auch an das Tier. Spaß beiseite! Denn nach dem fordernden Wahnsinn des Alltags fallen deine Ernährungsentscheidungen zu später Stunde ebenso schwach aus, und zwar nicht nur deine eigenen. Eine Menge Menschen fragen sich am Morgen, wieso in ihrer Küche plötzlich ein geleerter Eiseimer steht. Welchen Sinn hat also eine Carb-Einschränkung zu der Tageszeit, in der du die schlechtesten Entscheidungen triffst? Die Antwort: gar keinen.

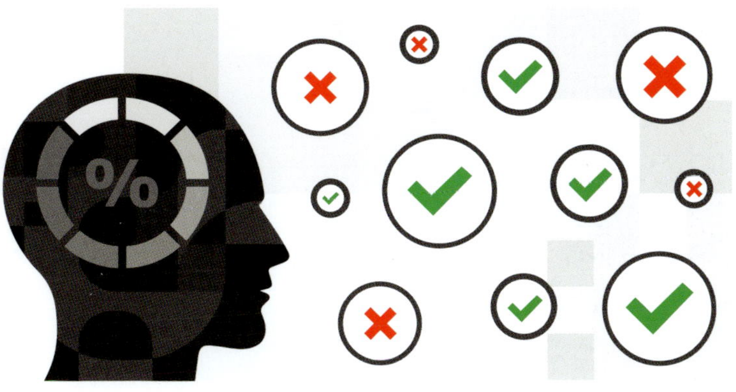

Hirnforscher Ernst Pöppel, emeritierter Professor an der Uni München, hat errechnet, dass wir täglich rund 20.000 schnelle Entscheidungen treffen. Die eigene Nahrungsmittelauswahl gehört darunter bei weitem nicht zu den banalsten. Kein Wunder also, dass abends eine Form der Erschöpfung einsetzt, für die es sogar einen Fachbegriff gibt: decision fatigue.

Falsches Tellertraining

Zugegeben, ein Teil der sich als sinnfrei entpuppenden Argumentation ist tatsächlich korrekt: Isst du abends low-carb, stabilisiert sich dein Blutzuckerspiegel. Das wiederum, so die Befürworter der Strategie, soll Heißhungerattacken vorbeugen. Doch spätestens an dieser Stelle muss ich als Food Coach erneut intervenieren. Wer tagsüber kohlenhydratreich futtert, fördert schließlich mindestens die Hälfte des Tages lang seinen Glukosestoffwechsel. Da unser Körper diesen aufgrund der schnelleren Energiebereitstellung ohnehin bevorzugt, brauchen wir den aber keinesfalls zu trainieren. Anders verhält sich dies mit dem ketogenen Stoffwechsel. Dieser bedarf konsequentes Training, um ultimativ zwischen beiden Modi hin und her wechseln zu können. An dieser Stelle sprechen wir von Stoffwechselflexibilität – einem der entscheidendsten Marker für deine Gesundheit, egal in welchem Alter. Anstatt also zeitlich begrenzt low-carb zu essen, wäre es deutlich zielführender, dies den ganzen Tag zu tun, vor allem für das häufigste Ziel von Ernährungsumstellungen – der Körperfettreduktion. Wirf nur mal einen Blick auf die imposanten Abnehmergebnisse durch die ketogene Ernährung. Auch diese Strategie ist zwar nicht des Rätsels Lösung (vor allem nicht dauerhaft), aber ein smarter Wegweiser und damit definitiv ein Teil meiner Food-Empfehlungen. Dazu später mehr. Ein letztes Argument dieses mittlerweile fast lächerlich wirkenden Diät-Rats lautet, dass der Körper bei abendlicher Kohlenhydratreduktion nachts bei Bedarf auf deine Energiereserven zurückgreift. Doch mal ehrlich: Wann ist der Energiebedarf höher – während du schläfst und dich im kuscheligen Bett von links nach rechts drehst, oder wenn du tagsüber schwitzend und schwer beladen die Treppen in deine Dachgeschosswohnung hochsteigst? Selbst wenn du im Erdgeschoss wohnst und nur beim Workout ins Schwitzen kommst, verstehst du sicher, worauf ich hinaus möchte: Ein Low-carb-Tag ist der Schlüssel – mit einer abendlichen Besonderheit.

No carbs? No way!

»Leider habe ich wieder zugenommen. Ab sofort gibt's bei mir abends keine Kohlenhydrate mehr.« Wer diese zwei Sätze ausspricht, meint mit 99,9-prozentiger Wahrscheinlichkeit ohnehin etwas anderes – nämlich wenig(er) Kohlenhydrate. Schließlich enthalten selbst gesunde Gemüsesorten wie Romana-Salat, Radieschen und Rosenkohl einen gewissen Anteil an Carbs. Wir sprechen hier also von einer Low-Carb-, nicht von einer No-Carb-Strategie. Doch selbst ein kompletter Verzicht auf Kohlenhydrate würde den hier auseinandergenommenen Weg nicht effektiver machen, vor allem nicht langfristig. Schließlich spielt dein Blutzuckerspiegel dabei den kompletten ersten Teil des Tages Achterbahnfahrt. Dieses ständige Auf und Ab sorgt zudem für wiederkehrende Energietiefs, was allein für sich bereits ein Indiz für eine suboptimale Grundregel darstellt. Doch jetzt weg vom abendlichen Abnehmmythos und hin zu einer nachhaltig hocheffektiven Lösung!

Kohlenhydrate als verdienter Lohn

Ernährungsmythen zu begraben lohnt sich nur, wenn man selbst ein Ass im Ärmel hält. Die Rede ist von einer überlegenen Strategie zur Optimierung deiner Body Composition, sprich: dem Verhältnis von Körperfett zu Muskelmasse. Wichtiger Fakt vorab: Viele Wege führen nach Rom – selbst auf dem Weg zum heißbegehrten Sportler-Look. Doch die Strategie, die ich in Kürze hier auf den Tisch lege, ist so wirksam, dass ich damit bereits Hunderte Männer zu einer athletischeren Figur coachen konnte – mich selbst inbegriffen. Bereit? Dann los! An dieser Stelle zitiere ich gern die kürzlich verstorbene Kraft-Coach-Legende Charles Poliquin, der mit unzähligen innovativen Biohacks zur Leistungsoptimierung seiner Zeit stets voraus war. Seine goldene Regel in Bezug auf den Makronährstoff Kohlenhydrat war so einfach wie genial: »Du musst dir deine Carbs erst verdienen.« Anders formuliert sollten ernstzunehmende Mengen an Kohlenhydraten erst und nur nach dem Training auf deinem Teller landen. Da der Großteil aller Freizeitsportler am frühen Abend trainiert (ab 17 Uhr beginnt

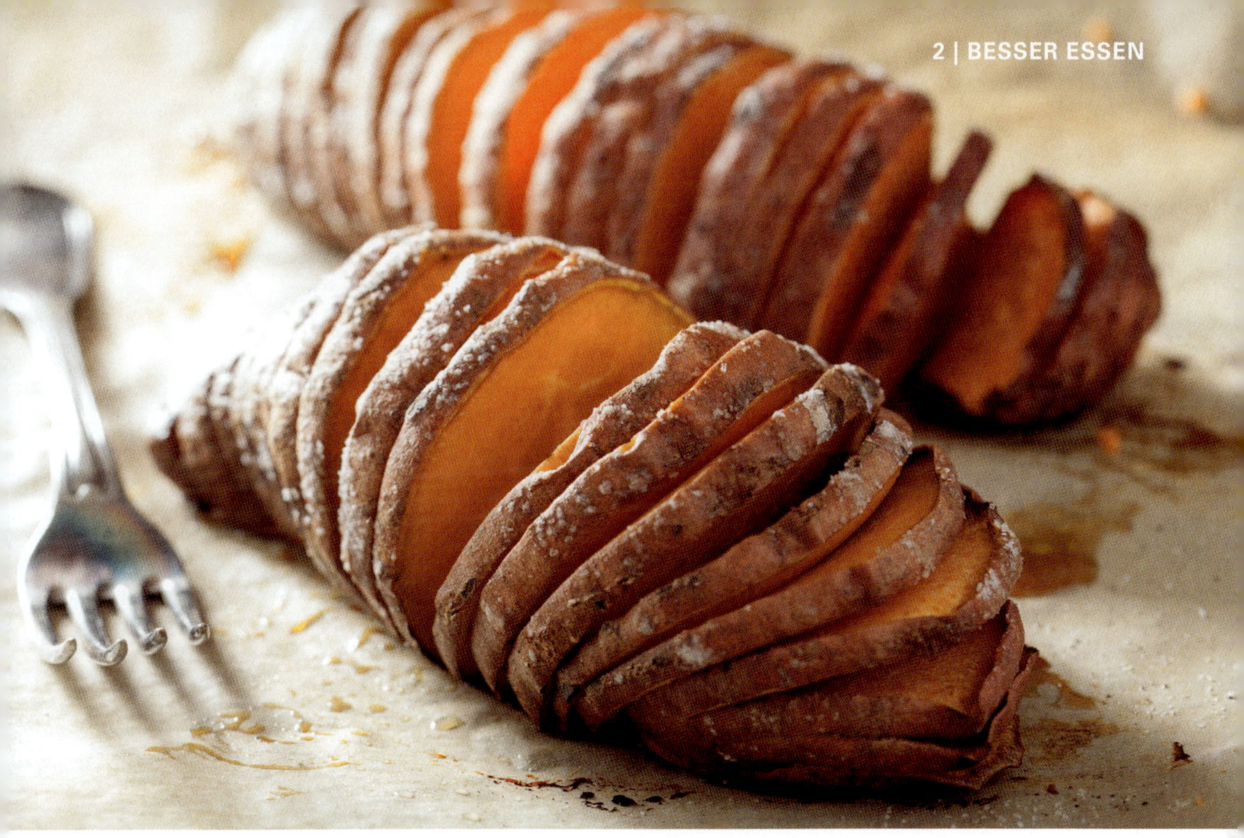

Süßkartoffeln gehören zu meinen unangefochtenen Carb-Favoriten. In der Hasselback-Variante, wie hier gezeigt, landet gern auch mal eine mehr als geplant in meinem Magen – dank des richtigen Timings jedoch ohne Konsequenzen.

die Primetime im Gym), kommen Reis, Kartoffeln und Co. somit erst abends in Frage. Und damit wären wir bei einer komplett gegensätzlichen Herangehensweise nach 18 Uhr. Verrückt, oder?

Gains ahoi!

Ganz so verrückt ist dieser Ansatz aber gar nicht, sondern unterm Strich sogar ziemlich naheliegend. Die durch die körperliche Belastung teilentleerten Glykogenspeicher lassen sich dank Kohlenhydratnachschub wieder auffüllen. Das leitet deine Regeneration ein. In Kombi mit dem elementar wichtigen Eiweißanteil deiner Post-Workout-Mahlzeit fördern die Carbs in diesem Moment zudem die Proteinsynthese. Als erwiesen gilt auch, dass uns das Training speziell direkt im Anschluss eine erhöhte Insulinsensitivität beschert. Dies ist einer der Gründe, weshalb regelmäßige sportliche Betätigung in der Prävention und Behandlung von Typ-2-Diabetes eine wichtige Rolle spielt. Auch professionelle Bodybuilder wissen das. Als anaboles Hormon stellt Insulin für sie und alle anderen Männer, die Muskeln aufbauen wollen, eine Schlüsselrolle dar. Gönnt man sich nach dem Training seine wohlverdienten Kohlenhydrate, pusht dies außerdem den sogenannten Insulin-like Growth Factor 1 (IGF-1), der deinem Körper signalisiert, Muskeln aufzubauen. Für Bodybuilder, die einen ganz legalen Insulinschub nach dem Training generieren wollen, sind die Carbs also einer der Schlüssel zu mehr Gains. Anders als bei uns Biohackern steht für sie der Muskelaufbau an Stelle eins, weshalb sie nach dem Workout bewusst einfache und schnell verfügbare Kohlenhydrate einsetzen. Burger, Pizza und Donuts sind hier keine Seltenheit, sondern tatsächlich eine nachvollziehbare Option. Für diese Strategie gibt's sogar einen Namen: Carb Backloading.

Süßkartoffeln statt Spargeltarzan

Geht man jedoch einen Schritt weiter und zielt neben dem Muskelaufbau auch auf andere gesundheitliche Ziele ab, erscheinen natürlichere, mehrheitlich komplexe Kohlenhydratquellen nach dem Training größtenteils sinnvoller. Nicht nur wirken sich die einfachen, stark verarbeiteten Kohlenhydratquellen auf Ebenen abseits des Blutzucker-Managements negativ auf unseren Körper aus, sondern fehlen diesen Food-Optionen meist auch wichtige Mikronährstoffe. Klar, der sogenannte Insulin-Spike fällt beispielsweise durch Süßkartoffeln geringer aus, doch wirst du nicht grammgenau nach Muskelmasse bezahlt, kannst du das sicher verschmerzen. Ich persönlich habe mit gesunden Carbs unmittelbar nach dem Workout in 5 Jahren volle 10 Kilo Muskelmasse aufgebaut, während mein Körperfettanteil kontinuierlich sank. Glaubst du nicht? Dann gucke dir mal diesen Spargeltarzan hier an. Zugegeben: Auf meiner Transformationsreise habe ich lange Zeit mittags trainiert (und anschließend mit gesunden Kohlenhydraten nachgeladen). Doch dann kam Corona und veränderte meinen Tagesablauf komplett. Aufgrund der Homeoffice-Situation trainiere ich seitdem, wie der Großteil der Fitnessbevölkerung, in den Feierabend hinein. An der Food-Strategie veränderte ich jedoch rein gar nichts. Es blieb dabei: low-carb bis zum Trainingsende, erst dann kommen gesunde Carb-Lieferanten auf den Tisch. Und siehe da: Die Kohlenhydrate-nach-18-Uhr-Strategie funktionierte blendend – bis zum heutigen Tag und sicher auch noch morgen.

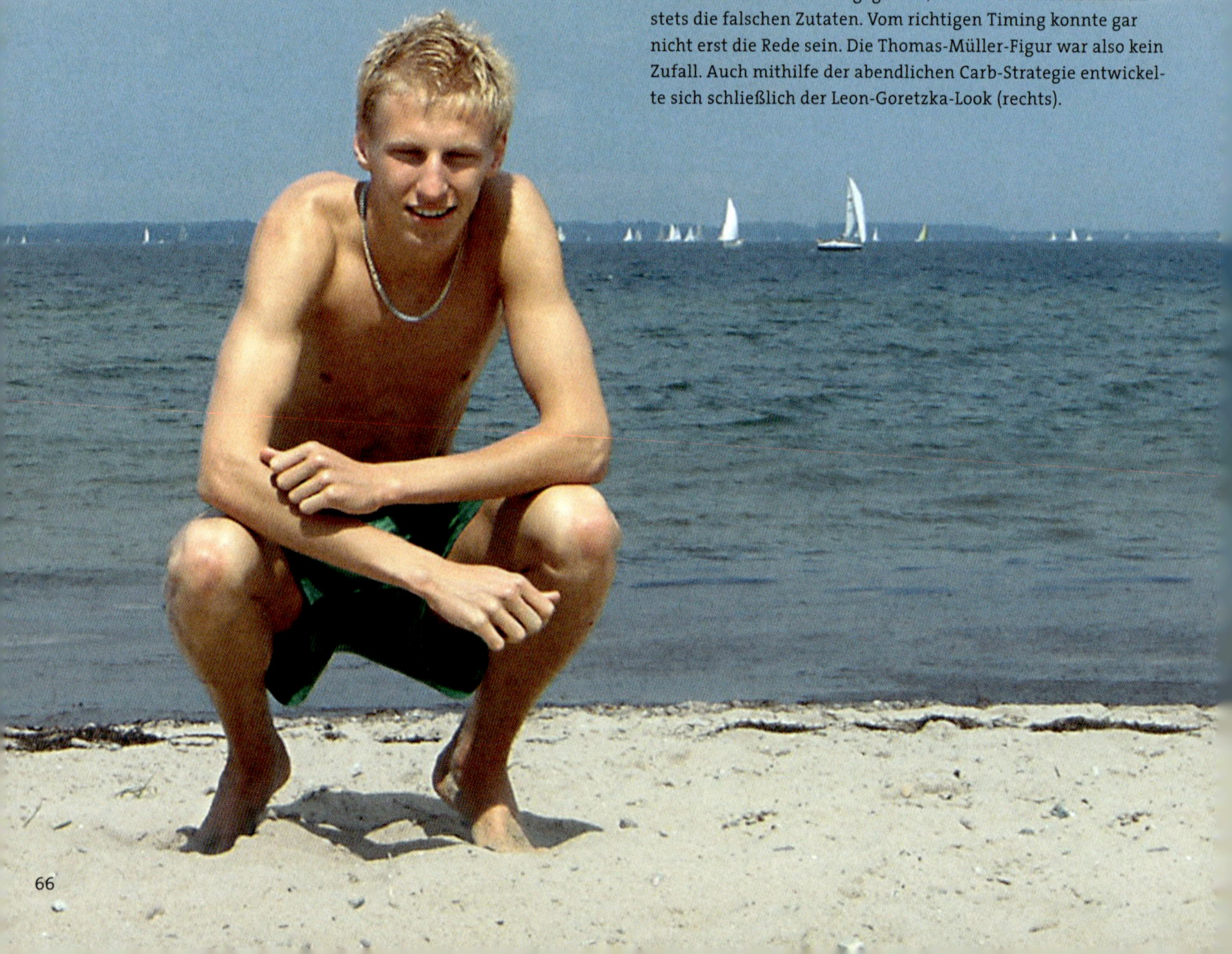

68 Kilo, kein Gramm Muskelmasse. Kleiner Spaß! Doch die Kilozahl stimmte tatsächlich. Das Interessante: Wenig habe ich auch zu dieser Zeit nicht gegessen, nur für den Muskelaufbau stets die falschen Zutaten. Vom richtigen Timing konnte gar nicht erst die Rede sein. Die Thomas-Müller-Figur war also kein Zufall. Auch mithilfe der abendlichen Carb-Strategie entwickelte sich schließlich der Leon-Goretzka-Look (rechts).

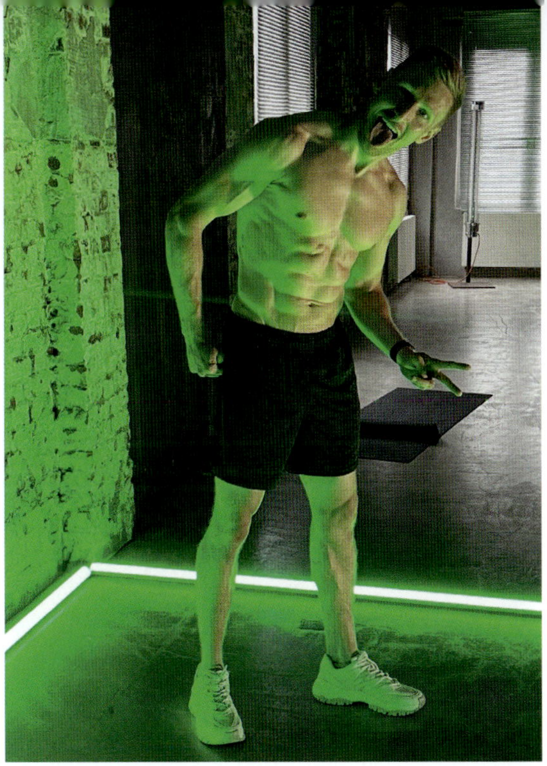

Müde-Macher-Modus

Um ehrlich zu sein funktioniert mein neuer Tagesablauf sogar besser als mein Timing zuvor. Nun koste ich nämlich einen Effekt aus, den ich zwar kannte, aber nie zu meinem Vorteil nutzte. Abendliche Carbs lassen dich besser einschlafen. Wie das? Diese Frage kannst du mit deinem dazugewonnenen Wissen mittlerweile selbst beantworten. Schuld ist wieder mal der Blutzuckerspiegel. Denn selbst wenn du nach dem Workout besser in der Lage bist, den Blutzuckeranstieg zu senken, findet dieser nun mal statt und zieht früher oder später Müdigkeit nach sich. Selbst an trainingsfreien Tagen würde ich also immer die abendliche Carb-Zufuhr der morgendlichen vorziehen. Schließlich spielt dir die Müdigkeit zu später Stunde spürbar in die Karten, lässt dich besser schlafen, schneller regenerieren und so am nächsten Tag stärker performen – körperlich wie mental. Auch die körperlichen Auswirkungen habe ich über Monate getestet und keinen Anstieg meines Körperfettanteils feststellen können. Auch meine Muskelmasse steigt weiter an – längst nicht so rapide wie noch 5 Jahre zuvor, aber das hypertrophie-orientierte Training hinterlässt weiterhin seine Spuren. Doch zurück zum optimalen Food-Timing! Insbesondere dauerhaft gestressten Menschen hilft die Abend-Carb-Methode unabhängig vom Training, ihren körperlichen, gesundheitlichen und mentalen Zielen näherzukommen. Du gehörst dazu? Dann sorge für noch beeindruckendere Resultate, indem du deine Trainingszeit auf den frühen Abend legst.

Gute Carbs, gute Regeneration

Unterschlagen möchte ich dir auch meine favorisierten Kohlenhydratquellen nicht. Diese kommen allesamt in Form von natürlichen Lebensmitteln daher. Heißt: Sie haben keine Zutatenliste. Komplexe Carbs aus Süßkartoffeln, Kartoffeln, Linsen, Kichererbsen, aber auch Obstsorten wie Äpfel, Birnen und Bananen kann ich dir nach dem frühabendlichen Workout nur ans Herz legen. Selbst weißen Reis (ja, weißer!) solltest du regelmäßig einbauen. Die Vorteile gegenüber der braunen Vollkornvariante: bessere Verträglichkeit und geringere Schimmelpilzbelastung. Den geringeren Gehalt an Ballaststoffen kannst du durch diverse Gemüsesorten problemlos aufholen.

Vom Eisen zum Speisen

Fehlt nur noch der ideale Zeitpunkt für deine Post-Workout-Mahlzeit. Unabhängig davon, ob du nach dem Training einen Proteinshake trinkst (zum Muskelaufbau eine gute Idee), hat sich die 60-Minuten-Marke als ideal erwiesen. 1 Stunde nach Trainingsende hat sich dein Spiegel des Stresshormons Cortisol so weit gesenkt, dass du bereit für neue Arbeit bist, und zwar für Verdauungsarbeit. Dieser Zeitpunkt hat sich zudem als realistisch erwiesen, was die Zubereitungszeit betrifft. Wer im Gym trainiert, weiß, wovon ich spreche – duschen, umziehen, nach Hause fahren und dann erst kochen. Doch selbst wenn's mal ein paar Minuten später wird, macht auch das keinen entscheidenden Unterschied. Eine wissenschaftliche Übersichtsarbeit im *International Journal of Sports Medicine* unterstreicht, dass gesunde Menschen bis zu 16 Stunden nach dem Training von einer erhöhten Insulinsensitivität profitieren. Unabhängig von der Insulinausschüttung nimmt dein Körper Glukose bis zu 2 Stunden nach dem Workout besser auf. Deine kohlenhydratreiche Post-Workout-Mahlzeit sollte also spätestens zu diesem Zeitpunkt abgehakt sein.

Post-Workout-Smoothie-Bowl für Biohacker

Oft fehlt einem nach dem Training nicht nur die Zeit, sondern auch die Muße für aufwändige Küchen-Action. Oder aber im Kühlschrank herrscht gähnende Leere. An diesem Punkt sind Smoothies, oder Smoothie Bowls, wie auch in vielen anderen Momenten der Zeitnot eine mehr als legitime Option. Keine Frage, dass ich dir hier eine mehr als starke Post-Workout-Bowl präsentiere, die allen Biohacker-Ansprüchen nach dem Training gerecht wird: nur natürliche Zutaten, smarte Post-Workout-Carbs, hochwertiges Eiweiß, gesunde Fettsäuren und wertvolle Mikronährstoffe. Das Beste daran ist, dass der Drink einfach unschlagbar gut schmeckt. Aber genug der Vorrede! So einfach baust du dir deinen ultimativen Regenerations-Booster, der dich den ganzen Abend satt hält – versprochen!

Zubereitung:

Nichts einfacher als das! Das Fruchtfleisch der Avocado und die Banane in den Standmixer geben. Dann das Kokoswasser hinzufügen, ebenso das Whey und die Beeren. Nun auf hoher Stufe 1 Minute lang vom Mixer zu einer homogenen Masse verarbeiten lassen. Schließlich in eine Schale füllen und das Cashewmus on top geben. Salz über das Mus streuen und schließlich mit den Hanfsamen verfeinern, um dir die Toppings im Anschluss direkt mit einem Löffel zu gönnen. Wichtig dabei: Langsam kauen und zudem jeden cremigen Bissen im Mund würdigen und verarbeiten! Schließlich genehmigen wir uns hier eine Mahlzeit, kein Fast Food. Fest steht nämlich, dass deine Verdauung in deinem Mund beginnt. In diesem Sinne – guten Appetit!

Zutaten:

- 1 Avocado
- 1 Banane
- 3 EL Whey-Protein von Weiderindern (geschmacksneutral)
- 2 EL Blaubeeren (tiefgekühlt)
- 2 EL Cashewmus
- 2 TL Hanfsamen
- 250 ml Kokoswasser
- 1 Prise Meersalz

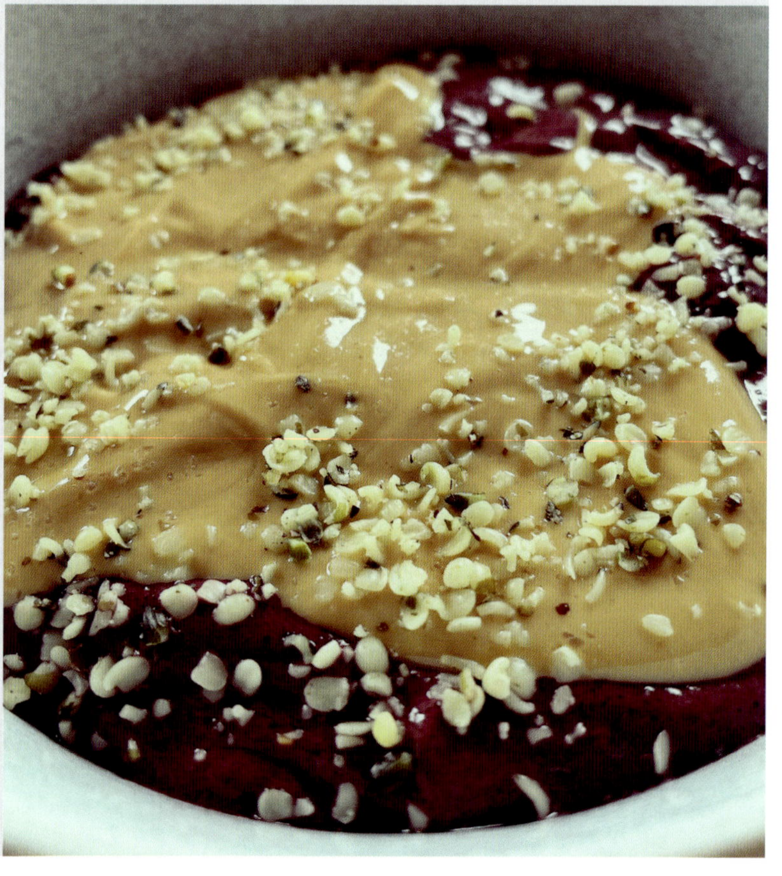

Die Menge macht's

Was bedeutet eigentlich kohlenhydratreich? Oder anders gefragt: Wie viele Süßkartoffeln dürfen nach der Muskelarbeit auf deinem Teller landen? Wie du mittlerweile weißt, bin ich absolut kein Freund von Food-Tracking und mathematischen Zahlenspielchen – weder mit Kalorien noch mit Makronährstoffen. Deutlich alltagstauglicher ist es, seinen Post-Workout-Teller zu dritteln. Ein Drittel besteht aus stärkearmen Gemüsesorten, ein Drittel aus einer hochwertigen Proteinquelle (gern reich an gesunden Fetten) und ein Drittel aus einem cleveren Carb-Lieferanten. Ein Spinat-Salat mit Rib-Eye-Steak und weißem Reis ergibt also eine ebenso ausgezeichnete Kombi wie eine Paprika-Tomaten-Pfanne mit Spiegeleiern und einem Apfel zum Nachtisch. Fand vor dem Essen kein Training statt, erhöht sich der Gemüseanteil auf zwei Drittel deines Tellers. Das restliche Drittel besteht logischerweise aus einer smarten Eiweißquelle. Damit dürften bezüglich deiner neuen Carb-Kontrolle keine Fragen mehr offen sein. Oder doch? Natürlich ließe sich mit der Optimierung deiner Sporternährung ein weiteres Buch komplett füllen, in der auch alle Eventualitäten ebenso wie ein tieferer Blick in die biochemischen Prozesse ihre Berechtigung hätten. Wichtig ist mir an dieser Stelle nur, dass du hiermit eine Inspiration bekommst, deine angestammten Gewohnheiten anzupassen. Wahrscheinlich trainierst du bereits am Abend und hast bisher danach einfach low-carb gespeist. Es gibt also Schlimmeres, als sich diese Mahlzeit mit ein paar schmackhaften Kohlenhydraten zu versüßen, oder? Ich zumindest freue mich schon jetzt auf deine Resultate durch das moderne Carb-Timing.

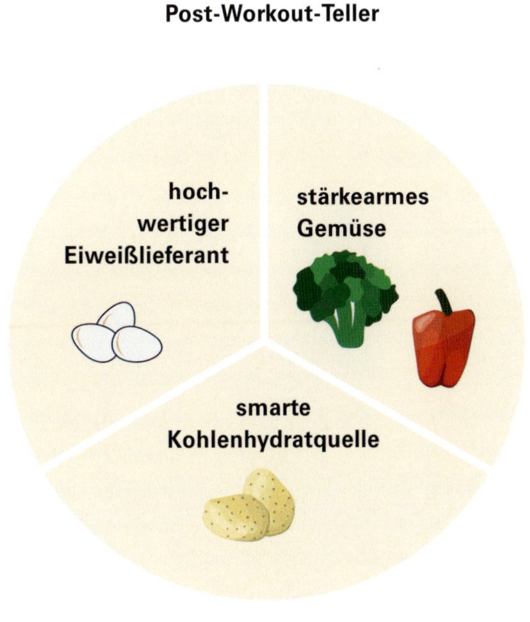

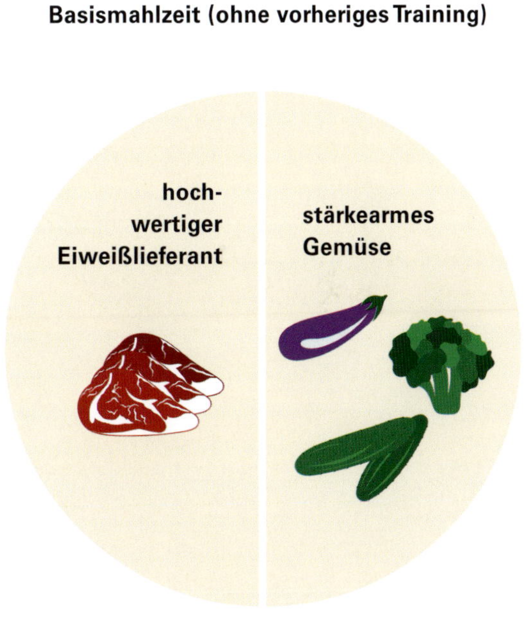

Kompakt, alltagstauglich, wirksam: Diese beiden Telleraufteilungen in Kombi mit dem angepassten Carb-Timing bringen deine Fitness und Gesundheit auf ein neues Level. Wo die gesunden Fette stehen? Die kommen durch die gewählten Nahrungsmittel hinzu. Schließlich bezieht sich die Grafik nicht auf die Makronährstoffe selbst, sondern auf deren Quellen. Einfaches Beispiel: Die Eier und auch das Rib-Eye-Steak aus der Erklärung oben liefern ganz nebenbei auch wertvolle Fettsäuren. Hinzukommen sollten in fast jeder Mahlzeit leckere Öle, um die du in der Zubereitung ohnehin kaum herumkommst. Zu den sinnvollen Fettquellen gehören unter anderem Oliven- und Kokosöl, Butter, MCT-Öl, Nüsse, diverse Fischsorten und Avocados.

HACK 8

Tierisch konsequent

Die karnivore Ernährung schließt alle pflanzlichen Lebensmittel aus. Ob das wohl gesund ist? Ja, behaupten zumindest einige US-Mediziner abseits des Mainstreams. Und die dadurch erzielten Effekte beeindrucken – von einer optimierten Verdauung bis hin zu konstant mehr Energie. Normale Härte, dass ich den ziemlich radikalen Food-Trend 4 Wochen lang durchgezogen habe. Hier erfährst du, ob ich ihn auch dir guten Gewissens empfehlen kann.

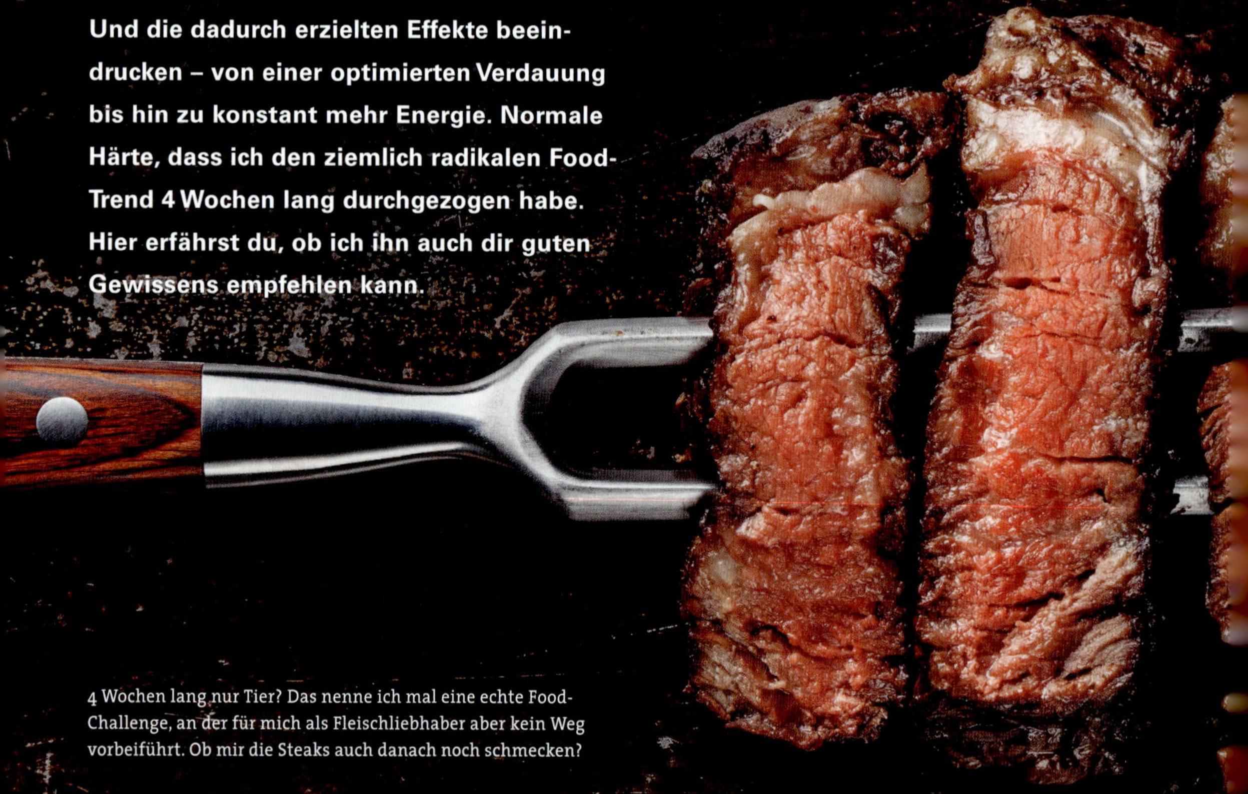

4 Wochen lang nur Tier? Das nenne ich mal eine echte Food-Challenge, an der für mich als Fleischliebhaber aber kein Weg vorbeiführt. Ob mir die Steaks auch danach noch schmecken?

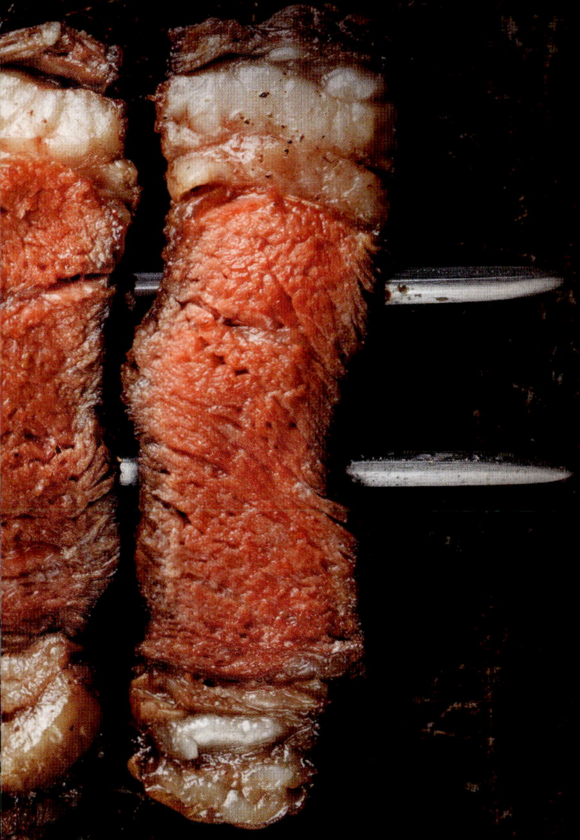

»Nur Fleisch, wirklich nur Fleisch?«

Keine Frage habe ich in diesen 4 Wochen so oft gehört wie diese. »Nein, ich esse auch Eier und Fisch«, erklärte ich jedes Mal und erntete Kopfschütteln. Klar, diese Art der Ernährung schränkte mich enorm ein. Für alle Zweifler an meinem gesunden Menschenverstand stellte sich die Frage, warum man überhaupt auf die Idee kommt, Obst, Gemüse und Co. vom Speiseplan zu streichen. In dem Buch *The Carnivore Diet* spricht US-Arzt Shawn Baker von einem chemischen Krieg, den Pflanzen seit Millionen von Jahren gegen ihre Fressfeinde führen. Zu diesen gehören Pilze und Tiere, aber eben auch der Mensch. Ihre botanischen Waffen: Antinährstoffe wie Oxalate, Lektine und Phytinsäure, die Beschwerden wie Verdauungsprobleme oder Allergien auslösen können. Als langjähriger Verfechter der Paleo-Ernährung kenne ich die Problematik vor allem in Bezug auf Hülsenfrüchte. Der Antinährstoffgehalt lässt sich jedoch durch clevere Zubereitungsmethoden herunterkochen. Insofern durchläuft bei mir jede einzelne Kichererbse und Linse einen aufwändigen Prozess. Zunächst wird sie eingelegt gekauft, gründlich im Sieb abgeseiht, erneut mit frischem Wasser abgespült, bis im Sieb kein Schaum mehr entsteht und schließlich mit viel Geduld eingekocht. Übrig bleibt nach diesen zahlreichen To-dos keine Nährstoffbombe, dafür eine vielseitig einsetzbare pflanzliche Proteinquelle. Doch zurück zu meiner Fleischphase, in der ich mir derartigen Aufwand ohnehin sparen konnte.

So giftig können Pflanzen sein

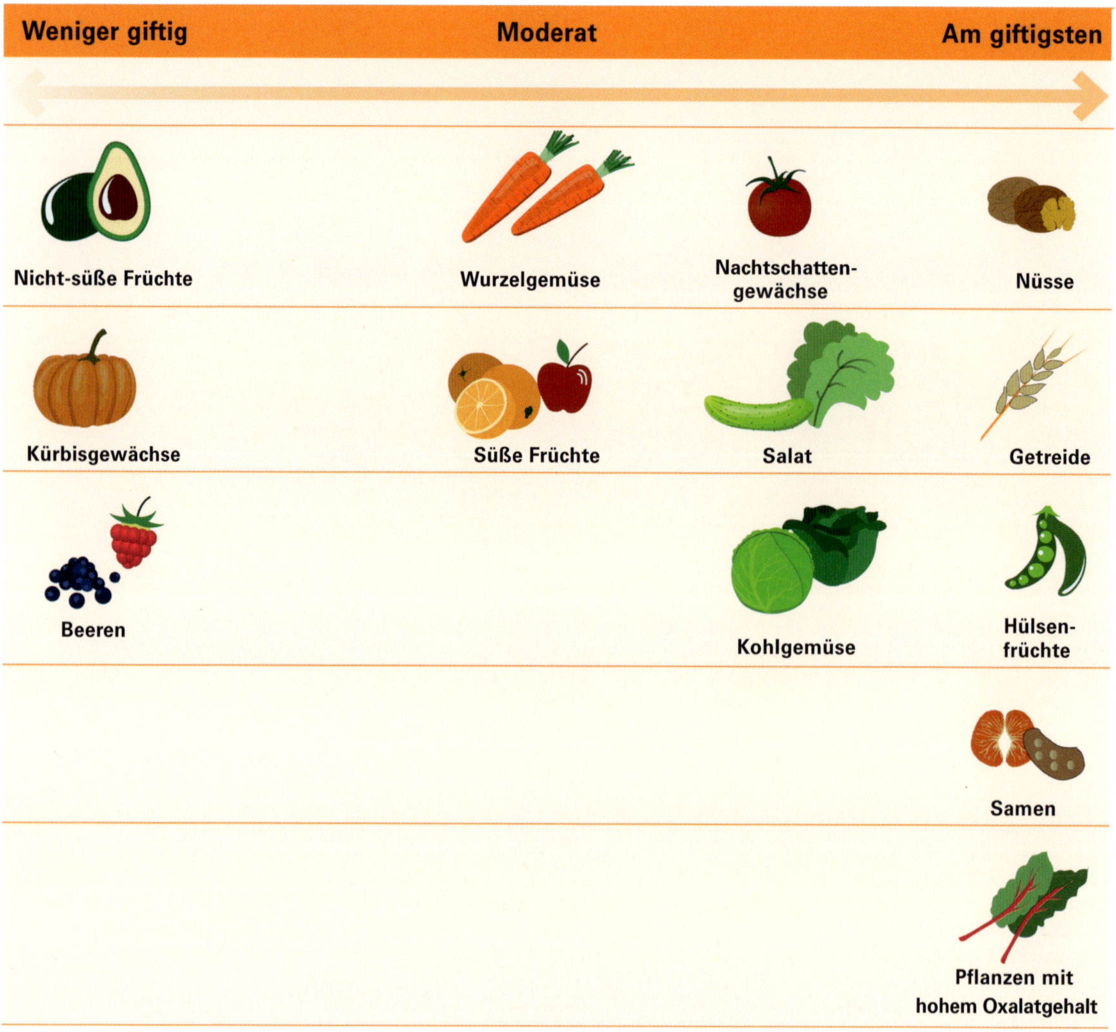

Karnivor-Experte Paul Saladino lässt selbst an Nüssen kein gutes Haar. Obwohl seine Erklärungen schlüssig sind, sehe ich die tatsächliche Tragweite der beschriebenen toxischen Wirkung auf den menschlichen Körper unkritisch. Dennoch sollte man sich den Waffen der Flora bewusst sein und mit speziellen Zubereitungsmethoden kontern. Weiterer Lesetipp: US-Kardiologe Steven Gundry widmet in *The Plant Paradox* ein ganzes Buch einem der am weitesten verbreiteten Nährstoffe – den Lektinen.

Beef und Knochen statt Beeren und Knollen

Auch US-Mediziner Paul Saladino, auf *Instagram* als @carnivoremd umtriebig und erfolgreich, warnt in seinem Bestseller *The Carnivore Code* vor den kriegerischen Pflanzen. Zudem habe der Mensch schon immer das kalorienreiche, ganzjährig verfügbare Fleisch den kalorienarmen, nur saisonal verfügbaren Knollen und Beeren vorgezogen. Während ich die Antinährstoffthematik bei smarter Zubereitung noch immer als unproblematisch erachte, kann ich das evolutionäre Argument nachvollziehen.

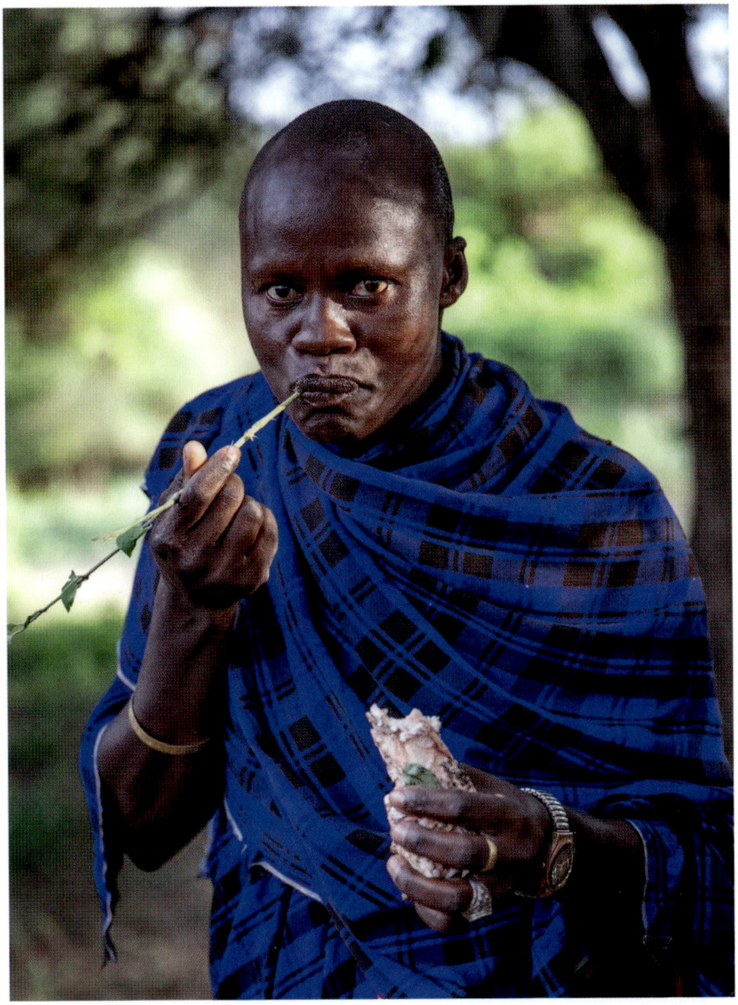

Nahezu überall auf der Welt setzten Naturvölker dauerhaft auf eine tierbasierte Ernährung, einige von ihnen tun dies heute noch. Dieser Maasai-Mann aus Tansania holt sich gerade nährstoffreiches Knochenmark aus einem Kuhfuß. Auch die Inuit, Mongolen, Sioux und Gauchos bau(t)en auf karnivore Speisepläne.

Natürlich spielen wir heute mit komplett anderen Karten. Schließlich leben wir in einer Welt, in der selbst exotischste Nahrungsmittel, aber auch industriell verarbeitete Produkte, sogenannte Frankenstein-Foods, ganzjährig und im Überfluss in greifbarer Nähe auf uns warten. Darin liegt jedoch auch eine der größten Ursachen für die regelrechte Verfettung der Menschheit, die sich aktuell fortzusetzen scheint. 2021 gibt es in Deutschland rund 2 Millionen übergewichtige Kinder. Ob die karnivore Diät dafür nun die Lösung ist, glaube ich ehrlich gesagt nicht. Für Food-Freaks wie mich ist sie dennoch hochinteressant, da wir hier von einer No-Carb-Strategie sprechen, die bei korrekter Umsetzung zudem vor gesunden Fetten und sättigendem Eiweiß nur so strotzt. Die Fleischfressermethode ist somit eine extreme Form der ketogenen Ernährungsweise. Es winken also auch ein deftiger Fett-weg-Effekt sowie Gewinne in Bezug auf die mentale und körperliche Leistungsfähigkeit.

Detox für Männer

Tatsächlich motivierten mich auch die zahlreichen körperlichen wie auch gesundheitlichen Transformationen, die Baker, Saladino und Co. immer wieder stolz präsentieren. Sie leisten Pionierarbeit, denn die Ernährungsform gewann erst kürzlich an Popularität. Nach nur wenigen karnivoren Wochen erholen sich Menschen von Autoimmunkrankheiten, chronischen Entzündungen, Darm-, Haut- und Gelenkproblemen, um nur ein paar positive Entwicklungen zu nennen. Doch auch das ist verständlich. Schließlich sprechen wir hier von der Eliminierungsdiät schlechthin. Wer über einen gewissen Zeitraum nur speist, was er gut verträgt, zieht ganz automatisch ein echtes Detox-Programm durch, mit Blick auf unsere traditionell verteilten Food-Vorlieben zudem ein ziemlich männliches. Hintergrund: Oft kämpfen wir bei einer omnivoren Diät täglich mit unseren individuellen Unverträglichkeiten, von denen wir aber selbst gar nichts wissen. Dem Selbstoptimierer bleiben also nur 2 Möglichkeiten: einen Test ins Labor schicken oder nach einem Eliminierungszeitraum potenziell störende Lebensmittel schrittweise wieder einzuführen und so auf die Störenfriede zu stoßen. Ich entschied mich für letzteren Ansatz. Nicht explizit, um meinen Unverträglichkeiten auf den Grund zu gehen, sondern auch um zu beobachten, was die karnivore Diät noch so mit meinem Körper (und meinem Geist) macht. Anders gesagt: Ich aß für 30 Tage pflanzenfrei, während der gefühlte Rest der Welt sich an veganer Ernährung probierte.

Die hochwertigen Steaks entpuppen sich als Superfood, und auch Innereien sind gesund – die schmecken jedoch echt grenzwertig.

Mehr Fleisch, mehr Energie

Ein Steak reicht nicht, stellte ich schnell fest. Wo normalerweise mein Gemüse lag, war der Teller nun weiß und leer. Also stockte ich die Fleischmenge auf, landete bei mindestens 600 Gramm davon – pro Mahlzeit! Oft lag ich sogar deutlich darüber, damit ich satt wurde. Rindfleisch ist mein Gemüse, war das Motto. Schon in Woche 1 verzehrte ich Dutzende Steaks, vorzugsweise fettreiche wie die aus der Hochrippe (Rib-Eye). Fett ist nämlich nicht nur Geschmacksträger, sondern auch Energielieferant und enthält bei artgerechter Aufzucht sogar wertvolle Omega-3-Fettsäuren. Überhaupt entpuppte sich Rind als Superfood, das neben hochwertigem Eiweiß auch geniale Nährstoffe wie Zink, Carnosin,

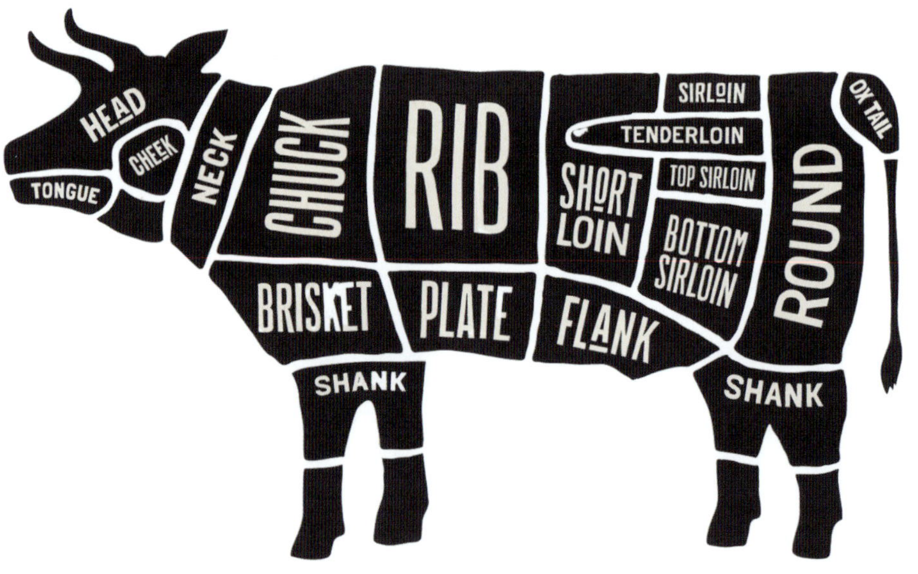

Filet als Nonplusultra? Keineswegs! Fettreichere Schnitte liefern hochwertige Fettsäuren und damit deutlich mehr Geschmack und Energie. Karnivor-Verfechter gehen sogar noch einen Schritt weiter und legen großen Wert auf den Nose-to-Tail-Ansatz, sprich: das ganze Tier zu verarbeiten. So werden neben Innereien sogar Zunge und Hirn zu ernsthaften Optionen, die ich mir jedoch ersparte.

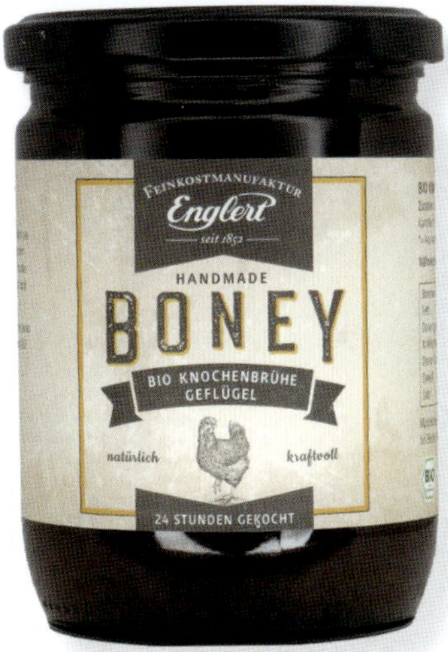

Knochentrocken? Nix da! Diese Bio-Brühe aus artgerechter Haltung kocht 24 Stunden, um Kollagen, Aminosäuren und Co. aus den Knochen zu lösen. Sowohl die Geflügel- als auch die Rindvariante schmeckt genial. Boney von Feinkost Englert, um 5 Euro (440 ml), Infos unter www.feinkost-englert.de

unnötiges Quecksilber in deinen Körper schleusen. Das hatte ich ein paar Jahre zuvor am eigenen Leib erfahren und nur mit einer gezielten Entgiftungskur wieder in Ordnung bringen können. Seitdem landet Lachs bei mir maximal alle 2 Wochen auf dem Tisch – das war auch während der karnivoren Diät so.

Kräftigende Knochen

Deutlich häufiger aß ich eine tierisch leckere Vorspeise, nämlich Knochenbrühe. Um diese herzustellen, lässt man die Knochen von Rindern oder Hühnern einen ganzen oder sogar mehrere Tage lang köcheln. Schmackhaft gewürzt entsteht so ein weiteres Carnitin, Kreatin, Taurin und Vitamin B12 liefert. Mein Grill lief auf Dauerfeuer, genau wie ich. Schon nach wenigen Tagen hatte sich mein Körper an die minimale Kohlenhydratzufuhr angepasst. Voll in der Ketose spürte ich maximale Energie, die mich durch harte Workouts und arbeitsintensive Tage pushte.

Kulinarische Langeweile: Fehlanzeige

Selbst mit reichlich Pfeffer, Salz und den unterschiedlichsten Kräutern (eine Grauzone, genauso wie Kaffee) schmecken Steaks am Fließband eintönig. Für mehr Varianz baute ich daher Eier (pro Mahlzeit bis zu 10 Stück), Geflügel, Lamm und Fisch ein. Und schon ergaben sich zahlreiche Tellervarianten. Praktisch: Die simplen Gerichte erleichterten mir den Alltag, da sie meist aus nur einer Zutat bestanden. Bei derartigen Mengen spielte die Qualität meiner tierischen Lebensmittel eine umso höhere Rolle. Artgerechte Haltung ist das A und O. In puncto Fisch wählte ich explizit nur kleine Sorten, da große wie Thun- oder Haifisch leider reichlich Schwermetalle mit sich bringen. Selbst häufiger Lachskonsum kann ebenso schädliches wie

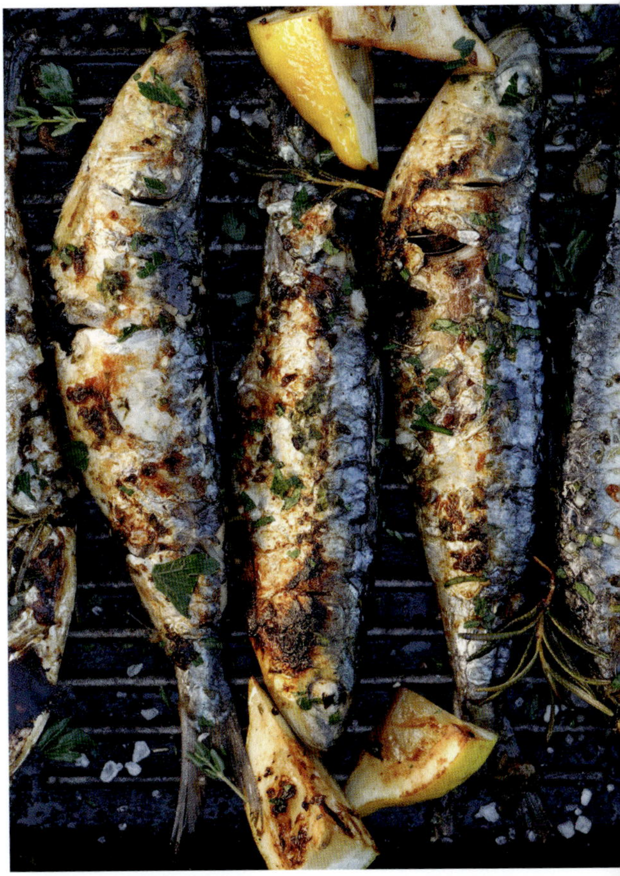

Sardinen gelten als schwermetallarmer Fisch, den ich daher regelmäßig einbaue. Meiden sollte man lediglich die Dosenvariante, die in proentzündlich wirkendem Sonnenblumenöl eingelegt ist.

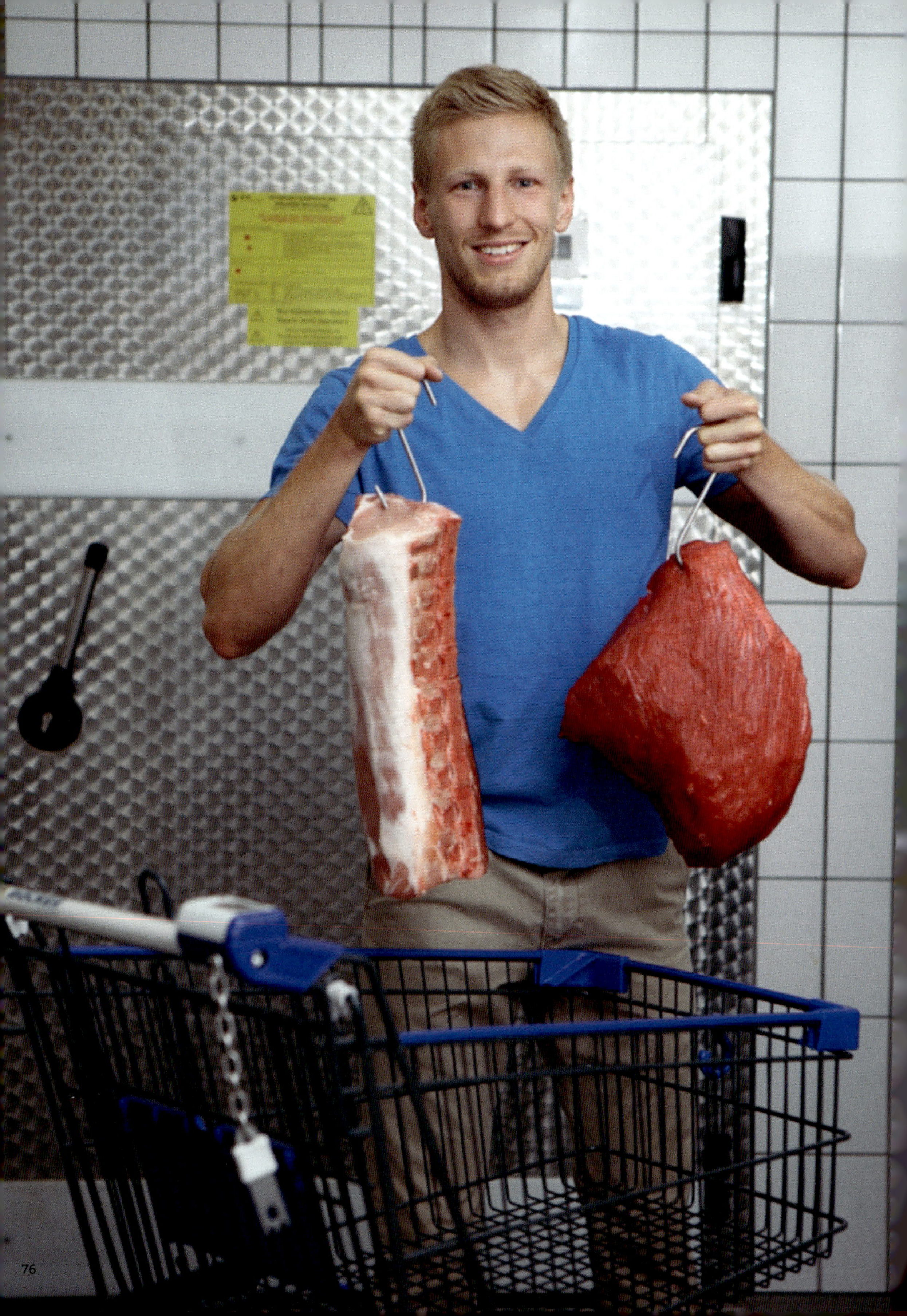

karnivores Superfood, das sich seit Jahrtausenden als solches bewährt hat. Neben einer enormen Menge an Kollagen liefert die delikate Brühe wertvolle Aminosäuren und Spurenelemente. Insbesondere unser Verdauungs- und somit auch unser Immunsystem profitiert davon maximal. Deine Oma lag also goldrichtig, als sie dir als Kind bei Erkältung ihre Hühnerbrühe statt Aspirin empfahl. In der karnivoren Ernährung soll Knochenbrühe zudem gegen die sogenannte Keto-Grippe helfen, die bei der Umstellung deines Körpers in den ketogenen Stoffwechsel durchaus auftreten kann. Logisch, dass ich die Brühe täglich schlürfte und mich dabei ertappte, wie ich das karnivore Futtern tatsächlich genießen konnte. Hatte ich etwa die ultimative Ernährungsform entdeckt?

Nichts ist für immer

Zwischendurch gab es Snacks: hartgekochte Eier, Biltong und zuckerfreies Beef Jerky. Reichte dieses Paket aus für eine vollwertige Ernährung? Der Hamburger Ernährungsmediziner Niels Schulz-Ruhtenberg (www.ruthenberg.info), der auch meine Quecksilberentgiftung begleitete, hält zwar den Verzicht auf verarbeitete Lebensmittel für sehr sinnvoll, warnte jedoch: »Dabei fehlen die Vital-, Ballast- und sekundären Pflanzenstoffe aus Gemüse und Obst. Das kann vor allem langfristig Mängel auslösen.« Die revolutionären Argumentationen der Befürworter tierischer Ernährung halten dagegen, dass die Nose-to-Tail-Strategie eine optimale Nährstoffversorgung sicherstellt und Ballaststoffe ohnehin überbewertet werden. Trotz meines positiven Zwischenfazits hielt ich es eher mit Schulz-Ruhtenberg und kam ins Grübeln. Zwar baue ich heute Innereien wie Leber und Herz ein, doch geschmacklich ist das absolut nicht mein Fall. Zugegeben: Unsere geschmacklichen Präferenzen sind antrainiert, doch geben mir auch die Vorstellung und die Konsistenz der Organe kein gutes Gefühl – und das lässt sich bei allem Fokus auf Performance-Optimierung nie komplett ausblenden. Zudem brauchte ich ab Woche 3 dringend mehr Abwechslung. Bei aller Euphorie verlangten meine Geschmacksnerven und vor allem mein Mundgefühl nach einer alternativen Konsistenz zum festen, faserigen Fleisch. Getreu der etwas abgeschwächten Carnivore-ish Diet baute ich also auch das eine oder andere Milchprodukt ein, etwa Butter in meinen Bulletproof Coffee sowie protein- und fettreichen griechischen Joghurt als Snack-Variante. Mit diesen Hilfsmitteln hielt ich die 4 Wochen durch und hatte meinen Körperfettanteil dabei noch mal sichtbar reduziert, wie mir der Blick in den Spiegel offenbarte. Unter dem Strich Grund für ein positives Fazit?

Eine Frage der Ethik

Auch über den moralischen Aspekt einer derart tierfokussierten Ernährungsform machte ich mir unterdessen verstärkt Gedanken. Meine persönliches Fazit ist zu komplex, um es hier in Gänze auszuformulieren. An dieser Stelle also nur die Kurzfassung: Fleisch von Tieren aus artgerechter Haltung zu essen halte ich nach wie vor für sinnvoll. Zudem sehe ich eine regenerative Form der Landwirtschaft für unser Klima, in der die Tierzucht eine essenzielle Rolle spielt, als deutlich zielführender an als den Verzicht auf alle tierischen Produkte. Doch das muss und sollte jeder für sich selbst entscheiden. Ich für meinen Teil war froh, meinen Teller nach Ende der karnivoren Diät wieder mit buntem Gemüse füllen zu dürfen. Unterm Strich liebe ich die Vielfalt von gesundem Essen, also kehrte ich glücklich zu meiner natürlichen Sporternährung zurück. Mein erster Snack nach dem karnivoren Ernährungsexperiment war eine Banane, die plötzlich unfassbar intensiv schmeckte – fast wie nach dem Fasten.

Fleisch für die Welt?

Ob ich die karnivore Diät empfehlen kann? Das hängt von deiner persönlichen Zielsetzung ab. Möchtest du einen oder sogar mehrere der oben genannten Vorteile einfahren, lohnt sich eine 4- bis 8-wöchige karnivore Phase in jedem Fall – vorausgesetzt dir schmeckt Fleisch. Länger hätte ich es nicht durchgehalten. Schließlich war es mir wichtig, dass mir saftige Rib-Eye-Steaks auch morgen noch schmecken.

KAPITEL 3
BESSER BEWEGEN.

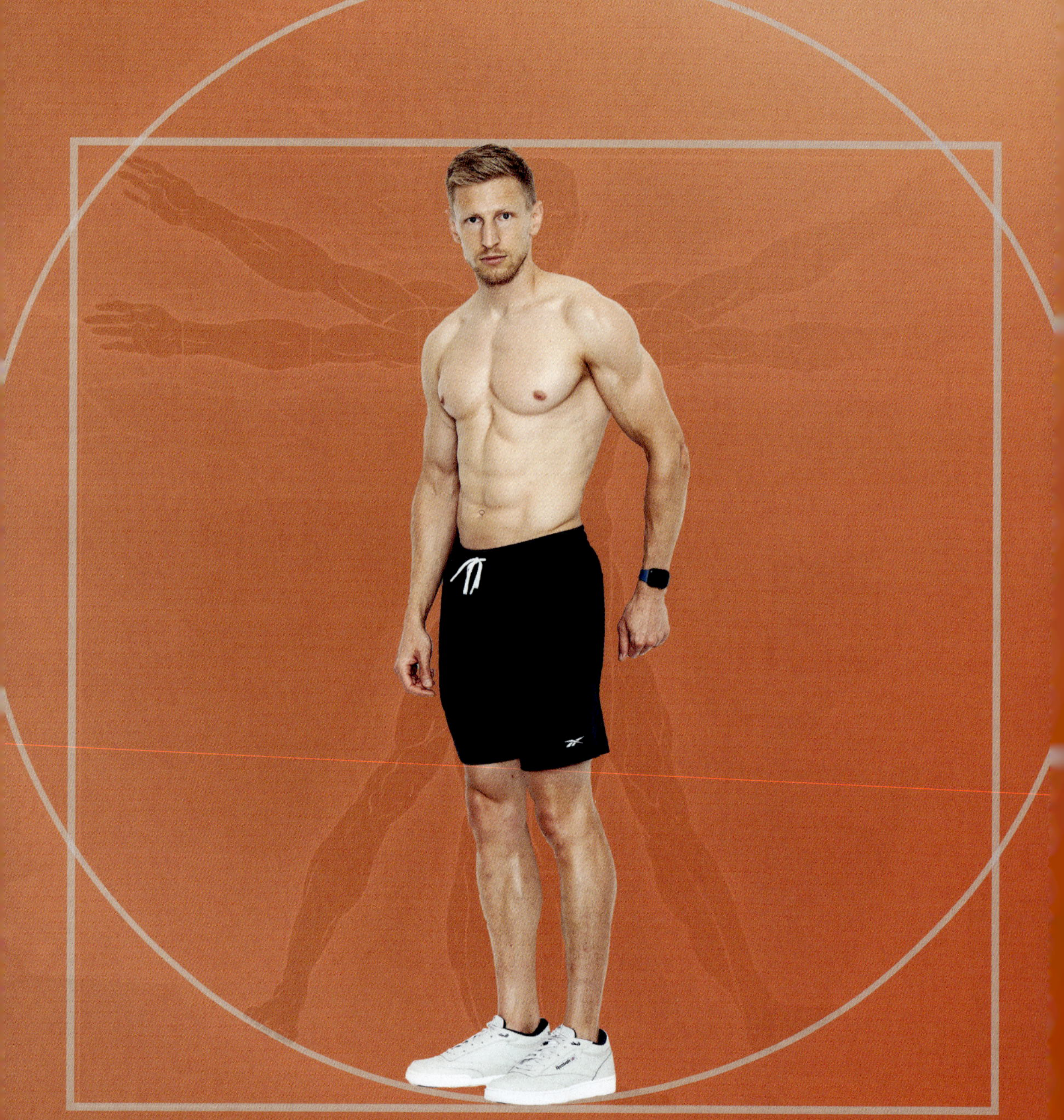

3

Jeder Einzelne von uns ist in einem wahren Wunderwerk auf die Welt gekommen. Unser Körper samt seiner mehr als 650 Muskeln ermöglicht uns atemberaubende Bewegungen. Dabei spreche ich keineswegs von Weltrekorden der sportlichen Elite, sondern von ganz alltäglichen Leistungen wie das Schleppen schwerer Getränkekisten oder der Sprint zur Haltestelle, um den Bus noch zu erwischen. Noch banaler: Selbst das Schlürfen deines morgendlichen Kaffees ist eine muskuläre und neuronale Symphonie, wenn man sich die biomechanischen Prozesse auf der Zunge zergehen lässt. Doch die harte Realität des genetischen Geschenks deiner Eltern lautet auch: Use it or lose it. Führst du eine Funktion über längere Zeit nicht oder zu selten aus, stellt dein Körper diese nach und nach ein.

Das gilt im Übrigen auch für unsere Muskulatur. Mein Oberschenkel etwa verlor nach einem Innenbandriss im Knie spürbar an Kraft und sichtbar an Umfang, da das Bein über Wochen in einer Schiene lag. Warum gerade die muskuläre Atrophie, also der Gewebeschwund, besonders prekär ist? Weil funktionelle Muskulatur, am besten kombiniert mit einem niedrigen Körperfettanteil, ein wichtiger Biomarker deiner ganzheitlichen Gesundheit ist. Beispielsweise wirkt Muskelmasse blutzuckerregulierend, entzündungshemmend und verlangsamt nicht nur dadurch unseren Alterungsprozess. Richtig, Training (besonders Krafttraining) ist eine der besten Anti-Aging-Strategien überhaupt. Altersbedingt bauen wir mit der Zeit nämlich ohnehin an Muskulatur ab. Im Fachjargon nennt man das Sarkopenie. Mit jedem weiteren Tag steigt also die Dringlichkeit, regelmäßig zu trainieren.

Vorsorge mit täglicher Rendite

Keine Frage, auch mit den gesundheitlichen Auswirkungen des Krafttrainings, physisch wie psychisch, könnte ich ein weiteres Buch füllen. Wir sprechen hier schließlich nicht nur über Altersvorsorge, wir sprechen über eine Lebensversicherung, in die du mit jeder Einheit einzahlst. Der Unterschied zur Vorsorge auf dem Papier: Richtig angewendet erhältst du jeden Tag Zinsen in Form von spürbar mehr Energie, einer optimierten Körperhaltung, besserer Konzentrationsfähigkeit und vielen weiteren Effekten. Abgekürzt: Training, ob Kraft oder Kardio, ist Biohacking in Reinform. Dabei optimieren wir deutlich mehr als nur unser optisches Erscheinungsbild. Wir entfalten unser körperliches Potenzial.

Ohne Fleiß kein Preis

Fakt ist leider auch, dass viele Biohacker nach Abkürzungen suchen, um den körperlich wie mental anstrengenden Aspekt des Sports zu minimieren. Doch genau um diesen geht es. Du solltest den Kampf mit deinem inneren Schweinehund annehmen, denn nur dann kannst du ihn gewinnen. Nach den ersten 10 Minuten deines Workouts hast du ohnehin vergessen, dass dieses Fabelwesen überhaupt existiert. Anschließend geht es darum, deine Grenzen zu sprengen – nicht nur, um Muskulatur aufzubauen, sondern auch, um mit jeder einzelnen Wiederholungen oder mit jeder Extra-Minute an Kardiotraining leistungsfähiger zu werden. Per Definition geht es beim Training schließlich um Leistungssteigerung. Worum es nicht geht: für 7 Minuten auf ein Trampolin zu steigen und – mithilfe einer oft zitierten NASA-Studie – zu begründen, dass du damit ein 1-stündiges Workout ersetzt. Klar gibt es Wege, mehr oder weniger effektiv zu trainieren. In jedem Fall solltest du eine Methode wählen, die so stark wie möglich auf deine persönliche Zielsetzung einzahlt. Doch du kannst die weitreichenden Effekte des Sports nur dann einfahren, wenn du ehrliche Arbeit ablieferst. Auch wenn das im ersten Moment abschreckt, erhöht dein harter Einsatz sogar den Spaßfaktor – spätestens im Rausch des anschließenden Hormon-Cocktails oder beim Bestaunen deines sich verändernden Spiegelbilds. Doch bereits während des Workouts wirst du deine helle Freude haben. Dafür sorgt die Fülle an Inspirationen auf den kommenden Seiten, mit denen du dein Training clever hackst und nicht den Weg der auf dem Trampolin springenden Bequemlichkeit wählen musst.

Mach's wie Spider-Man

Auf der anderen Seite steht eine kleine Minderheit an Besessenen, zu denen ich mich ehrlich gesagt auch zähle. Uns muss man bremsen, uns Ruhe-

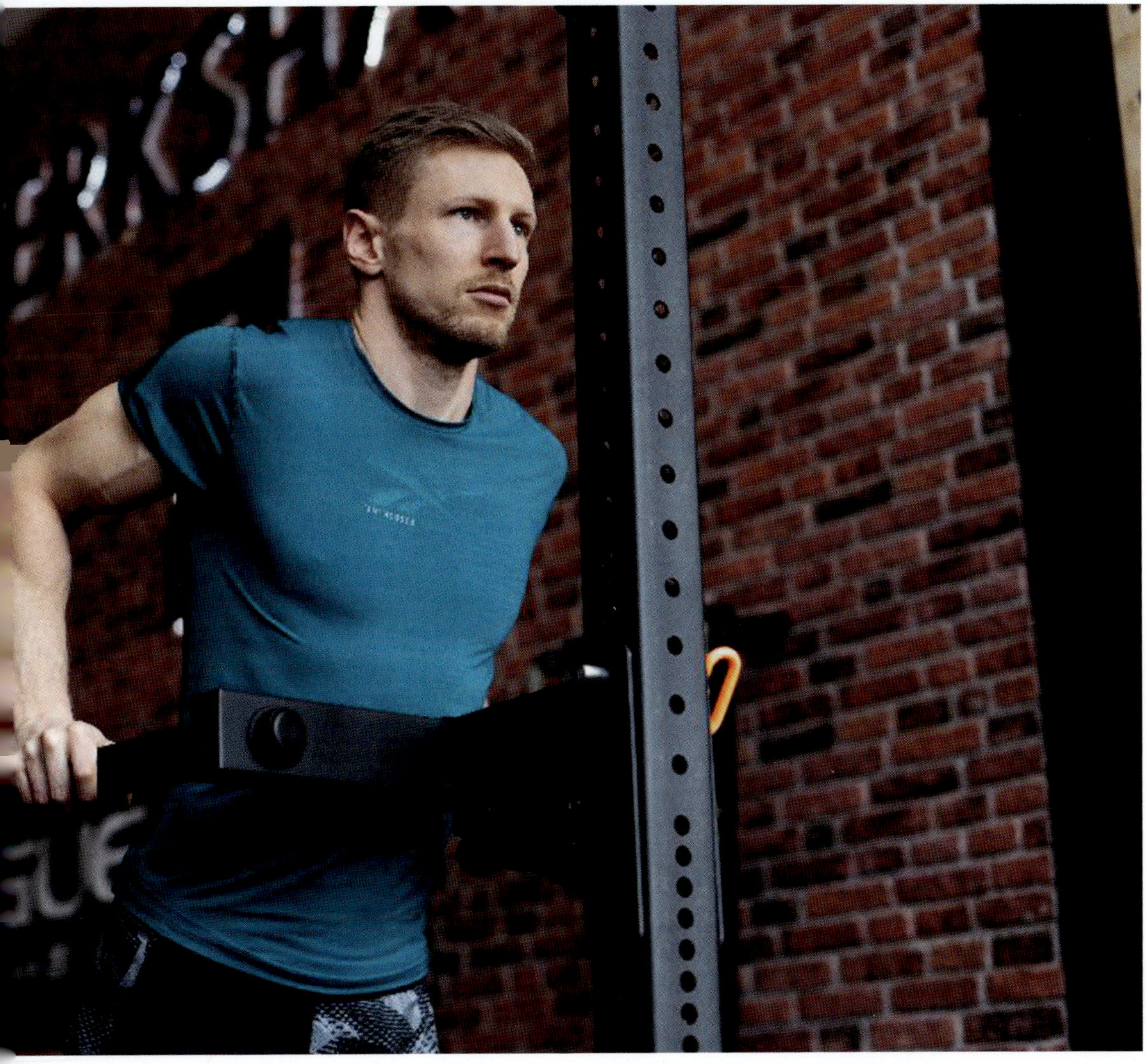

tage und Regenerationsmaßnahmen auferlegen, damit wir nicht ins Übertraining schlittern und die positiven Wirkungen der krachenden Workouts wieder konterkarieren. Seit einigen Jahren gelingt mir das etwas besser als früher, was vielleicht auch daran liegt, dass ich längst keine 20 mehr bin. Von diesem Reifeprozess möchte ich dich ebenfalls profitieren lassen, weshalb du auf den kommenden Seiten nicht nur die effektivsten Trainingsmethoden findest, sondern auch Hacks zur Belastungssteuerung sowie Wege, Training und Alltag verschmelzen zu lassen. Zudem erwartet dich mein ultimativer Equipment Check. An dieser Stelle bleibt nur eine Frage: Weißt du dein eigenes Wunderwerk von Körper so zu schätzen, dass du ihm in pausenloser Regelmäßigkeit standesgemäße Geschenke in Form von fordernden Workouts machst? Um Comic-Legende Stan Lee zu zitieren: »With great power comes great responsibility.« Also: erfülle deine muskuläre Pflicht, und du wirst mir später danken. Schuldig bist du das Training jedoch nicht mir, sondern einzig und allein dir selbst. Let's go!

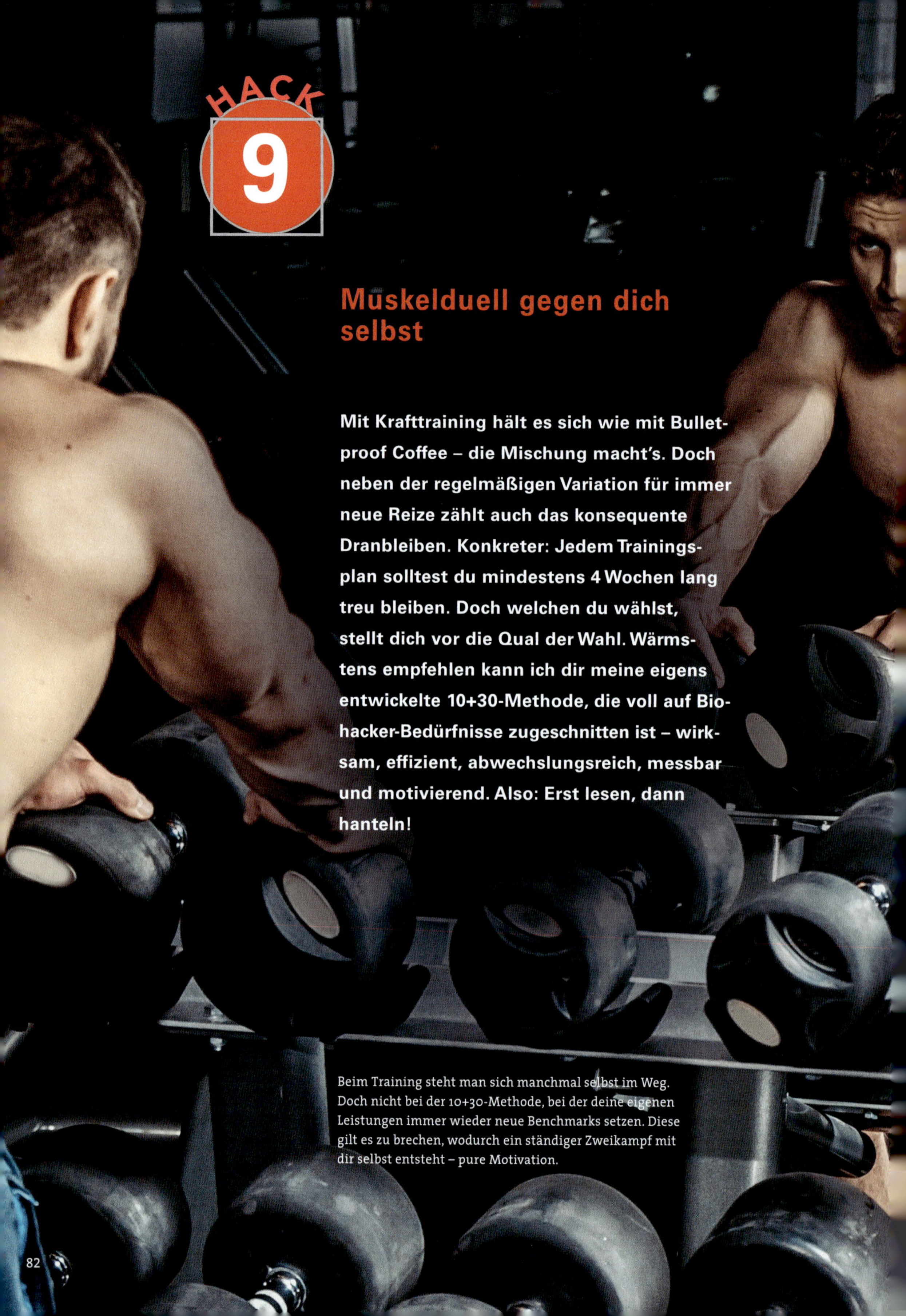

HACK 9

Muskelduell gegen dich selbst

Mit Krafttraining hält es sich wie mit Bulletproof Coffee – die Mischung macht's. Doch neben der regelmäßigen Variation für immer neue Reize zählt auch das konsequente Dranbleiben. Konkreter: Jedem Trainingsplan solltest du mindestens 4 Wochen lang treu bleiben. Doch welchen du wählst, stellt dich vor die Qual der Wahl. Wärmstens empfehlen kann ich dir meine eigens entwickelte 10+30-Methode, die voll auf Biohacker-Bedürfnisse zugeschnitten ist – wirksam, effizient, abwechslungsreich, messbar und motivierend. Also: Erst lesen, dann hanteln!

Beim Training steht man sich manchmal selbst im Weg. Doch nicht bei der 10+30-Methode, bei der deine eigenen Leistungen immer wieder neue Benchmarks setzen. Diese gilt es zu brechen, wodurch ein ständiger Zweikampf mit dir selbst entsteht – pure Motivation.

Muskelmusik

Workouts zu schreiben ist wie Musik zu komponieren. Das habe ich in den letzten knapp 10 Jahren, in denen ich mehrere Tausend Trainingseinheiten konzipiert habe, immer wieder festgestellt. Die gewählten Übungen sind die Instrumente, die Wiederholungen und Sätze die Melodie, die Pausen und das Bewegungstempo der Rhythmus. Und genau wie ein junger Komponist sich von den Klassikern inspirieren lässt, bedient sich ein aufstrebender Trainer an bewährten Methoden. Schließlich funktionieren die Basics einwandfrei. Ansonsten wären sie schließlich nie zu Standards geworden. Du willst mit Grundübungen und 3 Sätzen à 10 Wiederholungen pro Übung Muskeln aufbauen und Fett verlieren? Bei adäquater Ernährung wird das höchstwahrscheinlich klappen – vorausgesetzt, du hältst dich nicht schon seit Monaten an exakt das gleiche Programm. Dein Körper verlangt schließlich nach Variation. Und so verändert sich dein Training idealerweise alle 4 bis 6 Wochen. Irgendwann hast du jedoch alle populären Methoden durchgezockt. Genau da kommt wieder der komponierende Coach ins Spiel, der mittlerweile nach Workout-Wegen abseits der Norm gesucht hat und im Idealfall auch fündig wurde – so ging's mir zumindest.

#studythegreats

HIIT, 5x5, German Volume, Hatfield, Okklusion: Die Bandbreite fortgeschrittener Trainingsmethoden ist immens, ebenso die jeweilige Zielsetzung. Heute würde ich dennoch behaupten, fast alle populären Systeme ausprobiert zu haben. Eine gute Übersicht der zahlreichen Wege zu mehr Muskelmasse und Kraft findest du übrigens im Buch-Klassiker *Trainingsplanung* (unglaublich kreativer Titel) der Ösi-Brüder Andreas und Alexander Pürzel. In den Büchern und Seminaren der beiden habe auch ich mir über die Jahre massig Input und Inspiration geholt. Dazu kamen weitere Seminare mit anderen renommierten Coaches und etliche Interviews mit Olympiasiegern wie Usain Bolt oder Fabian Hambüchen. Auch andere Spitzensportler wie Hafthor Björnsson oder Rich Froning fragte ich nach ihren persönlichen Erfolgsgeheimnissen. Die mal mehr, mal weniger exotischen Methoden testete ich und gab sie dann je nach Bedarf und mit individuellen Anpassungen an meine Coaching-Kunden weiter. So vergingen Jahre, in denen meine Athleten ihre Leistung und ihr Spiegelbild eindrucksvoll optimierten. Und dann passierte es plötzlich – meine ersten eigenen Workout-Kreationen

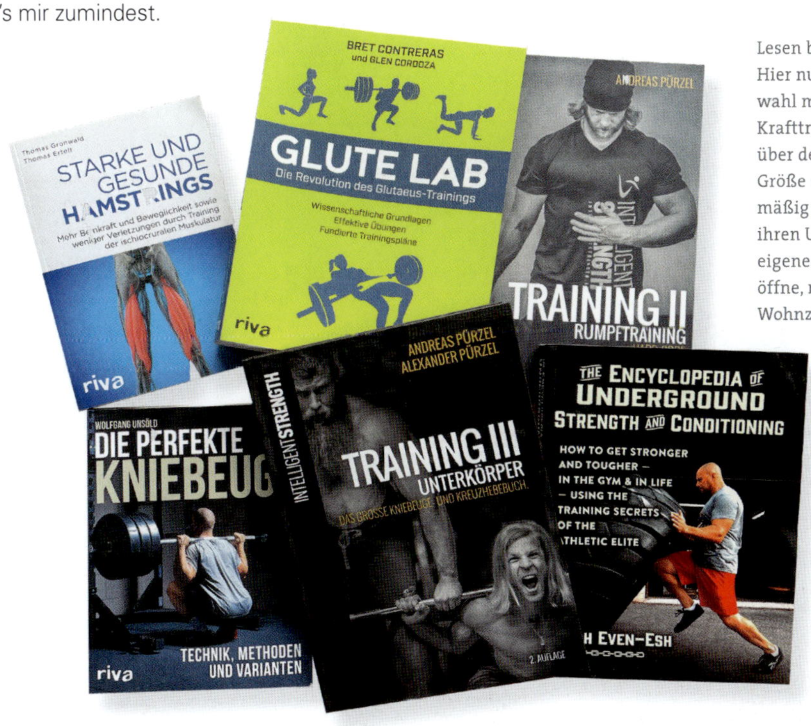

Lesen bildet – auch Muskulatur. Hier nur eine kleine Auswahl meiner umfangreichen Krafttrainings-Bibliothek, über deren ständig wachsende Größe sich meine Frau regelmäßig beschwert. Ich verstehe ihren Unmut, doch bis ich mein eigenes Gym mit Leseecke eröffne, muss das Bücherregal im Wohnzimmer herhalten.

entstanden, zunächst vereinzelt, dann wie am Fließband. Einige davon verwarf ich schnell wieder, andere nutze ich heute noch. So wurde auch die 10+30-Methode geboren – Krafttraining wie für Biohacker gemacht.

Harter Kampf gegen die Zeit

Gehen wir direkt ans Eingemachte! Die 10+30-Methode sieht vor, dass du pro Übung 10 Wiederholungen mit dem dafür maximal möglichen Gewicht durchführst. Wichtig ist hier nicht nur die korrekte Ausführung bis zur letzten Wiederholung, sondern auch ein spezifisches Bewegungstempo von 3 Sekunden exzentrisch (bei Kniebeugen der Weg nach unten) und 1 Sekunde konzentrisch (bei Kniebeugen der Weg zurück nach oben). Danach gönne ich dir 1 Minute Pause, denn jetzt geht's erst richtig los. Es stehen nämlich satte 30 Wiederholungen an. Logisch, dass du das nicht ohne Zwischenpause packst. Wahrscheinlich wirst du davon sogar mehrere brauchen. Die Länge der Unterbrechungen bestimmst du selbst, genau wie die Anzahl an Wiederholungen, die du am Stück absolvierst. Du kannst also 5 machen, dann wieder 5, weitere 5 – bis du bei 30 angekommen bist. Oder du machst erst 10, dann 8, dann 6, dann 4, dann 2. Entscheidend ist nur, dass du stets ans Limit gehst und die Verschnaufpausen so kurz wie nötig hältst. Denn jetzt kommt der Clou: Wir tracken die Zeit, die du für die 30 Wiederholungen insgesamt brauchst. Diese notierst du dir für jede einzelne Übung und probierst, sie im nächsten Workout zu unterbieten. Halt, das war falsch! Du wirst sie im nächsten Workout unterbieten!

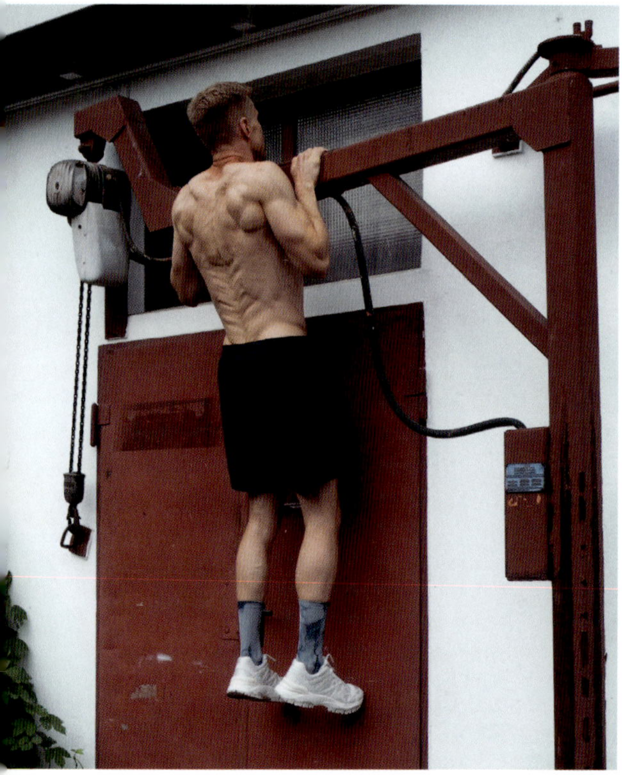

Als dieses Bild entstand, wusste ich eins ganz sicher: Klimmzüge sind im 10+30-Modus eine der fiesesten Übungen – im positivsten Sinne. Keine Stange parat? Dann tut's auch eine andere greifbare Kante. Deiner Griffkraft (korreliert übrigens mit einer hohen Lebenserwartung) bietet das die Extra-Challenge. Zu fortgeschritten? Auch kein Problem, denn das folgende Fertig-Workout fordert deinen ganzen Körper mit nur zwei Kurzhanteln.

Warum du's durchziehen solltest

Prinzip verstanden? Gut. Dann erkläre ich dir jetzt, warum ich die Methode so unschlagbar finde. Schließlich vereint sie gleich 5 Vorteile:

1. **Sie ist wirksam.** Natürlich gibt's hierzu noch keine Studie(n). Doch Fakt ist: Wir trainieren hier nahe am Muskelversagen und mindestens für den 10-Wiederholungs-Satz im Hypertrophiebereich. Je nachdem, nach welchem Schema du die darauffolgenden 30 Wiederholungen einteilst, bist du auch für mehrere Sätze im Muskelaufbau-Wiederholungsbereich unterwegs. Von einem anabolen (gewebeaufbauender) Reiz kannst du also ausgehen. Verbesserst du deine Zeit im nächsten Training, setzt du diesen erneut. Streng genommen müsste man bei den 30 Wiederholungen übrigens nicht von einem Satz, sondern von einem aufgebrochenen Satz (durch mehrere sogenannte Cluster) sprechen. Ob man für die Fettverbrennung mit höheren Wiederholungen trainieren sollte? Nein, denn die Muskelarbeit zwischen 6 und 12 Wiederholungen mit adäquaten Pausenlängen provoziert aus meiner Sicht die imposantesten Fett-weg-Effekte. Dazu kommt der Vorteil, dass mehr Muskelmasse deinen Grundumsatz erhöht und du so zusätzlich Fett brutzelst.

2. **Sie ist messbar.** Zahlen lügen nicht. Und so lässt sich deine Leistungsentwicklung für jede Übung durch deine erreichten Zeiten bestens belegen. An dieser Stelle noch ein wichtiges Detail für die Umsetzung: Schaffst du die anvisierten 30 Wiederholungen unter 4 Minuten, war dein Trainingsgewicht eindeutig zu gering. Heißt: Im Folge-Workout aufstocken! Obwohl wir deine Leistung stets steigern wollen, schaffst du es möglicherweise nicht in jedem Workout, deine Zeit zu verbessern. Manchmal kommt schlichtweg das Leben dazwischen, etwa in Form einer wilden Nacht oder eines intensiven Kicks am Vortag mit deinen Kumpels. Dennoch solltest du auf keinen Fall deine Technik leiden lassen oder in ein schnelleres Tempo verfallen. Diese Punkte haben bei allem Fokus auf Verbesserung immer höchste Prio. Und ehrlich gesagt kann auch die optimierte Ausführung einer Übung eine Leistungssteigerung ausmachen.

3. **Sie ist effizient.** Mit meiner Empfehlung von 6 Übungen pro Workout wirst du in einer knappen Stunde dein Workout erledigt haben. Trainierst du normalerweise deutlich länger, solltest du die Auswirkungen auf dein Stresslevel im Blick behalten. Eine Trainingseinheit soll kurzzeitigen Stress erzeugen und dich so unterm Strich resistenter gegen externe Belastungen machen. Bei 90 Minuten würde ich jedoch nicht mehr von Kurzzeitstress sprechen. Man könnte es auch anders ausdrücken: Bist du in der Lage, 90 Minuten oder länger Vollgas zu geben, reden wir nicht mehr von Vollgas, und du hältst dein Handy wahrscheinlich länger in der Hand als deine Hanteln. Andererseits können auch hochintensive Workouts mit einer Länge von nur 20 Minuten durch die zu geballte Belastung mehr Schaden als Nutzen bringen. Gerade High Performer, die, auf Deutsch gesagt, dauerhaft ballern wollen, setzen auf diese Philosophie, die schon etliche Männer ins Burnout gesteuert hat. Ertappt? Dann solltest du dringend umdenken. 60 Minuten halte ich für den Sweet Spot. Übrigens senkt sich die Gesamtlänge deines Trainings bei dieser Methode von Einheit zu Einheit – vorausgesetzt, du legst stets eine bessere Zeit hin.

4. **Sie ist abwechslungsreich.** Im Vergleich etwa zum German Volume Training, das nur 2 Hauptübungen pro Workout vorsieht, ist fast jede Methode Abwechslung pur. Beim 10+30-Ansatz kannst du mit 6 verschiedenen Übungen pro Workout eine große Vielfalt an Moves abdecken. Ob dieser Trainingsplan auch auf Dauer vielfältig bleibt? Ja, denn wie du jetzt weißt, solltest du dir spätestens nach 6 Wochen einen neuen Trainingsplan genehmigen. Wem Variation besonders wichtig ist, der darf natürlich auch schon nach 4 Wochen wechseln. An diesem Punkt hast du 2 Möglichkeiten: Entweder du bleibst meiner Methode treu und tauschst nur die Übungen aus (die größte Stellschraube), oder du ziehst für die folgenden 4 bis 6 Wochen eine andere Methode durch. Anschließend kannst du jederzeit wieder zum 10+30-Modus zurückkehren, doch auch hier empfehle ich dir, neue Übungen einzubauen.

5. **Sie ist motivierend.** Mit jedem Workout trittst du gegen dich selbst an. Das sollte allein schon einen maximalen Ansporn darstellen. Noch pushender: Du überzeugst deinen Trainingspartner, die Methode ebenfalls anzupacken und ihr vergleicht eure Zeiten für die einzelnen Übungen. Den Wettbewerbsfaktor sollte man spätestens seit der Geburt von Crossfit nicht mehr unterschätzen. Dazu kommt, dass die Resultate dir mit der Zeit zusätzliche Motivation verpassen. Jeder nur in Shorts bekleidete Blick in den Spiegel macht Lust aufs nächste Workout. Achte zudem bewusst auf deine mentale Leistungsfähigkeit. Dass Krafttraining diese verbessert, ist weitreichend bekannt. Doch auch die kleinen Siege gegen dich selbst sorgen für das Gute-Laune-Gefühl abgehakter To-dos. Performance-Fachmann Steven Kotler unterstreicht in seinem genialen Buch *The Art of Impossible* nicht ohne Grund, dass eine Krafttrainingsroutine den Weg zum sagenumwobenen Flow erleichtern kann.

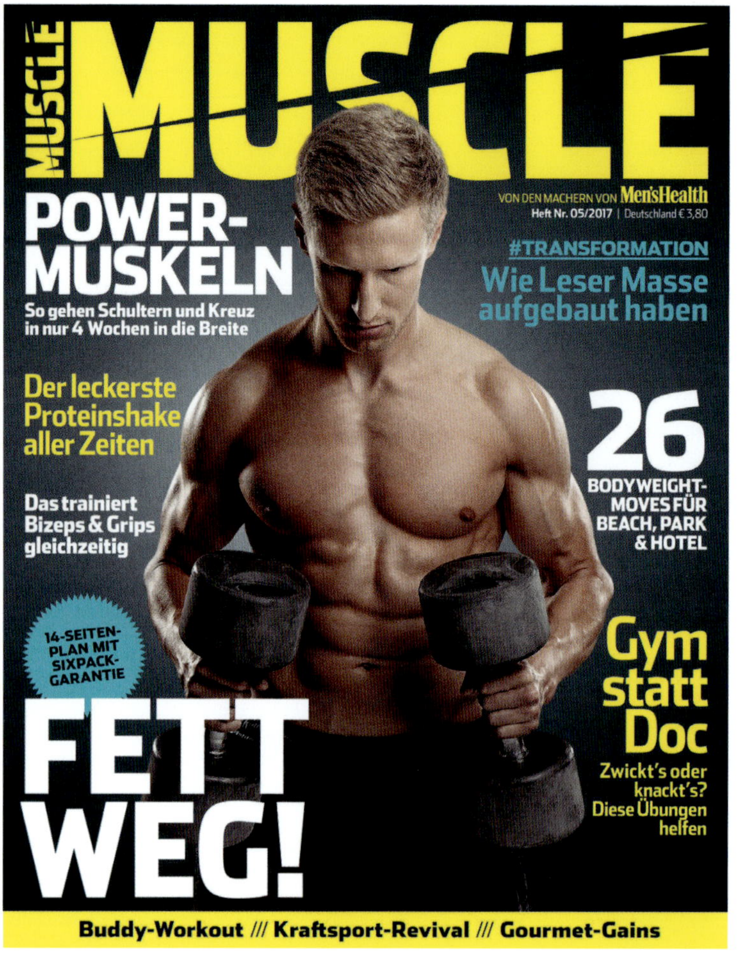

Nicht ohne Grund habe ich beim ersten Cover-Shooting meines Lebens zwei Kurzhanteln mit vor die Kamera geholt. Denn ohne diese zwei Kollegen wäre ich nie in diese Form gekommen. Somit ist es nur logisch, dass die beiden auch im folgenden Workout das einzig notwendige Tool darstellen. Zudem steht ohnehin ein staubiges Paar unter fast jedem Männerbett – vom Studenten bis zum rüstigen Rentner. Das hoffe ich zumindest.

Dein Plan zum Durchstarten

Du fackelst nicht lange? Dann kannst du mit diesem konkreten Trainingsplan unmittelbar loslegen. An Equipment benötigst du lediglich ein paar im Gewicht verstellbare Kurzhanteln. Beide Workouts solltest du wechselweise in deine Trainingswoche einbauen, sodass du unterm Strich auf 3 Einheiten in 7 Tagen kommst. In jeder Woche kommt also eines der Workouts doppelt vor. Als vierte Session empfehle ich dir eine Sprinteinheit. Die gewählten Übungen decken die wichtigsten Muskelgruppen deines Körpers ab. Alternativ zum Ganzkörpertraining kannst du natürlich auch einen Zweier- oder Dreier-Split wählen (Ober-/Unterkörper, Push/Pull/Beine und Co.). Für den Muskelaufbau, so argumentiert zumindest Dr. Brad Schoenfeld, einer der Koryphäen im Bereich der Hypertrophie-Forschung, ist kein Ansatz dem anderen großartig überlegen. Der Grund, weshalb ich in 90 Prozent der Fälle das Ganzkörpertraining vorziehe: Wir können so stets bereit und einsatzfähig für die wildesten Aktivitäten und Belastungen bleiben, die uns das Leben in den Weg wirft. Damit meine ich sowohl die körperliche als auch die mentale Komponente. Beispiel: Unmittelbar nach einem zerstörerischen Beintraining wirst du vermutlich nicht dein stärkstes Job-Interview aller Zeiten hinlegen.

Letzter Punkt, bevor du dir die Trainingstabellen auf der folgenden Doppelseite gönnst: Meine konkrete Übungsauswahl deckt alle wichtigen Bewegungsmuster des Ober- und Unterkörpers ab.

Wenn du dir also einen Anschlussplan mit alternativen Übungen bastelst, solltest du dies ebenfalls sicherstellen. Für die untere Körperhälfte gehört also je mindestens eine Variante der Kniebeuge, des Ausfallschritts und der Hüftstreckung hinein. Für den Oberkörper solltest du sowohl drückende als auch ziehende Übungen einbauen. Letztere dürfen gern dominieren, um deine Körperhaltung zu verbessern. Jetzt aber genug der Vorrede! Ab ins Workout, Maschine!

Krafttraining gehackt?

Vielleicht hast du's mittlerweile gemerkt: Ich feiere die Methode, genau wie meine Coaching-Kunden, denen ich sie mit unterschiedlichsten Übungen aufgetischt habe. Ob du auch zum Fan wirst, kannst du nur herausfinden, wenn du den 10+30-Ansatz auch wirklich und vor allem konsequent durchziehst. Mich hat zudem eine Frage brennend interessiert: Ist mein System wirklich so innovativ und effektiv, wie ich es als begeisterter Erfinder beurteile? Das fragte ich einen Sportwissenschaftler, der nie zögert, Bullshit-Methoden in der wilden Welt des Krafttrainings auch als solche zu betiteln. Die Rede ist von Dr. Simon Gavanda, der an der IST-Hochschule in Düsseldorf forscht und lehrt. Muskelaufbau-Methoden gehören zu einem seiner Spezialgebiete. Die Antwort: »Der Ansatz baut auf das Prinzip des Cluster-Trainings, das nicht nur zum Muskelaufbau, sondern auch zur Kraftsteigerung gut funktioniert. Auch die autoregulativen Pausen kennt man aus anderen Systemen, etwa dem PITT Force Training. Als innovativ sehe ich hier tatsächlich den zeitlichen Aspekt, der den Workouts eine fordernde Note verpasst – klingt also vielversprechend.« Puh, allzu weit habe ich mich dann wohl doch nicht aus dem Fenster gelehnt. Doch unterm Strich bleibt's dabei: Jede noch so durchdachte Trainingsmethode wirkt nur dann, wenn der ausführende Athlet auch effektiv arbeitet. Zurück zum Musikvergleich: Stören Nebengeräusche das Hörerlebnis des mit Liebe und Sorgfalt komponierten Liedes, profitiert der Hörer höchstens minimal. Insofern: Handy aus, Tunnelblick an und rein in dein erstes 10+30-Workout! Es könnte das Beste deines Lebens werden.

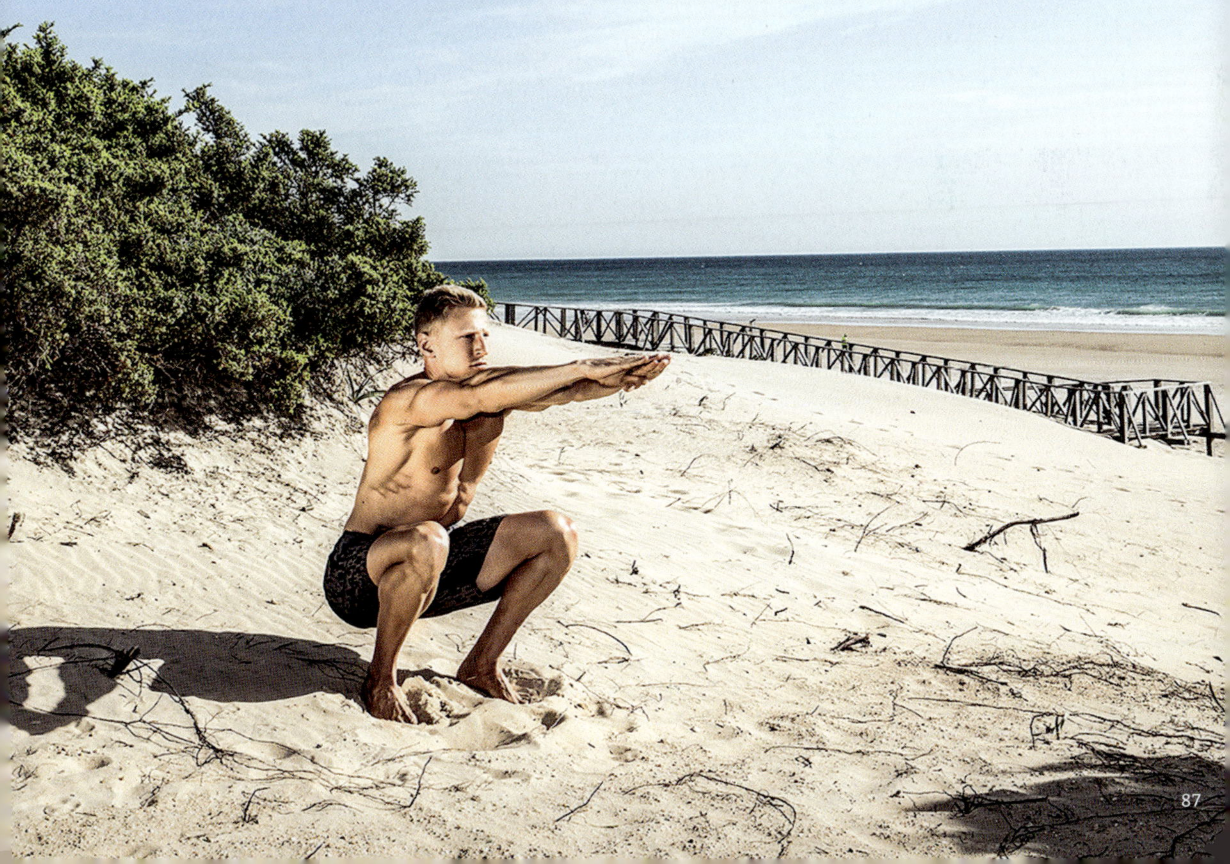

WORKOUT 1: GANZKÖRPER A

NICO AIRONE Training. Ernährung. Erfolge.

WARM-UP		WORKOUT						
BESCHREIBUNG	BELASTUNG	ABLAUF	ÜBUNG	WDH.	TEMPO (EXZ. / KONZ.)	SÄTZE	PAUSE (IN SEK.)	ARBEITS-GEWICHT
Beine gestreckt nach vorne schwingen	10 Wdh. je Seite	A	Reverse Lunges	10+30 je Seite	3/1 Sek.	1+x	60/x	
Beine gestreckt nach außen schwingen	10 Wdh. je Seite	B	Vorgebeugtes Rudern	10+30	3/1 Sek.	1+x	60/x	
Gestreckte Arme horizontal vor dem Körper zu den Seiten schwingen	10 Wdh.	C	Rumänisches Kreuzheben	10+30	3/1 Sek.	1+x	60/x	
Gestreckte Arme kreisen lassen	10 Wdh. je Seite	D	French Press	10+30	3/1 Sek.	1+x	60/x	
Angewinkelte Arme nach oben schwingen (Ellenbogen zu den Ohren)	10 Wdh. je Seite	E	Goblet Squats	10+30	3/1 Sek.	1+x	60/x	
Herabschauender Hund	1 Min.	F	Erhöhte Liegestütze	10+30	3/1 Sek.	1+x	60/x	
Statischer Ausfallschritt	30 Sek. je Seite							
Swimmers	10 Wdh.							

Zusätzlich zum dynamischen Stretching vor jeder Übung einen Warm-up-Satz à 4 Wiederholungen machen, aber nur mit der Hälfte deines Arbeitsgewichts. Tempo: 3/1 Sekunden. Erledigt? Dann Feuer frei!

Jede Übung (außer F) so schwer mit Kurzhanteln beladen, dass du die 10 Wiederholungen gerade noch mit sauberer Technik schaffst. Bei einseitigen Übungen (hier nur A) gehst du so vor, dass du stets wechselweise arbeitest. Du machst also erst deine 10 Wiederholungen mit links, dann mit rechts. Nach der Satzpause ist dann wieder die linke Seite zuerst dran. Die erreichte Wiederholungszahl ist nun jeweils die Benchmark für die rechte Seite. Wichtig: Bei Übung F steigerst du dich, indem du eine steilere Erhöhung wählst. Auf geht's!

Legende: Wdh. = Wiederholung;
Tempo: exz. = exzentrisch, dem Widerstand nachgebend;
konz. = konzentrisch, den Widerstand überwindend;
Pause = Pause zwischen den Sätzen

WORKOUT 2: GANZKÖRPER B

NICO AIRONE Training Ernährung Erfolge

WARM-UP		WORKOUT							
BESCHREIBUNG	BELASTUNG	ABLAUF	ÜBUNG	WDH.	TEMPO (EXZ. / KONZ.)	SÄTZE	PAUSE (IN SEK.)	ARBEITS-GEWICHT	
Beine gestreckt nach vorne schwingen	10 Wdh. je Seite	A	Reverse Flys	10+30	3/1 Sek.	1+x	60/x		
Beine gestreckt nach außen schwingen	10 Wdh. je Seite	B	Bulgarian Split Squats	10+30 je Seite	3/1 Sek.	1+x	60/x		
Gestreckte Arme horizontal vor dem Körper zu den Seiten schwingen	10 Wdh.	C	Floor Press	10+30	3/1 Sek.	1+x	60/x		
Gestreckte Arme kreisen lassen	10 Wdh. je Seite	D	Kniebeugen mit Kurzhanteln	10+30	3/1 Sek.	1+x	60/x		
Angewinkelte Arme nach oben schwingen (Ellenbogen zu den Ohren)	10 Wdh. je Seite	E	Supinations-Curls	10+30	3/1 Sek.	1+x	60/x		
Tiefer Kniebeugen-Sitz	1 Min.	F	Good Mornings	10+30	3/1 Sek.	1+x	60/x		
YWs	10 Wdh.								
Einbeiniges Hüftheben im Liegen	10 Wdh. je Seite								

Zusätzlich zum dynamischen Stretching vor jeder Übung einen Warm-up-Satz à 4 Wiederholungen machen, aber nur mit der Hälfte deines Arbeitsgewichts. Tempo: 3/1 Sekunden. Erledigt? Dann Feuer frei!

Jede Übung so schwer mit Kurzhanteln beladen, dass du die 10 Wiederholungen gerade noch mit sauberer Technik schaffst. Bei einseitigen Übungen (hier nur B) gehst du so vor, dass du stets wechselweise arbeitest. Du machst also erst deine 10 Wiederholungen mit links, dann mit rechts. Nach der Satzpause ist dann wieder die linke Seite zuerst dran. Die erreichte Wiederholungszahl ist nun jeweils die Benchmark für die rechte Seite. Wichtig: Bei Übung D die Hanteln seitlich neben dem Körper halten. Worauf wartest du noch? Let's go!

Legende: Wdh. = Wiederholung;
Tempo: exz. = exzentrisch, dem Widerstand nachgebend;
konz. = konzentrisch, den Widerstand überwindend;
Pause = Pause zwischen den Sätzen

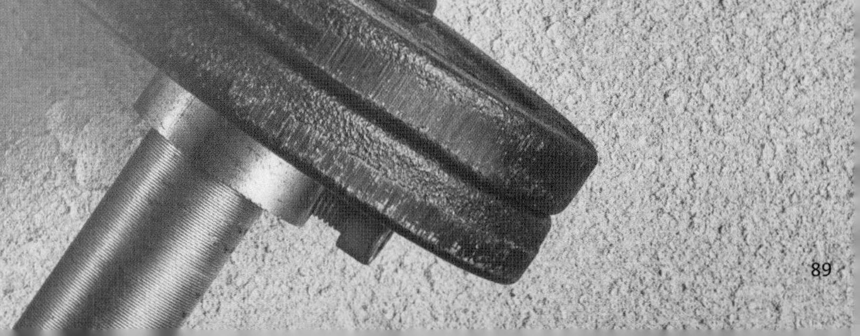

HACK 10

Training im Sekundentakt

Biohacker tracken nicht nur ihre Pulsschläge, sondern auch die Zeit dazwischen – die sogenannte Herzfrequenzvariabilität (HRV). Für die Leistungsfähigkeit ist dies das Maß schlechthin, heißt es. Also habe ich mir die HRV mal genauer und über einen längeren Zeitraum angeschaut. Ob sich das Zählen ausgezahlt hat?

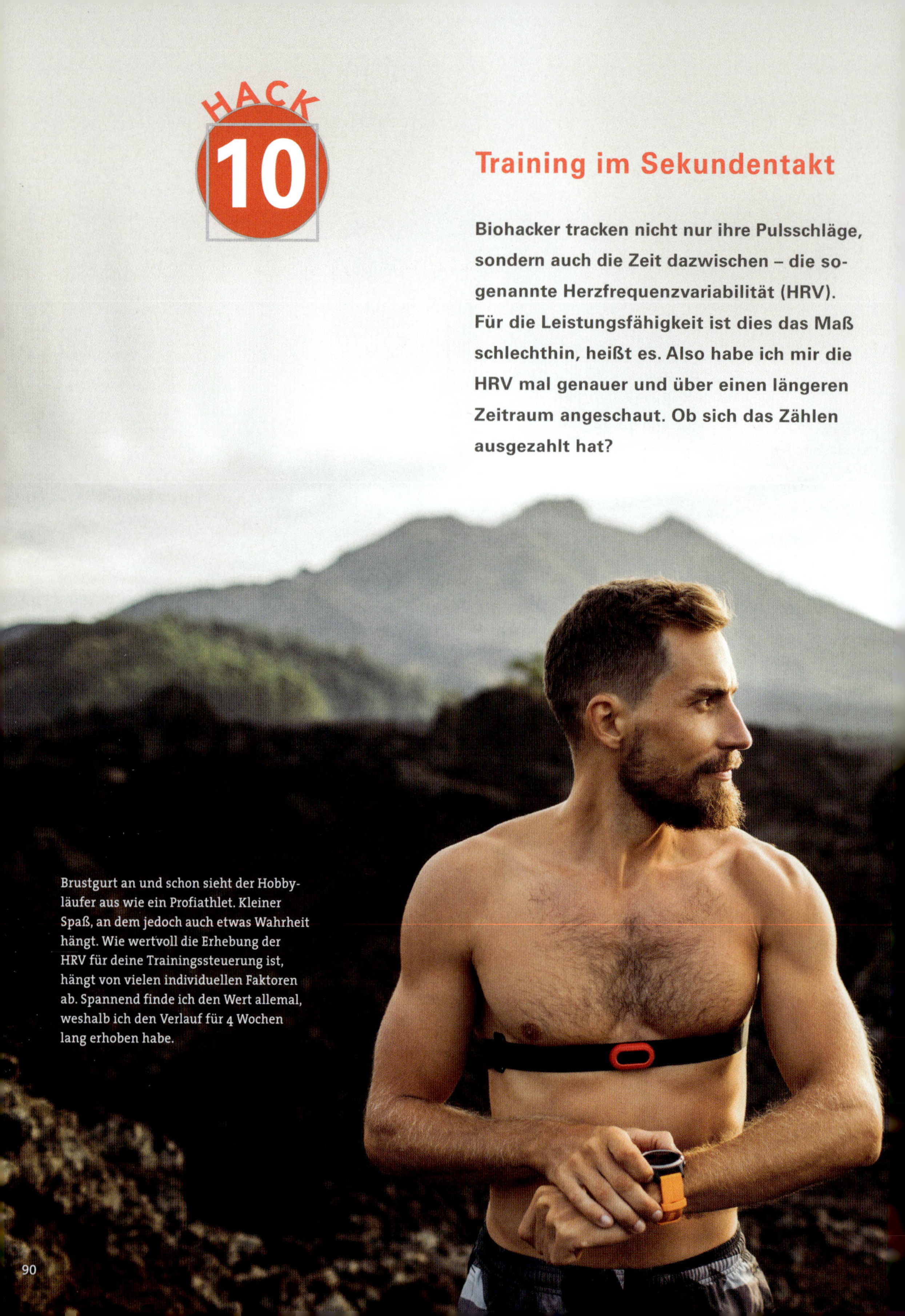

Brustgurt an und schon sieht der Hobbyläufer aus wie ein Profiathlet. Kleiner Spaß, an dem jedoch auch etwas Wahrheit hängt. Wie wertvoll die Erhebung der HRV für deine Trainingssteuerung ist, hängt von vielen individuellen Faktoren ab. Spannend finde ich den Wert allemal, weshalb ich den Verlauf für 4 Wochen lang erhoben habe.

Hand aufs Herz

Die Messung der Herzfrequenzvariabilität ist für viele Sportler, vor allem im Ausdauerbereich, ein alter Hut. Profis benutzen die Heart Rate Variability seit längerem, um Aussagen über ihren Leistungsstand zu bekommen. Mein Kumpel Henning Lenertz, Redakteur beim Laufmagazin *Runner's World* und selbst ein unfassbarer Kilometerfresser, hat schon vor rund 5 Jahren in seinen Artikeln zum HRV-Tracking aufgerufen. Doch im Mainstream ist diese Art der Trainingssteuerung immer noch nicht angekommen. Das schloss mich mit ein. Anders gesagt: Andere Biohacker waren mir in diesem Punkt weit voraus, und genau das wollte ich innerhalb von 4 Wochen ändern. Der Plan: meine HRV dokumentieren und mein Training daran anpassen – schließlich sagt einem die Entwicklung dieses Wertes, ob ein Trainings- oder ein Ruhetag angeraten ist. Normalerweise trainierte ich das ganze Jahr über 2 Tage in Folge, dann stand 1 Regenerationstag an. In diesem strikten Rhythmus kam es mit Sicherheit schon mal vor, dass insbesondere am zweiten Trainingstag nacheinander Entspannung die bessere Wahl gewesen wäre. Selbst 2 Ruhetage in Folge lohnen sich gelegentlich. Gibt mein Körper mir unmissverständliche Zeichen, rücke ich auch vom gewohnten Takt ab. Anders als das subjektive Körpergefühl kann eine konkrete Messung hierzu handfeste Zahlen liefern – schwarz auf weiß. Das kann speziell dann helfen, wenn sich nicht nur die Frage stellt, ob man trainieren, sondern auch wie man trainieren soll. Anders formuliert lässt sich so die Intensität messgenau und professionell steuern. Klang also mehr als lohnenswert. Let's go!

Was sagt die HRV aus?

Doch noch mal einen Schritt zurück! Bevor ich dir berichte, wie es mir mit der Messung erging, muss erst geklärt werden, wovon man bei der HRV eigentlich genau spricht. Der Wert gibt den Abstand zwischen 2 Herzschlägen wieder, genauer: die Abweichung davon. Je unregelmäßiger also das Herz schlägt, desto höher die HRV. Warum das von Vorteil ist? Weil es dir dadurch leichter fällt, einige Gänge hoch- oder runterzuschalten. Mit dem Wissen im Hinterkopf begann also mein eigener Messmarathon.

Was sagt die Uhr?

Zuvor hatte ich die Finger von der HRV-Dokumentation gelassen, weil es mir zu aufwändig erschien, dafür jeden Tag einen Brustgurt anzulegen. Diese Art der Messung ist zwar höchst präzise, etwa mit dem Vitalmonitor Flow, doch für meine prallgefüllte Morgenroutine definitiv ein To-do zu viel. Zum Glück lässt sich die HRV mittlerweile auch über Smart Tools wie die Apple Watch nehmen, und zwar erstaunlich akkurat, wie zig Tests belegen. Mit einem täglichen Blick auf die Uhr hält sich der Aufwand definitiv in Grenzen.

Trainingspartner am Handgelenk

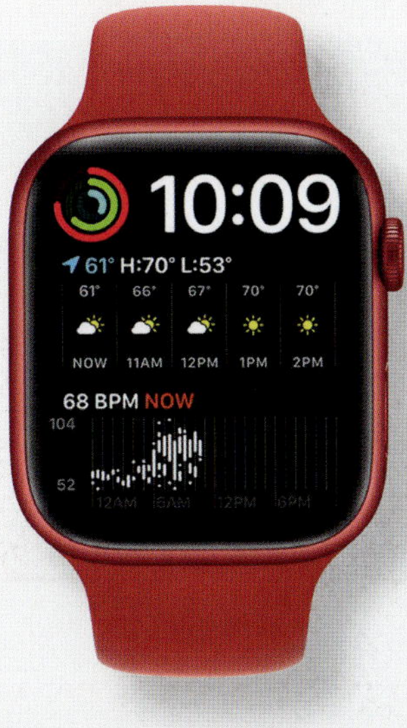

Schon seit Jahren ist die Apple Watch für mich unverzichtbar. Die clevere Uhr dient mir nicht nur als zuverlässiges Messgerät für meine HRV, sondern auch als smarter Trainings-Tracker, der mir wertvolle Infos über meine Performance liefert. Abseits der Workouts pusht mich die Smart Watch, täglich mein ambitioniertes Bewegungsziel von 900 Kalorien zu erreichen. Auch im Personal Training steuere ich etliche Funktionen darüber – vom Pausen-Timing bis hin zur Motivationsmusik. Apple Watch Series 7, ab 430 Euro.

Einzige Schwierigkeit der bequemen Messung per Smart Watch: Die Uhr misst die HRV zu stets variierenden Tageszeiten. Einen validen Wert erhält man aber nur zu stets der gleichen Uhrzeit. Professionelle HRV-Optimierer wie der US-Experte Dr. Jay T. Wiles betonen dies immer wieder. Also schaltete ich eine externe Smartphone-App dazwischen, um die Apple Watch als Quelle zu nutzen, aber nur die manuellen Messungen. *HRV4Training* kann dies und bietet dazu eine Interpretation meiner Daten. Das ist praktisch, denn es gibt keine Optimalwerte für die HRV. Stattdessen muss man seinen individuellen Normbereich, die sogenannte Baseline ermitteln, um Abweichungen festzustellen. Und genau darum ging es bei mir die ersten 14 Tage.

Was sagt die Kurve?

Jeden Morgen direkt nach dem Aufstehen ließ ich meine HRV per Atmen-App auf meiner Uhr ermitteln. Das Ganze dauert nur 7 tiefe Atemzüge lang – ein entspannendes Ritual. Zudem fragt *HRV4Training* täglich subjektive Faktoren wie Müdigkeit und Motivation ab. Ohne Baseline konnte ich mit den Ergebnissen zwar noch nicht viel anfangen. Ich erkannte jedoch, dass meine HRV an Stresstagen niedriger war, auch wenn es trainingsfreie waren. Hintergrund: Als Vater eines

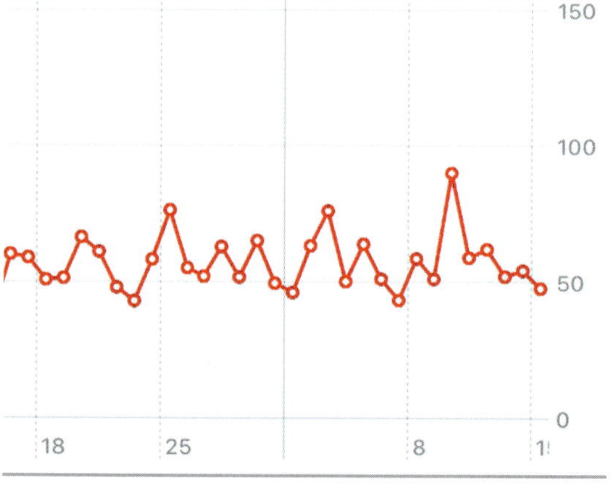

Meine HRV-Kurve über 28 Tage. Wie im echten Leben ist auch bei der Herzfrequenzvariabilität kein Tag wie der andere. Die 3 Höchstwerte kann ich genau auf 3 äußerst entspannte Tage samt Meditation zurückführen, die Tiefstwerte auf stressige Zeiten.

Kleinkindes läuft nicht jede Nacht nach Plan. Aber nicht nur das lässt meinen Stresspegel immer wieder mal steigen, an einigen Tagen mehr als an anderen. Genau das zeigte mir auch der HRV-Trend – fast schon erschreckend genau im Einklang mit meinem Körpergefühl.

Was sagt mein Herz?

Als ich die Baseline schließlich erhielt, war mir die irgendwie herzlich egal. Schließlich hatte ich unterdessen festgestellt, dass die detaillierte Trainingssteuerung für mich eher ein Nebenschauplatz war, zumindest zu diesem Zeitpunkt. Viel hilfreicher fand ich die gewonnene Erkenntnis, dass die HRV bei mir (und vermutlich auch beim Großteil aller Männer) vor allem über das vorherrschende Stresslevel sinkt und steigt. Wie meine Kurve beweist, kann's nach jeder Talfahrt zum Glück auch schnell wieder nach oben gehen. Die beste Nachricht: Dies lässt sich aktiv steuern – über Maßnahmen wie Atemübungen, Spaziergänge in der Natur und erholsamen Schlaf. In Kapitel 4 erwartet dich hierzu mein gesamtes Arsenal an effektiven Anti-Stress-Tools. Eins davon möchte ich dir schon an dieser Stelle präsentieren.

Was sagt dein Stresslevel?

Bewusstes Atmen beruhigt, spazieren gehen auch. Warum also nicht beides kombinieren, um deinen Stresspegel mit doppelter Kraft nach unten zu korrigieren. Wie das, ahh, wie du gehen sollst? In einem gemütlichen, aber konstanten Tempo mit gleichmäßig schnellen Schritten. Nun atmest du 3 Schritte lang ein, um anschließend 6 Schritte lang wieder auszuatmen. Die doppelt so lange Phase der Ausatmung sorgt für den beruhigenden Effekt auf unser Nervensystem. Nach dem du diesen Ablauf mindestens 5 Minuten lang durchgegangen bist (im wahrsten Sinne des Wortes), kannst du dazu übergehen, das Ausatmen weiter in die Länge zu ziehen. Steigere dich dabei schrittweise und fange nicht an, schneller zu schreiten. Du hältst 10 Schritte durch? Klasse! Oder sind sogar 20 drin? Wow! Doch bedenke, dass es sich hier keineswegs um einen Wettbewerb handelt. Wir wollen entspannen. Und wenn du dabei bleibst, den 2-4-Rhythmus bis zum

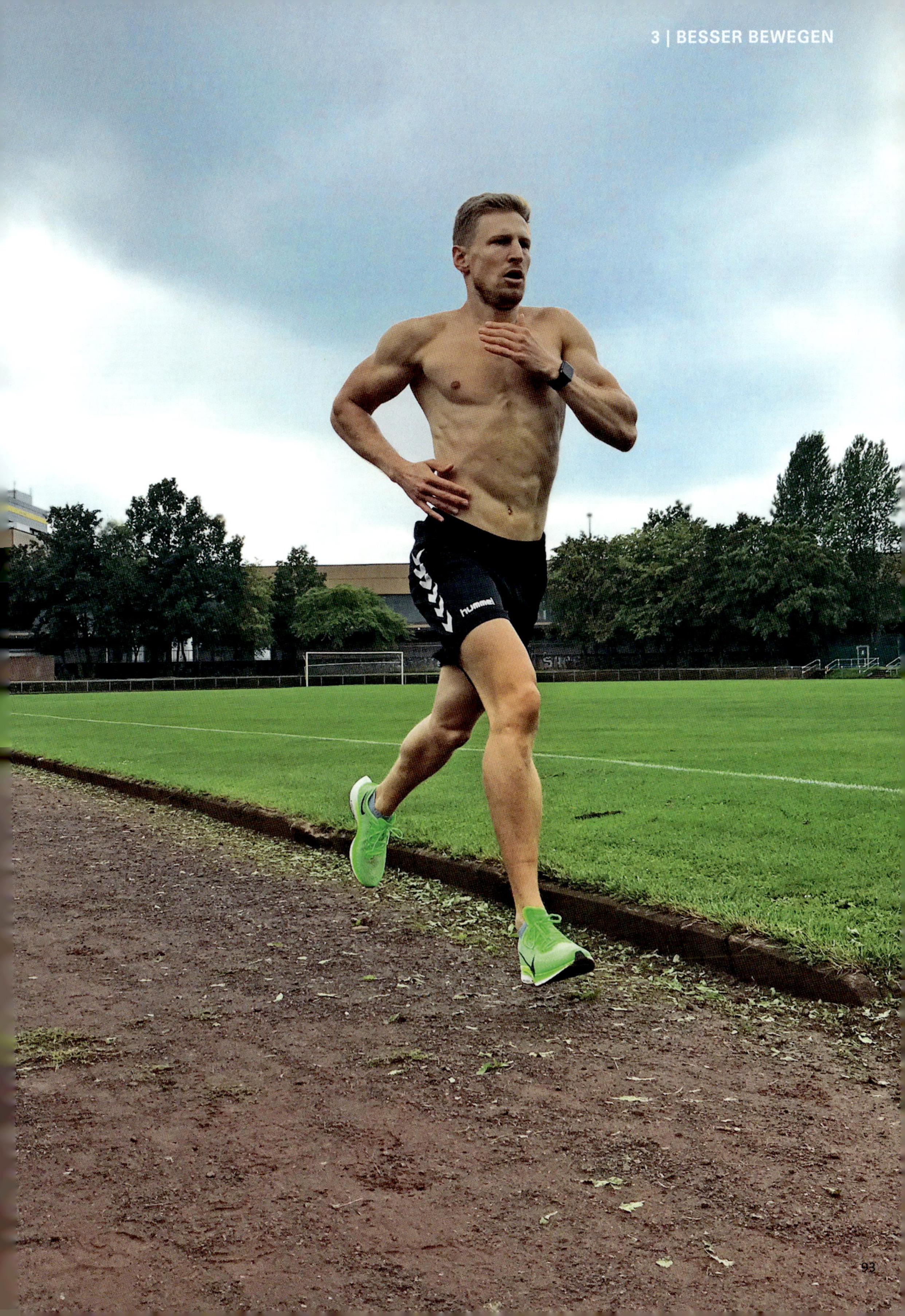
hummel

Ende deines Spaziergangs aufrechtzuerhalten, dann ist das ebenfalls in Ordnung. Der simple, immer gleiche Ablauf wirkt zudem äußerst meditativ. Gleiches gilt übrigens auch für die Gesamtlänge deiner Session. 20 Minuten solltest du dir idealerweise mindestens nehmen, doch auch 10 können an einem hektischen Mittwochmittag bereits Wunder wirken. Also, herausspaziert!

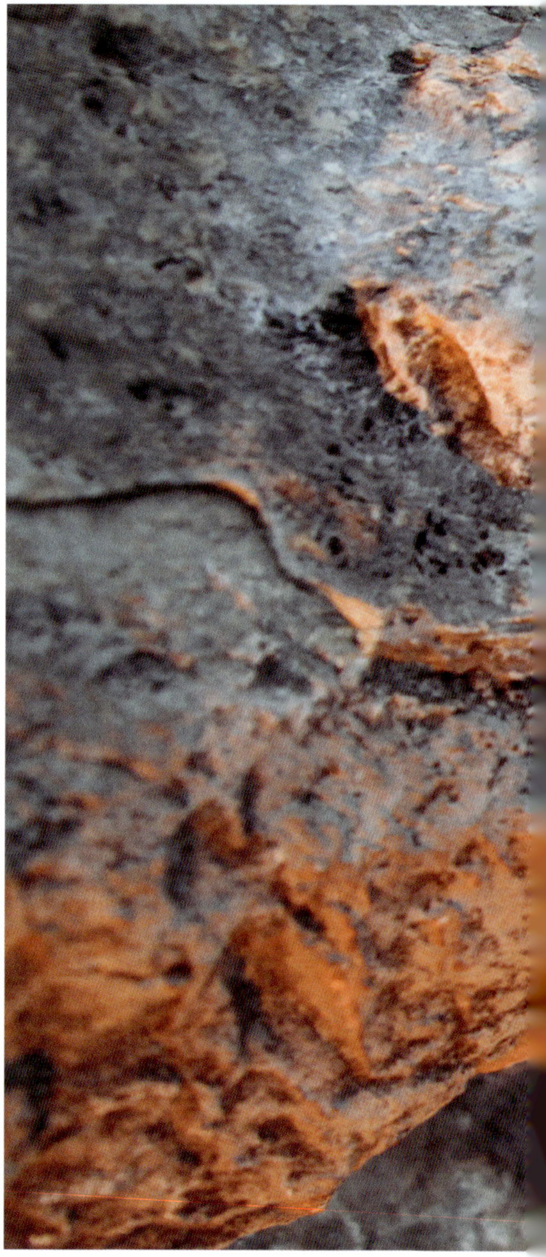

Was sagt dein Gefühl?

Nach Wochen täglicher Analyse meiner HRV wurde ich tatsächlich etwas messmüde. Zwar hat's mich beeindruckt, wie der Wert mit meinem Körpergefühl korrelierte, doch zeigte mir genau das, dass ich meinem Körpergefühl absolut vertrauen kann und dies auch möchte. Verstehe mich bitte nicht falsch! Als Biohacker zelebriere ich die Sammlung und Auswertung körperlicher Daten, um meine Leistungsfähigkeit (und meine Entspannungsfähigkeit) zu steigern. Dabei rede ich jedoch ausschließlich von sinnvoll nutzbaren Daten, auch wenn die HRV eine hohe Aussagekraft hat. Und damit stehen wir vor einer größeren Frage, über deren Antwort man wahrscheinlich ein komplett eigenes Buch füllen könnte: Wie stark sollten wir uns bei der Trainings- und Lifestyle-Optimierung auf die Technik verlassen? Viele Biohacker verlieren sich hier und lassen sich den Tag von schlechten Schlaf-Tracking-Ergebnissen vermiesen, obwohl sie sich eigentlich erholt und fit fühlen. Ich für meinen Teil folge hier einem minimalistischen Ansatz und lege viel Wert auf mein subjektives Wohlempfinden.

Was sagt dein Händedruck?

Die HRV in allen Ehren, doch es gibt noch einen weiteren verlässlichen Test, über den du deine Trainingsintensität clever steuern kannst, den ich dir nicht vorenthalten will. Die Rede ist vom Check deiner Griffkraft. Mithilfe eines sogenannten Hand-Dynamometers lässt sich diese nämlich in Zahlen fassen. Ziemlich cool, oder? Deine Griffkraft kann aber nicht nur diktieren, ob du hart trainieren oder lieber pausieren solltest (ebenfalls ausgehend von deiner persönlichen Baseline), sondern dient auch als genialer Biomarker. Wie ein Artikel in der wissenschaftlichen Fachzeitschrift *Clinical Interventions in Aging* erläutert, erlaubt deine Griffkraft aussagekräftige Rückschlüsse etwa auf deine Muskelkraft, Knochendichte, aber auch auf deine Schlaf- und

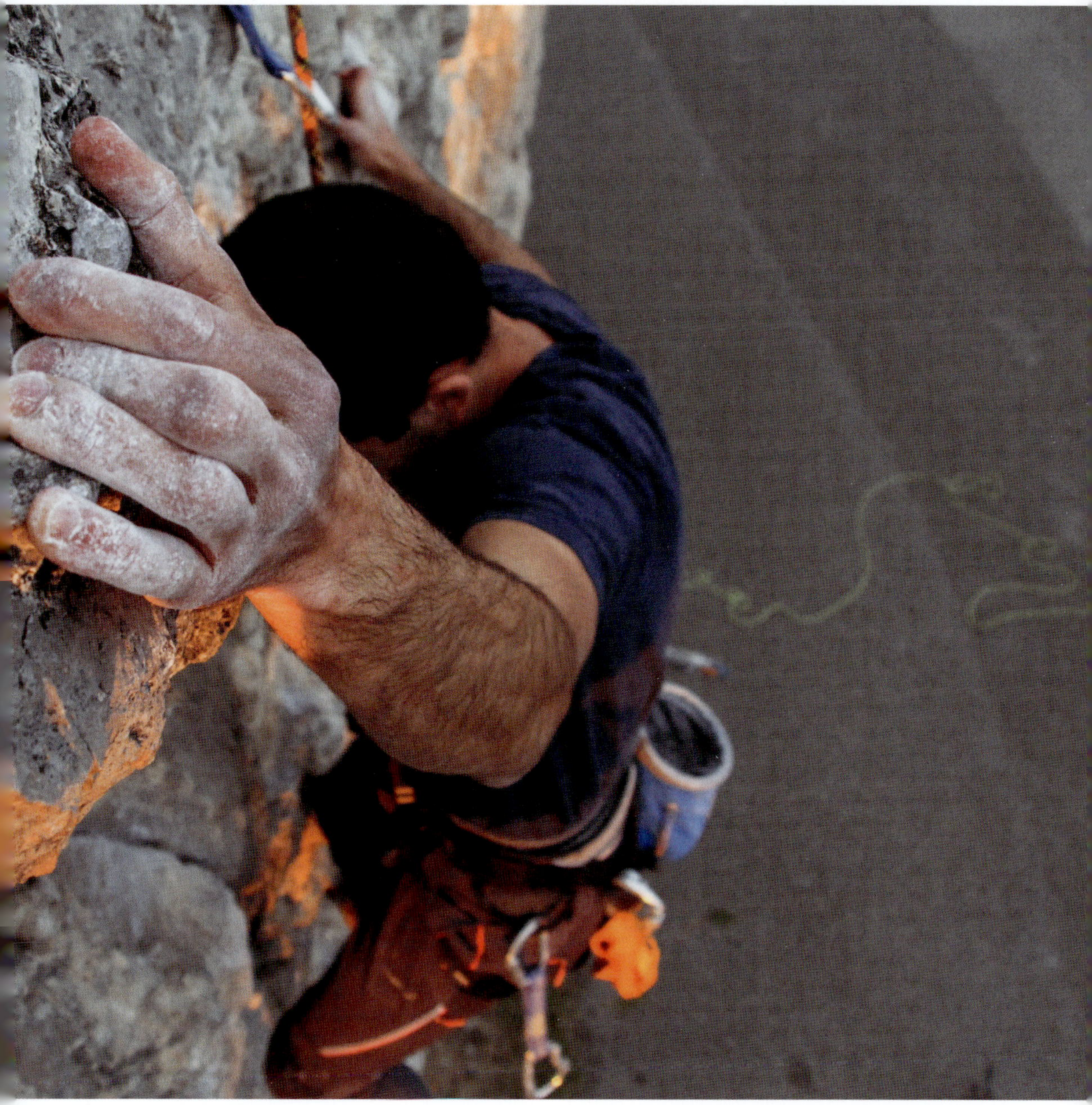

Starke Griffkraft hilft dir nicht nur beim Klettern und Bouldern und kommt beim Händeschütteln selbstbewusst rüber, sondern spricht ebenso für einen gesunden Körper und Geist. Nicht zu vergessen: Auch die HRV ist ein sogenannter Biomarker, der Rückschlüsse auf die körperliche und mentale Gesundheit erlaubt.

Lebensqualität. Außerdem lassen sich darüber sogar Voraussagen über deine zukünftige gesundheitliche Entwicklung treffen. Okay, nun habe ich mich gerade trotz aller Messmüdigkeit selbst motiviert, das nächste Selbstoptimierungsabenteuer anzugehen. Ich teste mich also weiter durch – Hand drauf!

HACK 11

Tool Time

Ein starkes Home-Gym lohnt sich nicht erst seit dem Corona-Lockdown. Selbst an prallgefüllten Arbeitstagen lässt sich damit noch ein wirksames Workout unterbringen, denn Anfahrt und Abstecher in die Umkleide fallen weg. Doch dein Heimstudio steht und fällt mit seiner Ausstattung. Ehrensache, dass ich dir an dieser Stelle meine essenziellen Bestandteile zeige, und zwar für jede Raumgröße. So viel vorweg: Meine Auswahl wird dich garantiert überraschen – und deine Muskeln vor eine Herausforderung stellen.

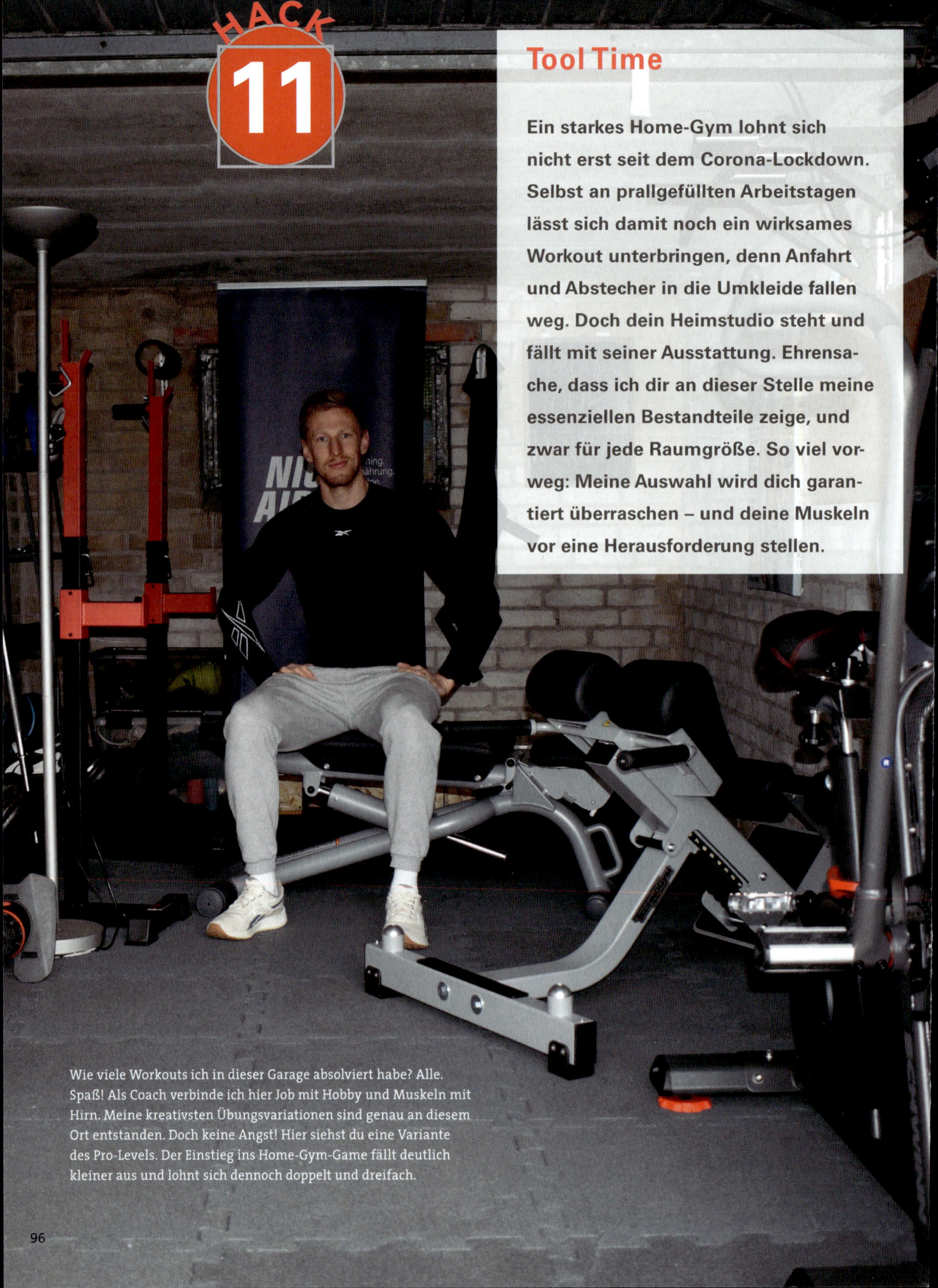

Wie viele Workouts ich in dieser Garage absolviert habe? Alle. Spaß! Als Coach verbinde ich hier Job mit Hobby und Muskeln mit Hirn. Meine kreativsten Übungsvariationen sind genau an diesem Ort entstanden. Doch keine Angst! Hier siehst du eine Variante des Pro-Levels. Der Einstieg ins Home-Gym-Game fällt deutlich kleiner aus und lohnt sich dennoch doppelt und dreifach.

Ist das noch Biohacking?

Es gibt sie – Trainingsgeräte, die aussehen wie Marssonden. Auch preislich kommen diese Hightech-Tools Raumfahrt-Equipment nahe. Doch wenn du genau diese Art der Maschinen hier erwartest, muss ich dich leider enttäuschen. Stattdessen präsentiere ich dir hier die besten Modelle der Tools, die du wahrscheinlich schon mal im Gym gesehen hast – mindestens. Zugegeben, das widerspricht dem Biohacker-Naturell, stets die fortschrittlichste Technologie zu seinen Gunsten einzusetzen. Aber wofür? Letztendlich geht es bei den meisten Hacks doch genau darum, eine Brücke zwischen modernem und ursprünglichem Lebensstil zu schlagen – zurück zu den Wurzeln quasi. Zusammengefasst findest du hier also keine smarten Maschinen, da dein Körper die smarteste Maschine überhaupt ist. Und somit erwarten dich hier durchdachte Investitionen in ein erstklassiges Home-Gym, mit denen du abwechslungsreich und vor allem hocheffektiv trainieren kannst – eben doch ganz im Biohacker-Stil.

Im Gym-Westen nichts Neues

Als Sportredakteur der *Men's Health* habe ich jahrelang die neuesten Trends der Fitnesswelt genauestens im Auge behalten. Dazu tummelte ich mich auf Fachmessen wie die FIBO in Köln oder die ISPO in München, tauschte mich mit Entwicklern und Herstellern aus und recherchierte das Netz hoch und runter. Zwar stieß ich so hin und wieder auf spannende und auch innovative Ansätze, doch unterm Strich kam ich zu dem Ergebnis, dass die stärksten Tool längst erfunden waren und nicht ohne Grund über Jahrzehnte zu Standards wurden. So bewegt sich eine ganze Industriebranche seit Jahren im Kreis. Ist also reines Bodyweight-Training die Lösung? Auf keinen Fall, denn damit schränkst du deine Übungsauswahl unnötig ein. Die Kunst liegt hingegen darin, die für dich sinnvollsten und effektivsten Tools zu identifizieren.

Ehrlich statt elektrisch und entbehrlich

Keine Sorge! Ich gehöre nicht zu den Puristen, die nur aufs heißgeliebte Eisen schwören und Widerstandsbänder mit Springseilen verwechseln. Dennoch tendiere ich zu einer Ausstattung, die du eher in einer Crossfit-Box als in einem EMS-Studio findest. Apropos, das ist ein schöner Vergleich. Schau dir gern mal einen leidenschaftlichen Crossfitter an und frag ihn nach seiner Motivation, Sport zu treiben. Mit hoher Wahrscheinlichkeit wird dir der durchtrainierte Athlet etwas übers Auspowern erzählen (ein menschliches Grundbedürfnis). Nun wiederhole das Gleiche mit einem EMS-Studio-Besucher. Ich würde einen Proteinshake darauf verwetten, dass dir der leicht übergewichtige Typ erklärt, dass er sich ungern bewegt und sein Workout in kürzester Zeit hinter sich gebracht haben möchte. Okay, ich verallgemeinere ein wenig. Dennoch hoffe ich, dass du meinen Punkt verstehst und damit auch den Hintergrund meiner eher klassischen Tool-Empfehlungen. Wieso du dir meine Auswahl trotzdem gönnen solltest? Weil du die biohackenden Effekte des Trainings nur mit ehrlicher Muskelarbeit voll ausschöpfen kannst. Zudem kannst du sichergehen, dass die auserlesenen Modelle die besten ihrer Zunft sind. Also – Infos aufsaugen, Tools auswählen und dein Home-Gym auf- oder ausbauen!

1. Unterm Bett verstaubar: Das Basis-Level

Bitte nicht falsch verstehen! Nur weil dieses Equipment die Einsteigerversion für dein Home-Gym darstellt, heißt das nicht, dass du damit nur Einsteiger-Workouts absolvieren kannst. Im Gegenteil! Die 3 Tools erlauben dir eine riesige Bandbreite an Moves. Daher bildet diese Ausstattung auch die Grundlage für die nächsten Erweiterungsstufen, sprich: Die 3 Level bauen aufeinander auf. Aus diesem Grund empfehle ich dir, bei Lücken hier erst mal aufzustocken, bevor du dir Elemente aus den weiteren Stufen anschaffst. Zudem rate ich dir, beim Aufstocken sogar in der angegebenen Reihenfolge vorzugehen. Praktisch: Für das Basis-Level benötigst du tatsächlich null Stauraum, da du die beiden mobilen Geräte bequem unter dein Bett schieben kannst. Das dritte Trainingsgerät befestigst du einmalig an einem Ort, der deinen Wohnraum eher verschönert als beeinträchtigt. Gehen wir nun also ins Detail – konkret sprechen wir über diese Tools:

a) Härtende Hanteln

Am Klassiker der Heimstudio-Ausstattung nervt klassischerweise nur eines: ständig an den Drehverschlüssen zu werkeln. Findet man dann noch die passenden Scheiben nicht auf Anhieb, wird jede noch so lange Satzpause zur Herausforderung. Als Lösung bieten diverse Hersteller Steck- und Drehsysteme, um vom aktuellen zum gewünschten Arbeitsgewicht zu kommen. Klar mögen diese cleveren Kurzhanteln auf den ersten Blick kostspieliger wirken als das übliche Einsteiger-Set, doch stecken in diesem Set ganze 9 verschiedene Kurzhantel-Duos (4,5 bis 23 Kilo). Addiert man dazu die angesprochene Zeitersparnis, sehe ich den Power Block als die deutlich bessere Wahl. Wenn ich als Coach zu einem Outdoor-Training fahre, landet daher genau dieses Modell auf meinem Beifahrersitz. Anfangs zweifelte ich zwar, ob der Plastikstift auch dauerhaft stabil bleibt, doch den Test der Zeit hat auch dieser eindeutig bestanden.

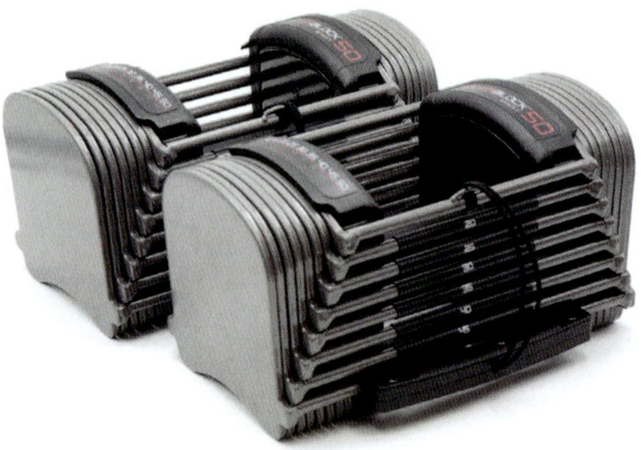

Sport 50 von PowerBlock, gibt's bei www.artzt.eu, um 500 Euro.

b) Druckvolle Dehnbänder

Die Gummis sind nicht nur im Home-Gym essenziell, sondern auch eine unverzichtbare Reisebegleitung – zumindest für mich. Das Set besteht aus verschiedenen Stärken, was bei jeder Übung eine individuelle Abstimmung auf dein Trainingslevel erlaubt. Einsetzen lassen sich die Bänder für unterschiedlichste Zwecke. Du kannst damit Bodyweight-Übungen erschweren, aber auch Hantelübungen ergänzen und so anpassen. Zudem existieren zahllose reine Widerstandsbandübungen (nicht nur, aber auch

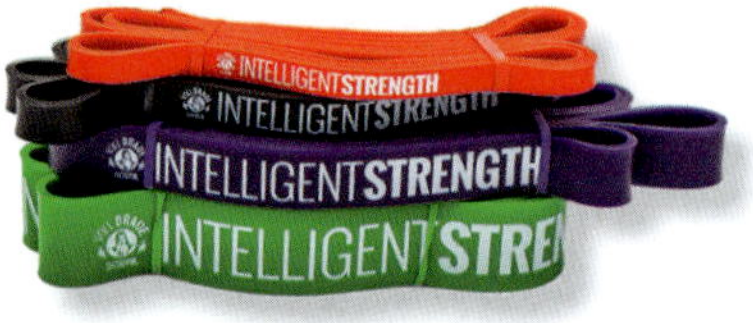

Widerstandsbänder-Set von Intelligent Strength, um 70 Euro.

für mehr Beweglichkeit). Natürlich bieten etliche Marken ihre eigenen Bänder an, doch mit diesem spezifischen Set habe ich auch in puncto Haltbarkeit sehr gute Erfahrungen gemacht.

c) Bezaubernde Bar

Nein, eine hauseigene Bar samt Zapfanlage empfehle ich dir nicht. Schließlich solltest du in deinem Home-Gym lediglich ungenutzte Energiereserven anzapfen. Stattdessen spreche ich von einer Pull-up-Bar, also von einer Klimmzugstange. Doch ehrlich gesagt wird der Begriff Stange diesem Modell nicht gerecht, da dir die Vorrichtung 6 verschiedene Griffvarianten ermöglicht. Für mich am wichtigsten und auch für Klimmzug-Novizen mehr als hilfreich: der Parallelgriff. Von alternativen Konstruktionen im Türrahmen rate ich dir wärmstens ab, weil sich dadurch der Türstock oftmals unschön verzieht. Oberhalb einer häufig frequentierten Tür hingegen ist ein smarter Ort zur Anbringung dieses Edelstahlsystems. So lässt sich nämlich folgende Challenge bestens umsetzen: 3 Klimmzüge jedes Mal, wenn du den Durchgang passierst. Dein Rücken wird's dir später danken – in Form von spürbar mehr Power.

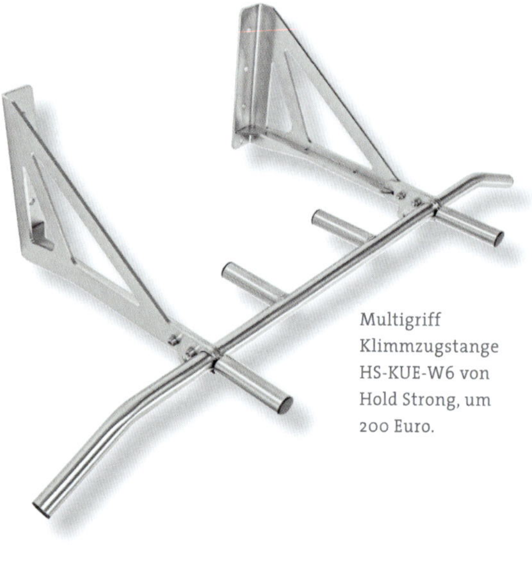

Multigriff Klimmzugstange HS-KUE-W6 von Hold Strong, um 200 Euro.

2. Erweitertes Mobiliar: das Fortgeschrittenen-Level

Liegt dir die komplette Basis vor, wartet das nächste Home-Gym-Level schon auf dich. Damit multiplizieren wir deine umsetzbaren Übungsvariationen um ein Vielfaches. Allein die Trainingsbank erlaubt dir fortgeschrittenes Oberkörpertraining, dient aber auch als Erhöhung für etliche Bein- oder Core-Übungen. Über Langhantel und die handgelenkfreundlichere SZ-Stange brauche ich wohl kaum Worte zu verlieren, außer, dass beide fast in meiner Basisauswahl gelandet wären. Die Dip-Holme, die deine Trainingsvielfalt zusätzlich nach oben korrigieren, kannst du notfalls auch als Wäscheständer nutzen. Bedenke dennoch, dass du für dieses Level Platz brauchst, wobei sich der in Grenzen hält. Eine Wohnzimmerecke oder ein kleiner Raum genügen.

a) Schockende Stangen

Das alte Kurzhantelproblem, dein Arbeitsgewicht in kurzen Satzpausen schnell zu verändern, herrscht natürlich auch bei Langhantel- und SZ-Stangen. Hier schwöre ich nicht auf eine Steck-, sondern auf eine Drehlösung. Ganz ohne wild herum(f)liegende Gewichtsscheiben werden die beiden Stangen überhaupt erst zu einer Option für die eigenen Wohnräume. Genial an dieser Kombi ist zudem, dass beide Stangen dieselbe Wechselstation nutzen. Insgesamt warten 7 Gewichtsstufen von 9 bis 36 Kilo (in 4,5-Kilo-Schritten) auf deine Wiederholungen. Für mehr Gewicht lässt sich das Set mit 4 zusätzlichen Gewichtseinstellungen um weitere 18 Kilo auf 54 Kilo erweitern.

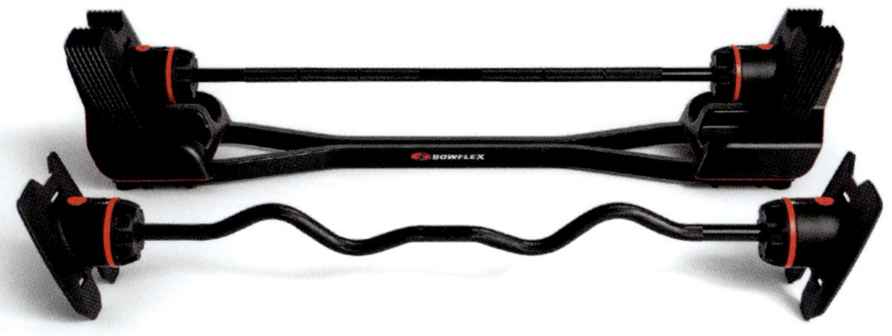

SelectTech 2080 von Bowflex, um 700 Euro.

b) Bewegende Bank

Bei dieser Bank bekommst du noch Zinsen – in Form von Muskelzuwachs. 7 Rücken- und 3 Sitzpositionen kannst du hier frei kombinieren. Das Liegegefühl: nicht zu hart, nicht zu weich. Zudem sollte eine überzeugende Home-Gym-Bank kompakt, stabil, aber auch verschiebbar sein. Alle 3 Faktoren deckt dieses Modell ab. Gehen Bänke irgendwo kaputt, dann in der Regel zuerst an den Rollen, danach irgendwo am Polster, doch hier sehe ich durch mehr als solide Verarbeitung keinerlei Gefahr. Und ja, der Preis ist eine Ansage. Allerdings kann ich aus eigener Erfahrung festhalten: Eine einmalige Investition in eine Premiumbank fällt unterm Strich günstiger aus als ein Schnäppchen, das du alle paar Jahre erneuern musst. Also ran ans Bankdrücken!

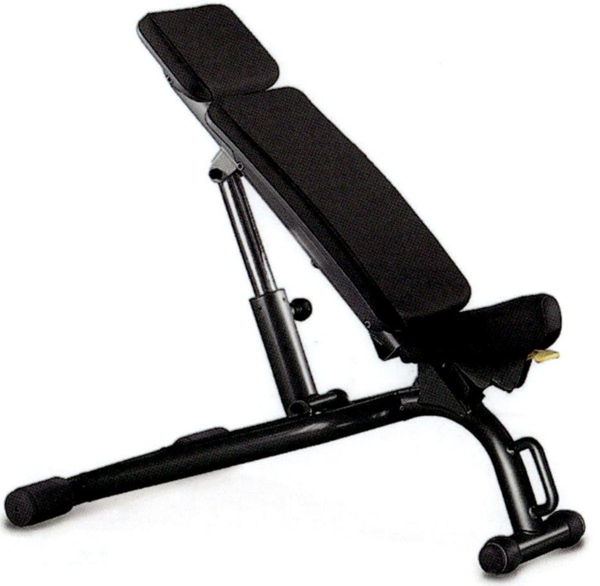

Adjustable Bench von Technogym, um 1.200 Euro

c) Stärkende Station

Zeit für ein paar Dips! Wie bitte, Aioli und Guacamole mitten im Workout? Nicht doch! Hier geht's einzig um die herrliche Push-Übung für Trizeps, Brust und Schultern. Doch auch ziehende Bewegungen lassen sich an dieser Station bestens durchführen, etwa das umgekehrte Rudern in diversen Variationen. Zudem erlauben die beiden einzelnen Edelstahlbarren eine individuelle Griffbreite und stehen dank der 4 Gummifüße bombenfest – top!

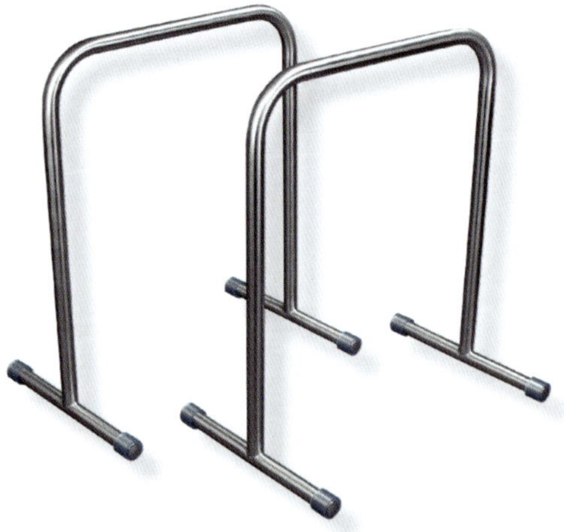

Dip-Barren von Rotfuß (www.klimmzugstangen.de), um 270 Euro.

3. Separater Raum: das Profi-Level

Willkommen in der Königsklasse! Hier sind die Freaks zu Hause, zu denen ich mich auch selbst zähle. Nach Fertigstellung deines Fortgeschrittenen-Levels erleichtern wir uns hier das Leben mit einer Langhantelablage. Auf der anderen Seite fordern wir uns mit einem Kabelzug und dadurch unzähligen weiteren Übungen neu heraus. Zudem erhält ein Kardiogerät Einzug in dein Home-Gym. Lange habe ich überlegt, ob ich ein Rudergerät oder ein Air Bike vorziehe. Letzteres machte schließlich aufgrund der unilateralen Bewegungen das Rennen. Keine Frage, dass du für diese Konstellation ein eigenes Zimmer, einen Keller oder eine Garage benötigst. Überlege also schon mal, welche Fitnessikonen dir hier auf Postern oder gerahmten Bildern die gewisse Extramotivation verpassen sollen.

a) Athletische Ablage

Hier kommt eine weitere sinnvolle Anlage, denn diese Ablage liefert ab. Stehen Beinübungen oder Bankdrücken mit Langhantel auf dem Programm, führt langfristig kein Weg an einem sogenannten Squat Rack vorbei. Das Coole an diesem Modell: Anders als bei einem nach oben geschlossenen Full Rack sparen wir hier extrem an Platz. Zudem lässt sich der Abstand zwischen den 2 stabilen Ständer ebenso anpassen wie ihre Höhe. Zwar kommen wir bei typischen Biohacker-Workouts selten in Sphären mit maximalem Gewicht, doch beruhigt mich der Gedanke trotzdem, dass dieses Stahlkonstruktion bis zu 200 Kilo sicher trägt. Ganz nebenbei kommt dieses Rack mit einem genialen Preis-Leistungs-Verhältnis um die Ecke.

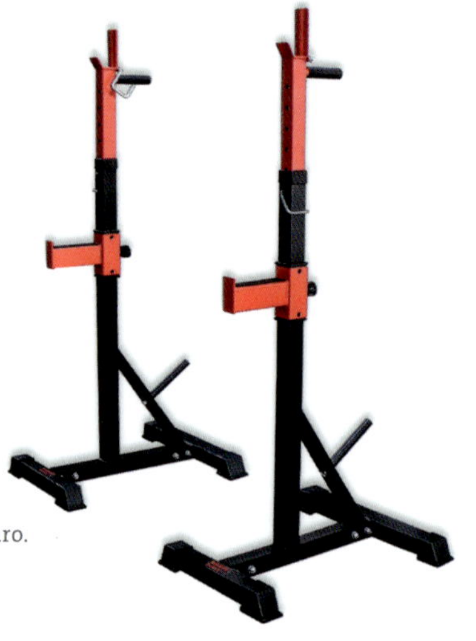

Squat Rack 2.0 von Lukadora, um 220 Euro.

b) Stabilisierender Strecker

Eine weitere Überraschung – der gute, alte Rückenstrecker. Wie viele Übungsvarianten dir dieser Kraftklassiker bescheren kann, erstaunt mich immer wieder. Aus diesem Grund halte ich die Vorrichtung für eine der unterschätztesten Gym-Elemente überhaupt. Auch für die Entwicklung der enorm wichtigen Gesäßmuskulatur (deine größte Fatburn-Waffe) und der Beinbeuger lohnt sich der regelmäßige Einsatz. Was ein guter Rückenstrecker können muss? 4 Dinge. Er muss fein justierbar, stabil, bequem und langlebig sein. Meine Bewertung für dieses Modell: check, check, check, check.

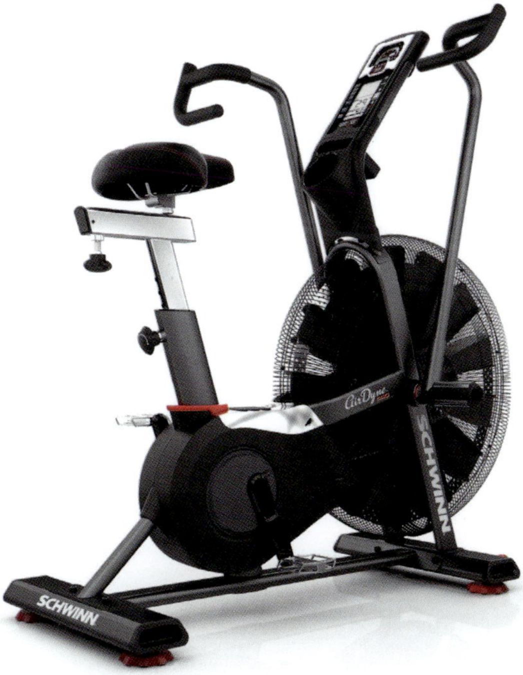

Airdyne AD8 von Schwinn, um 1500 Euro.

c) Boostendes Bike

Achtung, hier kommt eine Höllenmaschine! Ja, ich habe zuvor geschrieben, dass ich mich von High-Tech im Home-Gym fernhalte. Und dazu stehe ich auch weiterhin. Zwar setzt das Bike auf moderne Luftwiderstandstechnologie, doch der Motor bist du auch hier nur du selbst. Wer schon mal auf einem ähnlichen Monstrum saß, der weiß, wovon ich spreche: Anders als beim Radergometer erwartet dich hier eine intensive Ganzkörperbelastung – perfekt für HIIT-, aber auch für Regenerations-Sessions. Genial an diesem Modell: diverse Griffmöglichkeiten, eine vergleichsweise geringe Lautstärke und ein einfach steuerbares Display. Schließlich hat man auf diesem Teil null Kapazitäten für komplexe Bedienung.

Zeit für die nächste Katastrophe?

Bitte nicht! Doch sollte sie eintreffen, bist du zumindest bestens gerüstet, um deinen Körper weiterhin zu stärken. Die Corona-Pandemie hat uns gezeigt, wie schnell die Türen der Fitnessstudios plötzlich geschlossen sein können. Natürlich wünsche ich niemandem von uns weder eine vergleichbare Situation noch einen weiteren Lockdown, doch in puncto Fitness hat uns dieser Einschnitt wachgerüttelt. Ab sofort können viele von uns autark trainieren. So handhabe ich es mittlerweile auch. Klar, als Fitness-Freak bin ich weiterhin gleich in mehreren Studios Mitglied und genieße dort jede schweißtreibende Minute. Dennoch findet der Großteil meiner Workouts in der Garage statt. Meine gewagte, aber ernstgemeinte Vision für die Zukunft: Trainingsräume gehören ebenso zu jedem Grundriss wie Badezimmer und Küchen. Zugegeben: Bis dahin ist der Weg noch lang. Doch mit deinem Home-Gym, egal in welcher Größe, kannst du dich schon heute zu den Fitness-Futuristen zählen.

Lower Back Bench von Technogym, um 1.200 Euro.

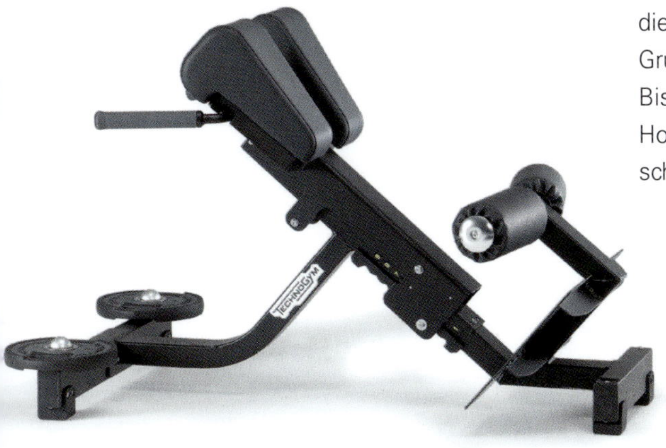

HACK 12

Kürzestes Workout der Welt

Wie bitte, ein 30-sekündiges Training? Das bringt doch nichts. Falsch! Die sogenannten Mikro-Workouts sind sogar echte Booster für deine körperliche, aber vor allem für deine mentale Leistungsfähigkeit. Zudem profitieren Körperhaltung, Regeneration und vernachlässigte Muskelgruppen von den massiv unterschätzten Turbo-Sessions. Keine Frage, dass mich diese ausnahmslos durch meinen Arbeitstag begleiten – und höchste Zeit für dich, ebenfalls damit zu beginnen.

Bewegte Pause

Freudestrahlend und mit ohrenbetäubendem Geschrei sprinteten wir vom Klassenraum nach draußen, sobald die Pausenglocke ertönte. Kannst du dich auch noch an deine Grundschulzeit erinnern? Auf dem Hof spielten wir Fußball, Tischtennis oder Fangen bis zur letzten Sekunde der großen Pause und gern auch noch etwas länger. Obwohl das den Lehrkräften weniger gut gefiel, muss ich heute rückblickend sagen: Instinktiv haben wir damals alles richtig gemacht. Ohne zweimal zu überlegen schenkten wir unserem Körper die maximal mögliche Dosis an Bewegung. Schließlich ist Bewegung ein Teil unser körperlichen Daseinsberechtigung. Im Laufe des Erwachsenwerdens verlieren die meisten von uns leider genau diesen Instinkt. Unsere Gesellschaft verlangt nach mentaler Leistung und bereitet uns genau auf diese Art des Broterwerbs vor. Grundsätzlich lässt sich da nichts gegen einwenden. Auch ich verdiene den Großteil meiner Brötchen (natürlich glutenfreie) mit geistiger Arbeit. Doch leider driften wir an dem Punkt in die falsche

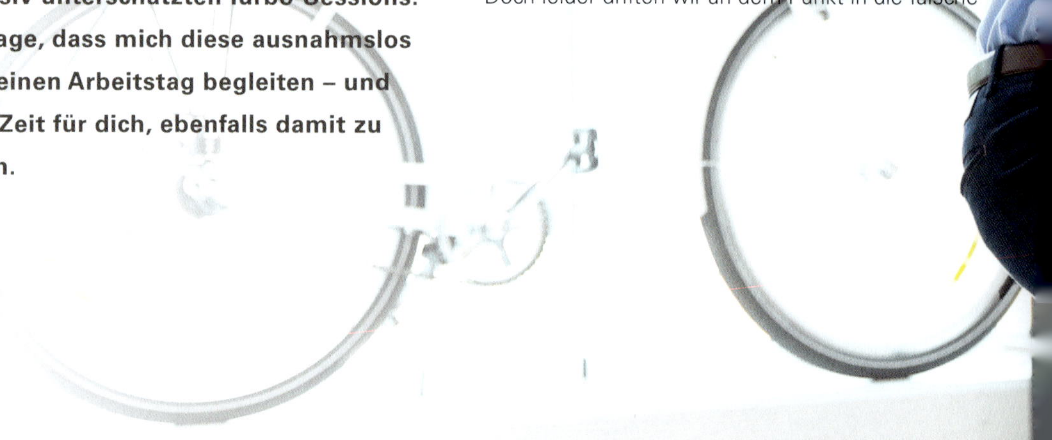

Selbst im feinen Zwirn eine mehr als smarte Business-Entscheidung: Mikro-Workouts sind so kurz, dass du kaum ins Schwitzen kommst, dich danach aber dennoch wie ein anderer Mensch fühlst – körperlich wie kognitiv.

Richtung, wo unsere Sesshaftigkeit die kognitive Performance schmälert. Und genau das ist die Norm. Der Großteil unserer Bevölkerung zieht täglich einen beinahe pausenlosen Sitzmarathon durch. Kombiniert mit ständig und schnell verfügbaren Kalorien hat uns das die rasante Ausbreitung von Übergewicht und damit verbundene Zivilisationskrankheiten beschert. Wir haben also ein Lifestyle-Problem, das nicht nach einer symptom-unterdrückenden Pille, sondern nach einer Lifestyle-Anpassung verlangt.

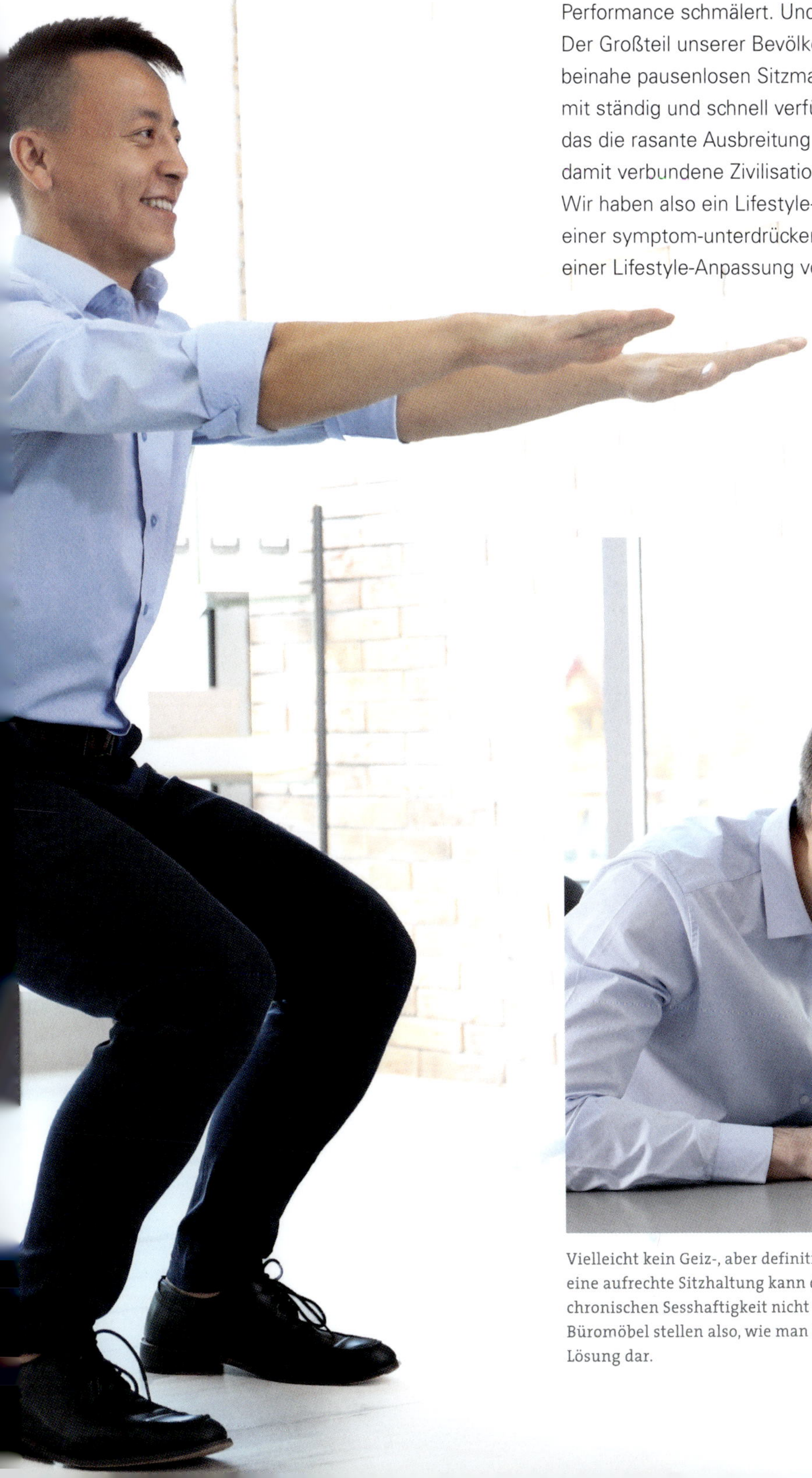

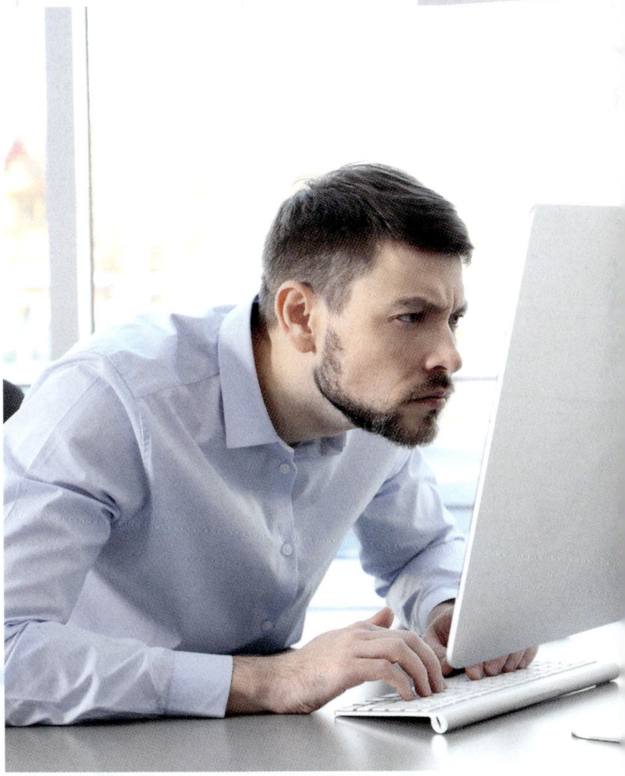

Vielleicht kein Geiz-, aber definitiv ein Geierhals: Doch selbst eine aufrechte Sitzhaltung kann die negativen Folgen unserer chronischen Sesshaftigkeit nicht verhindern. Ergonomische Büromöbel stellen also, wie man hier eindrucksvoll sieht, keine Lösung dar.

Ist Sitzen wirklich das neue Rauchen?

Jein. Denn so catchy die Formulierung auch klingt, die US-Coach Kelly Starrett 2016 in seinem Buch-Klassiker *Deskbound* verwendete, kann sie einen in die falsche Richtung leiten. Ja, langes Sitzen ist ungesund und ein echter Performance-Killer (mehr dazu im Homeoffice Teil ab Seite 152). Doch langes Stehen ist auch nicht die Lösung. Schließlich verharrt dein Körper auch hier in einer dauerhaft starren Position und fährt seine Funktionen auf ein Minimum – wenn auch nicht ganz so extrem wie sitzend. Die gesunde und leistungssteigernde Lösung lautet also:

a) Häufige Wechsel zwischen unterschiedlichsten Sitz-, Knie-, Hock- und Stehpositionen (ebenso Mischformen) – mindestens alle 30 Minuten.
b) Integration von aktiven Pausen, die Körper und Geist neuen Schwung verleihen – den sogenannten Mikro-Workouts.

Beide Maßnahmen greifen optimal ineinander, indem du mindestens jeden zweiten Positionswechsel mit einer bewegenden Pause kombinierst. An einem regulären 8-Stunden-Tag wäre das also 7 Mikro-Workouts, von denen keines länger als 1 Minute dauert. Der Deal lautet also wie folgt: Du investierst täglich weniger als 7 Minuten und erhältst dafür neben einem spürbaren Mental-Push reihenweise körperliche Verbesserungen. Ein derart unschlagbares Angebot erhältst du nicht mal auf dem Hamburger Fischmarkt.

Mini-Workout mit Mini-Equipment

Nachdem ich dich nun hoffentlich von der theoretischen Sinnhaftigkeit der Mikroeinheiten überzeugt habe, geht's in die Praxis. Wie solltest du also diese Kurzzeitunterbrechungen füllen? Mit einem einzigen Satz einer Fitnessübung deiner Wahl. Einfach, oder? Der unkomplizierteste Weg ist es, auf Eigengewichtsübungen zurückzugreifen – 15 Kniebeugen zum Beispiel. Natürlich darfst du auch Trainings-Tools deiner Wahl einbauen. Jedem Büroarbeiter empfehle ich ohnehin, ob im Einzel- oder Gruppenraum tätig, sich ein Widerstandsband in die Schreibtischschublade zu legen. Wer daheim arbeitet, darf gern auch seine Klimmzugstange einsetzen. Du hast Gewicht zur Hand? Fein. Doch übertreibe es nicht, da du schließlich kalt, sprich: ohne Warm-up, in den Satz gehst. Grundsätzlich brauchst du jedoch nicht ein einziges Tool. Noch Ausreden parat?

Letzte Details vor dem Raketenstart

Bei den Wiederholungen bist du ebenso frei wie bei der Übungsauswahl. Ich bewege mich jedoch je nach Übung meist zwischen 10 und 20 Wiederholungen, da man so den Puls hochtreiben können, ohne unser selbst auferlegtes Zeitlimit zu sprengen. Du hast mehr Zeit als 1 Minute? Umso besser. Dann feuere 2 bis 3 Übungen für einen Mini-Zirkel direkt hinterher. Allerdings wiederhole ich mich hier gern: Bereits 1 Minute genügt. Wichtiger als eine Verlängerung der Minute ist mir persönlich, dass du jeden neuen Arbeitstag mit Mikro-Workouts füllst. Die Devise lautet also, dauerhaft am Ball zu bleiben. Einzige Ausnahme: körperlich fordernde Jobs. Und damit meine ich nicht die 100 Meter bis zur Kaffeemaschine. Doch selbst Möbelpackern und sogar professionellen Gehern würden Mikro-Workouts in Form von ausgleichenden Übungen sehr zugutekommen. Letzter Punkt, bevor du direkt mal für ein erstes Mikro-Workout aufstehen darfst, um diese Lese-Session für 1 Minute zu unterbrechen: das Bewegungstempo. Führe die Übung schnell aus, ohne deine Ausführung darunter leiden zu lassen. Bleiben wir beim Beispiel der Bodyweight-Kniebeuge – 1 Sekunde runter, 1 Sekunde wieder hoch. Nach 20 Wiederholungen landen wir bei knackigen 40 Sekunden. So, jetzt bist du dran!

Mentaler Kraftquell

Dass du in einer bewegten Minute nicht den gesamten kognitiven Benefit eines kompletten Workouts einfährst, liegt auf der Hand. Moment – Hand ist das Stichwort. Kanadische Forscher fanden 2017 heraus, dass schon 10 Minuten eines Griffkrafttrainings genügen, dein BDNF zu erhöhen. BDN-was? Die Rede ist vom sogenannten brain-derived neurotrophic factor – ein Protein, das bereits existierende Hirnzellen vor dem Absterben schützt, aber auch neue Neuronen und Synapsen wachsen lässt. Auch dein Erinnerungsvermögen sowie deine Konzentrationsfähigkeit stehen in Zusammenhang mit deinem BDNF-Spiegel. Wenn wir also schon einen signifikanten BDNF-Anstieg provozieren, indem wir 10 Minuten lang eine vergleichsweise kleine Muskelgruppe beanspruchen, so lässt sich zumindest vermuten, dass größere Muskelgruppen diesen Effekt auch in kürzerer Zeit erlauben. Natürlich hängt diese Folgerung von der durchgeführten Übung und der damit verbundenen Intensität ab.

Jäger und Wiederholungssammler

In jedem Fall pushen Mikro-Workouts die Blutzirkulation und damit die Sauerstoffzufuhr zum Hirn. Auch das erhöht unseren mentalen Fokus. Kein Wunder also, dass US-Autor Mark Sisson, ein biohackender Ex-Triathlet, auf die Methode schwört und in seinen zahlreichen Publikationen gebetsmühlenartig empfiehlt. Auf seinem legendären Blog *Mark's Daily Apple* unterstreicht der 68-Jährige, der in puncto Fitness eher an einen 48-Jährigen erinnert, wie natürlich diese Art des Trainings tatsächlich ist: »Mikro-Workouts simulieren die Verhaltensmuster unserer Vorfahren. Neben körperlich fordernden Tagen, die an heutige Crossfit-Workouts oder Hindernisläufe erinnern, führten die Jäger und Sammler zwischen ihren legendären Freizeitaktivitäten auch ganz alltägliche Arbeiten durch. Diese erforderten, schwere Dinge vom Boden zu heben oder steile Böschungen hochzukraxeln.« Mikro-Workouts liegen also schlichtweg in unserer Natur. Sisson spricht zudem von einem Neurotransmitterausstoß, der nicht nur unseren kognitiven Fokus, sondern auch unsere Laune verbessert. Mehr geht nicht! Du willst dich selbst davon überzeugen? Dann kommt hier meine nächste Mikro-Workout-Inspiration für dich, bei der wir uns ganz bewusst in einen höheren Wiederholungsbereich begeben: 100 Seal Jacks. Das sind Jumping Jacks, also Hampelmann-Sprünge, bei denen sich die Hände nicht über dem Kopf, sondern vor der Brust treffen. Wie bitte, jetzt? Ja, jetzt. Und spüre danach mal ganz bewusst, wie sich Körper und Kopf anfühlen. Jump!

Korrektur pur

Während sich der Superhelden-Look durch eine prominente Brustmuskulatur und breite Schultern definiert, geht die Bürohengst-Optik genau in die entgegengesetzte Richtung. Wir sprechen über eingefallene Schultern, einen beinahe horizontalen Hals sowie einen oberen Rücken in Form eines Katzenbuckels, durch den selbst die stärkste Brust keine Chance hat, zur Geltung zu kommen. Das sieht nicht nur schwach aus, sondern kann auch zu nervigen Dauerschmerzen führen.

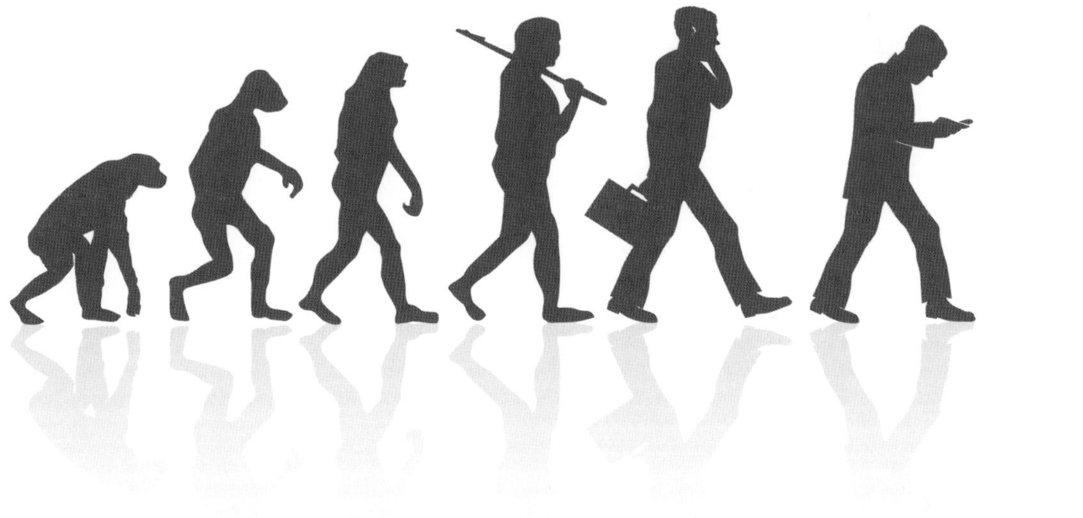

Alles andere als artgerechte Haltung: Auch außerhalb des Büros setzt sich die gekrümmte Position dank des Smartphones oftmals fort. So gesehen entwickeln wir uns gerade von der Errungenschaft des aufrechten Ganges kontinuierlich zurück. Höchste Zeit, endlich wieder Haltung zu zeigen – mit Mikro-Workouts.

Doch selbst wenn du täglich am Schreibtisch arbeitest, heißt das nicht, dass du dich deinem Schicksal tatenlos ergeben musst. Im Gegenteil, denn Mikro-Workouts können einen signifikanten Beitrag zu einer gesunden und selbstbewussten Körperhaltung leisten. Wie? Am effektivsten durch die Doppel S-Kombi: stretchen und stärken. Als simple Marschrichtung kannst du dir merken, dass du die vordere, frontal im Spiegel sichtbare Hälfte deines Körpers primär stretchen und die hintere, im Spiegel unsichtbare Körperhälfte, primär stärken solltest. Somit ergeben sich für die ultimativen Mikro-Workouts für Schreibtischtäter zwei Optionen. Die erste: Du wechselst jede Stunde zwischen einer Dehn- und einer Kräftigungsübung ab. Die zweite (noch effektiver): Du machst aus jedem Mikro-Workout einen Supersatz, sprich: Du lässt auf die Dehn- eine Kraftübung folgen. Die Kombinationsmöglichkeiten sind hier nahezu unendlich. Zu den aus meiner Sicht wirksamsten Supersätzen gehört die Kombi aus dem sogenannten Desktop-Stretch und Band Pull-aparts. Für den Stretch platzierst du beide Handflächen mit gestreckten Armen auf deinem Schreibtisch. Nun beugst du dich mit geradem Rücken vor (nur minimal in die Knie gehen), bis sich dein Kopf zwischen deinen Oberarmen befindet. Hier 1 Minute verharren und mit jeder Ausatmung noch tiefer in die Position sinken. Eine Dehnung solltest du in Brustmuskulatur und Latissimus spüren. Bei den Band Pull-aparts ziehst du ein Widerstandsband vor der Brust auseinander, um so die obere Rückenmuskulatur sowie die der hinteren Schulter zu fordern. Anders als den Desktop-Stretch kannst du die Band Pull-aparts problemlos bei *YouTube* finden und dir den Bewegungsablauf als Video gönnen – solltest du sogar. Probiere diese Kombi (oder eine andere) unbedingt mal aus, implementiere sie dauerhaft in deinen Alltag und transformiere vom Bürohengst zum Büroheld.

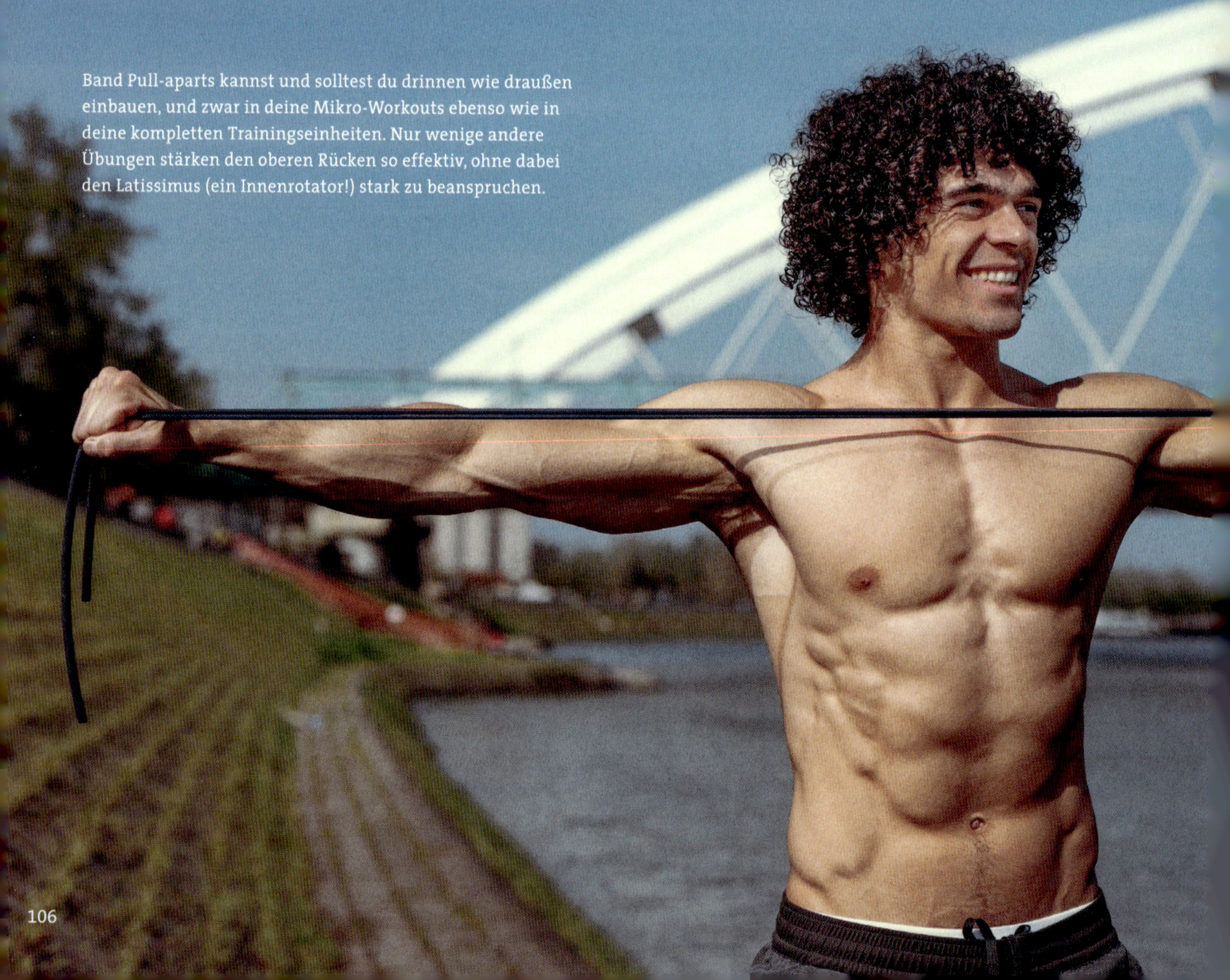

Band Pull-aparts kannst und solltest du drinnen wie draußen einbauen, und zwar in deine Mikro-Workouts ebenso wie in deine kompletten Trainingseinheiten. Nur wenige andere Übungen stärken den oberen Rücken so effektiv, ohne dabei den Latissimus (ein Innenrotator!) stark zu beanspruchen.

Keine Stütze durch Liegestütze

Ja, Liegestütze sind eine effektive Bodyweight-Übung und würden sich rein theoretisch auch für Mikro-Workouts anbieten. Gelegentlich stellt das auch kein Problem dar. Unmittelbar vor einem Meeting etwa kann der Klassiker sogar helfen, mit breiter Brust selbstbewusster aufzutreten. Dennoch solltest du aus 2 Gründen bloß nicht jede bewegte Pause mit Liegestütze füllen. Der 1. Grund: Mit der Brust trainierst du die Muskulatur, die bei dauerhaft gekrümmter Schreibtischhaltung ohnehin verkürzt und stattdessen eher von Dehnung profitieren würde. Selbst wenn du einigermaßen aufrecht sitzt und deine Position immer wieder selbstkritisch korrigierst, arbeitest du beim Tippen der Tasten und Steuern der Maus mit den Händen vor dem Körper. Eine drückende Bewegung on top zu setzen, ist insofern alles andere als smart. Der 2. Grund, weshalb Liegestütze eine suboptimale Wahl für dein Mikro-Workout sind: Du vergibst eine Chance, deinen oberen Rücken zu trainieren. Dieser wiederum kann dich bei der Korrektur deiner Körperhaltung unterstützen, weshalb etwa die bereits erwähnten Band Pull-aparts zu den cleversten Anti-Buckel-Übungen gehören.

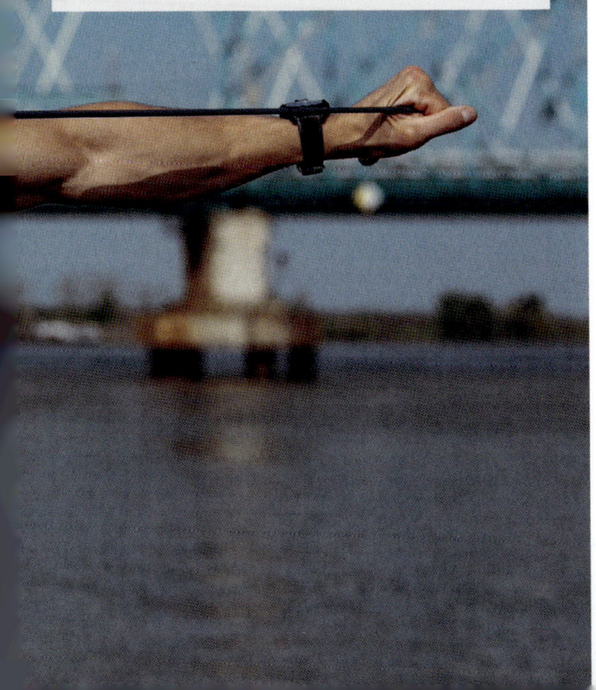

Exzellente Erholung

Ein gutes Training setzt einen adäquaten Reiz, doch die eigentliche Magie setzt erst im Anschluss ein – die Regeneration. Im Rahmen der sogenannten Superkompensation gehst du nach maximaler Erholung mit mehr Power in die nächste Einheit. Die Reparaturprozesse sind somit essenziell für deine Leistungssteigerung. Als Biohacker wissen wir das und bedienen uns einer großen Bandbreite an regenerationsfördernden Maßnahmen – von der Infrarotsauna (ab Seite 120) bis hin zur Kältetherapie (ab Seite 160). Viel naheliegender ist es jedoch, unsere Erholungsphasen aktiv statt passiv zu gestalten. Körperliche Aktivitäten mit niedriger Intensität frischen dich spürbar auf. Spaziergänge sind hier also ein ebenso probates Mittel wie – du ahnst es bereits – Mikro-Workouts. Du meinst, diese Mini-Einheiten fallen nicht ins Gewicht? Dann betrachte hier gern noch mal das Gesamtbild. 7 Mikro-Workouts à 20 Reverse Lunges ergeben 140 (!) Wiederholungen. Klingt schon nach mehr, oder? Plus: Wir wecken die vom Dauersitzen beinahe eingeschlafene Gesäßmuskulatur endlich wieder auf.

Schwachstellen: Fehlanzeige

Mikro-Workouts bieten zudem eine geniale Gelegenheit, schwache Muskelgruppen gezielt zu stärken. Kleine Anekdote: In der Sportredaktion der *Men's Health* haben wir in der sommerlichen Short-Saison unsere Arbeit regelmäßig durch Wadenheben unterbrochen. Zum Ende des Sommers hin zeigte sich schließlich der Muskelaufbau-Effekt. Dabei hatten wir uns in den legendären Keller-Workouts gar nicht auf die Unterschenkel konzentriert, sondern lediglich die täglichen stattfindenden Einzelsätze darauf gemünzt. Auf diese Weise kannst du natürlich auch deine Körpermitte oder sogar deine Arme auf Vordermann bringen.

Einfach mehr Kraft tanken

Achtung, Kraftkontrolle: Wie viele Klimmzüge schaffst du spontan am Stück? Egal, wie deine Antwort lautet – mithilfe von Mikro-Workouts kannst du deine Anzahl steigern. Das gilt auch für jede andere fortgeschrittene Eigengewichtsübung und selbstverständlich auch für Übungen mit Gewicht oder an Geräten.

Das Prinzip dahinter: submaximale Belastung. Das heißt, um bei den Klimmzügen zu bleiben, dass du beispielsweise in jedem Mikro-Workout nur 5 Wiederholungen durchziehst, obwohl deine Bestmarke eigentlich bei 10 liegt. Auf diese Weise kommst du bei 7 Mikro-Workouts pro Tag auf stabile 35 technisch erstklassig ausgeführte Klimmzüge. Absolvierst du diese 7 Sätze hingegen in einem einzigen Workout und gehst dabei stets an dein Limit, nimmt deine Wiederholungszahl mit hoher Wahrscheinlichkeit kontinuierlich ab. Ein Trainingsprotokoll würde in diesem Fall in etwa so aussehen (natürlich abhängig von den individuellen Belastungsparametern wie Tempo und Satzpausen):

- Satz 1: 10 Wiederholungen
- Satz 2: 6 Wiederholungen
- Satz 3: 5 Wiederholungen
- Satz 4: 4 Wiederholungen
- Satz 5: 3 Wiederholungen
- Satz 6: 2 Wiederholungen
- Satz 7: 2 Wiederholungen
- Gesamtsumme: 32 Wiederholungen

Nicht nur erreichst du so unterm Strich ein geringeres Volumen, sondern kannst durch die maximale Ausbelastung auch mit einer abnehmenden technischen Qualität deiner Wiederholungen rechnen. Vorteil Mikro-Workouts.

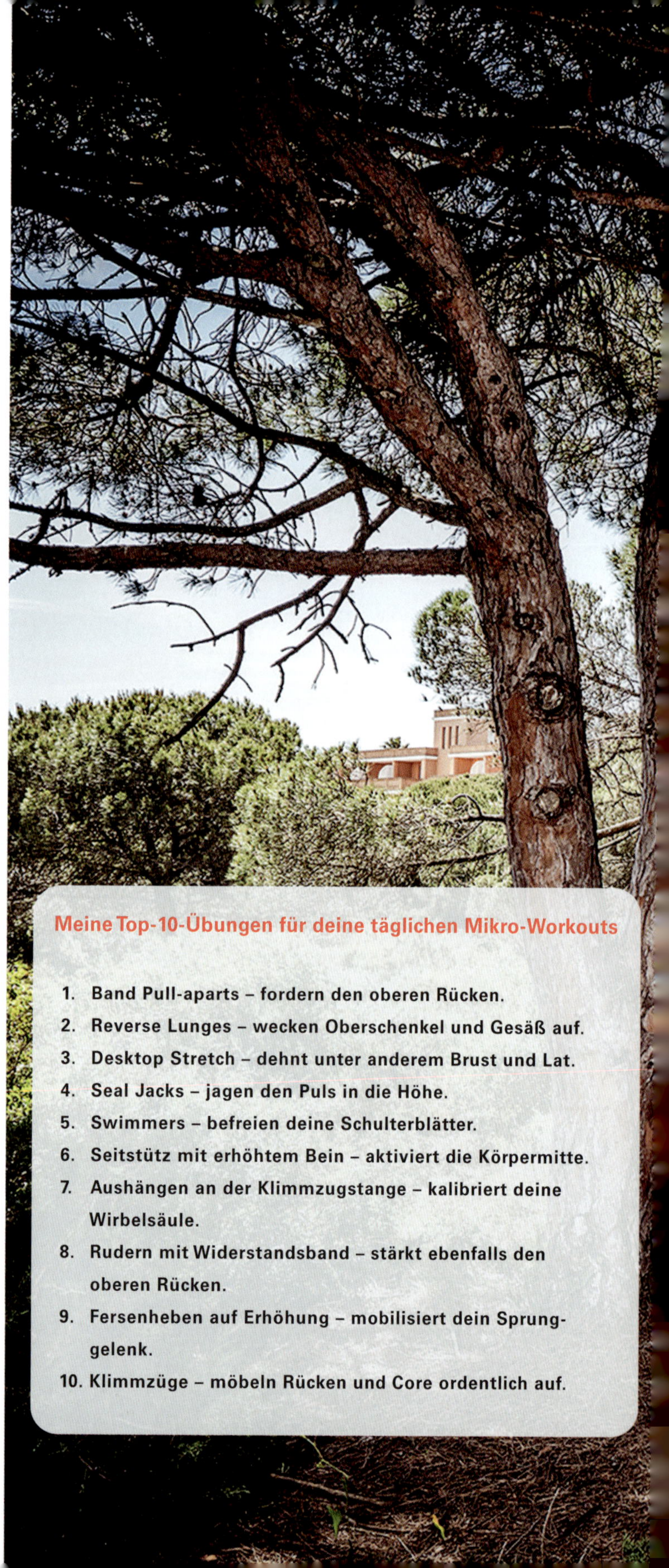

Meine Top-10-Übungen für deine täglichen Mikro-Workouts

1. **Band Pull-aparts – fordern den oberen Rücken.**
2. **Reverse Lunges – wecken Oberschenkel und Gesäß auf.**
3. **Desktop Stretch – dehnt unter anderem Brust und Lat.**
4. **Seal Jacks – jagen den Puls in die Höhe.**
5. **Swimmers – befreien deine Schulterblätter.**
6. **Seitstütz mit erhöhtem Bein – aktiviert die Körpermitte.**
7. **Aushängen an der Klimmzugstange – kalibriert deine Wirbelsäule.**
8. **Rudern mit Widerstandsband – stärkt ebenfalls den oberen Rücken.**
9. **Fersenheben auf Erhöhung – mobilisiert dein Sprunggelenk.**
10. **Klimmzüge – möbeln Rücken und Core ordentlich auf.**

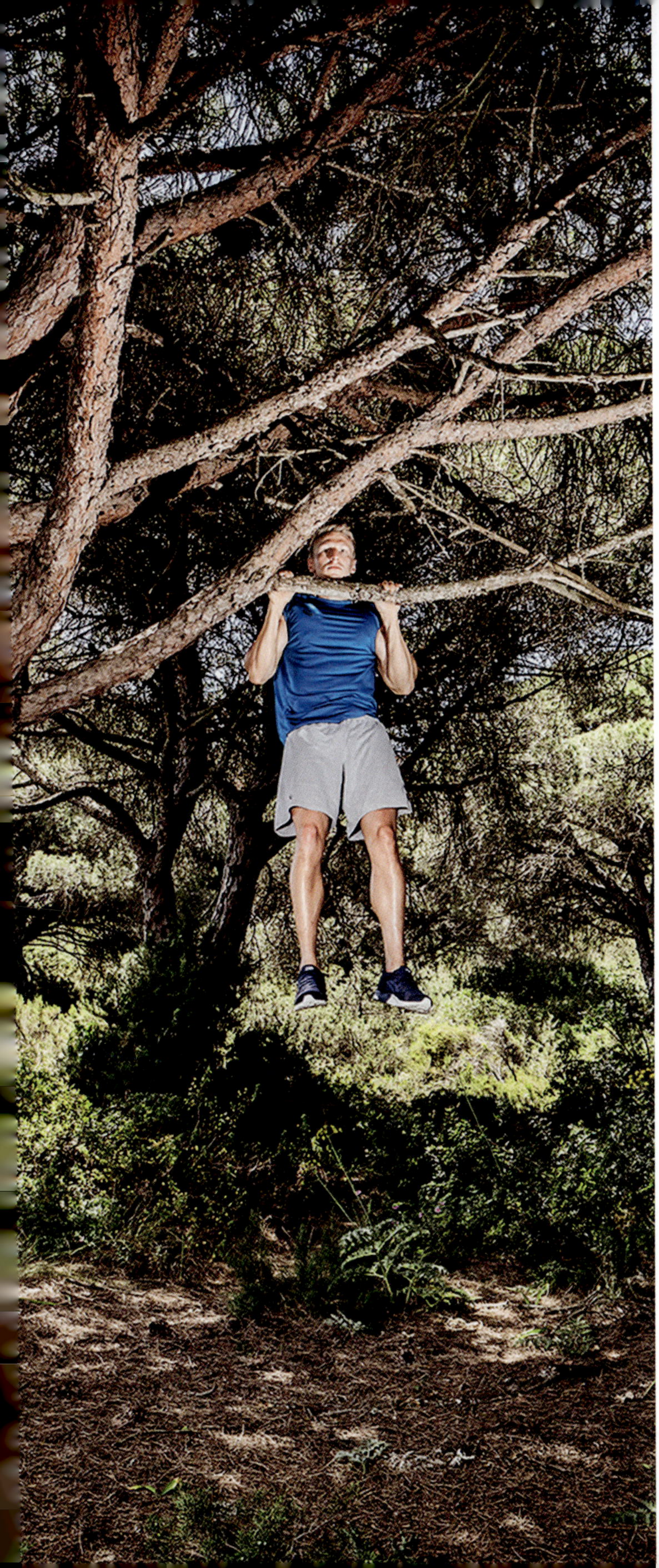

Genug geredet!

Bei diesen zahlreichen Vorteilen bleibt doch das Schönste an den Mikro-Workouts, dass wir sie jederzeit und überall ausführen können. Wir brauchen weder Sportkleidung noch eine Gym-Mitgliedschaft. Selbst auf pushende Musik und den Post-Workout-Shake können wir problemlos verzichten. Ausreden gibt es also keine. Persönlich habe ich meine Gesundheit und Fitness allein durch die Einführung täglicher Mikro-Workouts auf ein komplett neues Level gehoben. Während ich diesen Text schreibe, ist mein Wecker am Handgelenk bereits für die nächste Arbeitsunterbrechung gestellt, die mich am Ende des Tages jedoch deutlich produktiver arbeiten lässt. Bevor ich dich also mit der Verpflichtung, diesen Hack unbedingt umzusetzen, in das nächste Kapitel entlasse, gebe ich dir noch eine Weltklasse-Challenge-Idee mit auf den Weg, die momentan auch für mich auf dem Programm steht. Das tägliche Ziel: 100 Band Pull-aparts. Dein mentaler Fokus wird sich ebenso dafür bedanken wie deine optimierte Körperhaltung. Gern geschehen! Schließlich wussten wir alle bereits im Kindesalter ganz genau, dass wir dauerhafte Regungslosigkeit mit erfrischender Bewegung unterbrechen müssen.

KAPITEL 4

BESSER ENTSPANNEN.

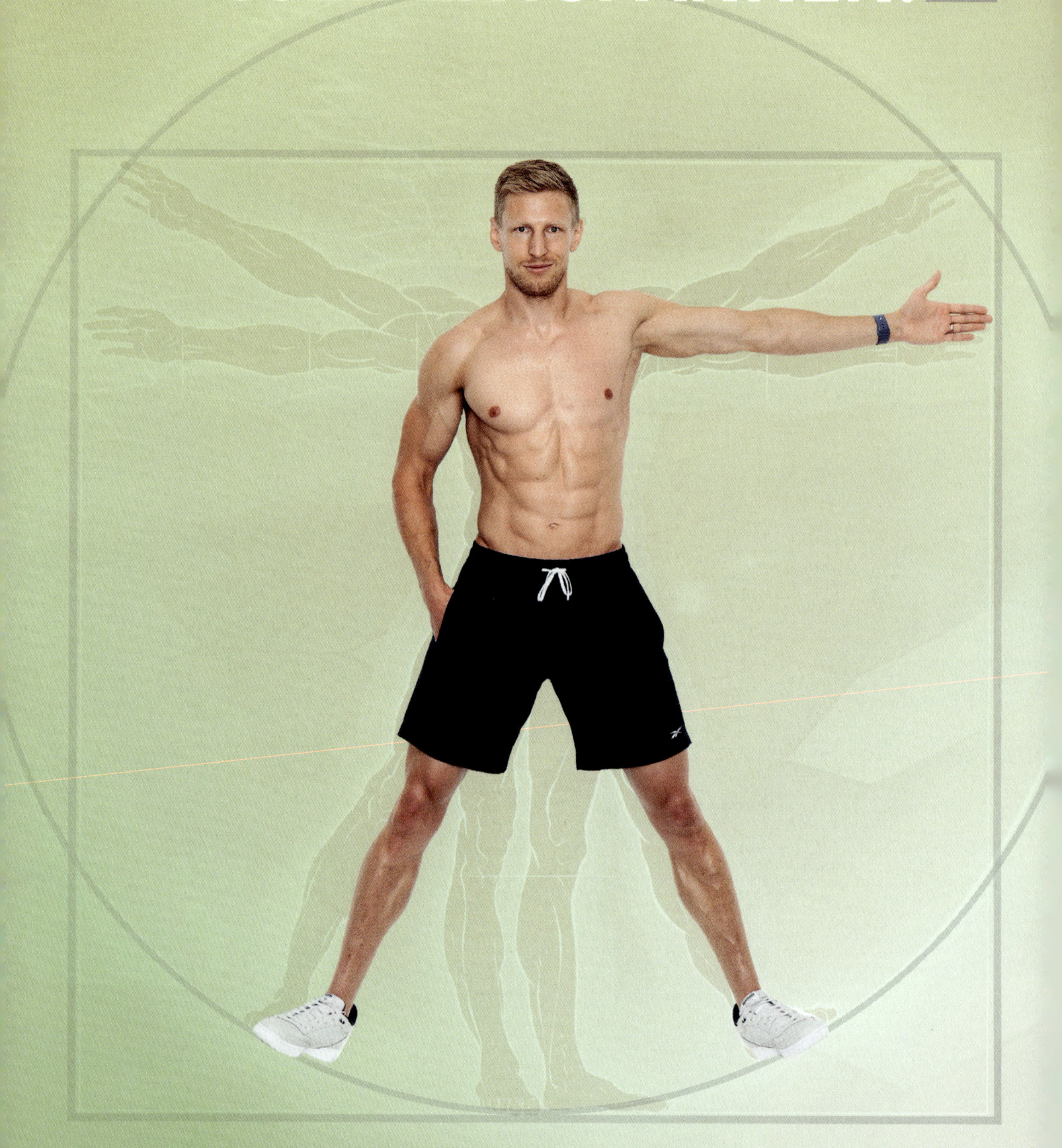

4

Lass dich bloß nicht stressen! Leichter gesagt als getan, oder? Speziell die Riege der leistungsorientierten High-Performer neigt dazu, möglichst viele Termine und To-dos in einen Tag zu pressen, zig Projekte parallel zu bearbeiten und die Qualität eines Tages nur in abgehakten Aufgaben zu messen. Laut Robert Koch-Institut ist jeder Zehnte in Deutschland sogar stark stressbelastet. Dabei ist Stress per se gar kein so übles Phänomen. Problematisch wird Stress erst dann, wenn er chronische Züge annimmt. An dieser Stelle steigt die Wahrscheinlichkeit, Depressionen, einen Burnout oder Schlafstörungen zu entwickeln. Kurzzeitiger Stress hingegen macht uns widerstandsfähiger, wie uns das Prinzip der sogenannten Hormesis lehrt. Schließlich sind wir bärenstark darin, uns anzupassen – ein uralter, überlebenswichtiger Mechanismus, der sich herrlich beim Training nachvollziehen lässt: Wir setzen einen Reiz, auf den unser Körper in Form von Adaption reagiert. Anschließend können wir besser mit Folgereizen ähnlicher Art umgehen. Wir halten also fest: Stress ist unvermeidbar und in adäquaten Dosen sogar förderlich. Bleibt nur die Frage, was zu tun ist, wenn die Dosen regelmäßig durch die Decke schießen.

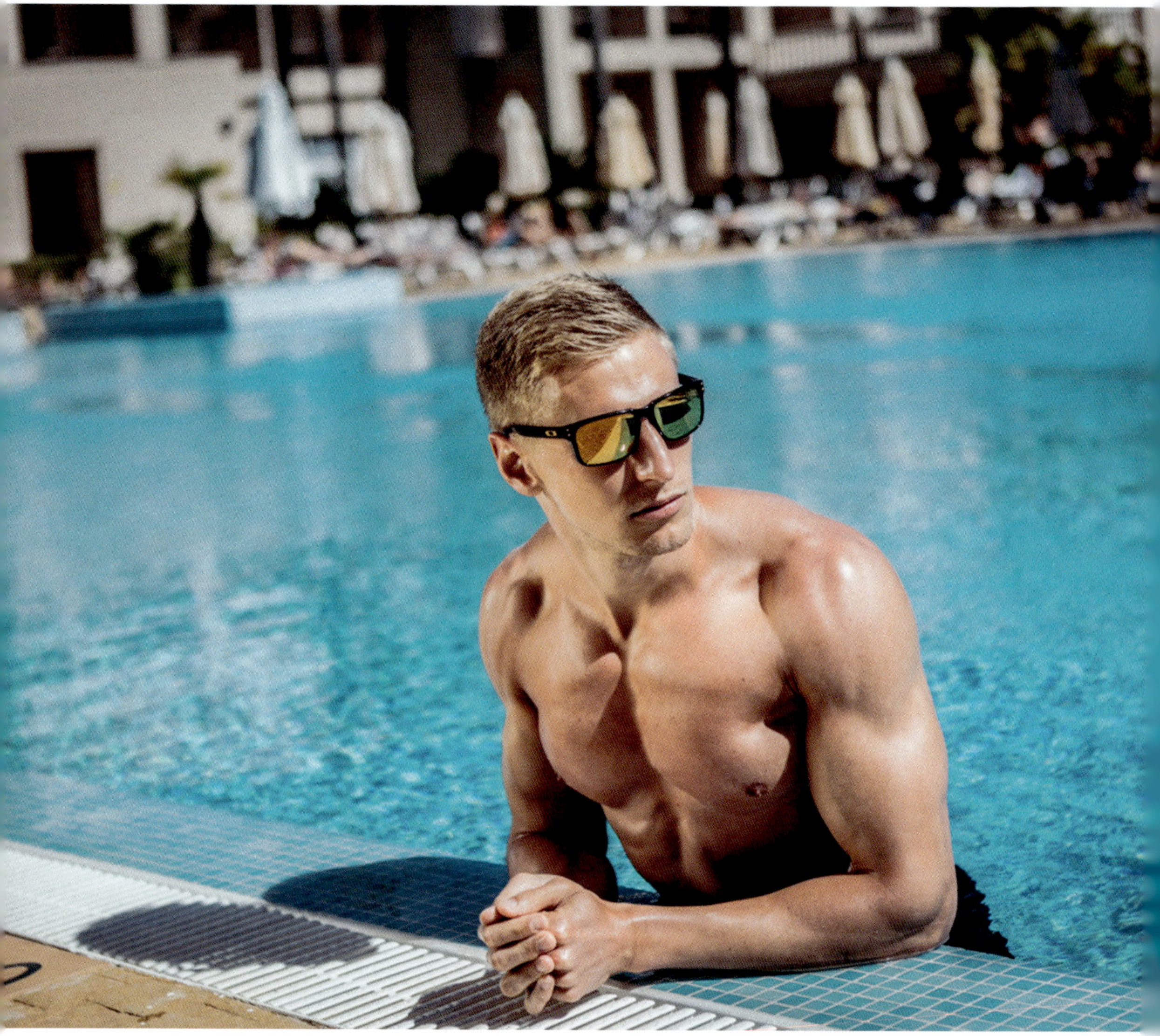

Speziell wenn in deinem Leben mal nicht die Sonne scheint, brauchst du einen cleveren Notfallplan. Fakt ist nämlich: shit happens.

Immer cool wie am Pool

Kind krank, Hund beißt, Chef brüllt, Auto streikt, Knie schmerzt – das Leben ist kein Kindergeburtstag. Und genau darauf solltest du vorbereitet sein, selbst wenn dazu noch knackige Deadlines im Job, ehrgeizige Ziele im Sport und nervenaufreibende Diskussionen mit Freunden, Familienmitgliedern und sonstigen Zeitgenossen kommen. Du musst schlichtweg einen Weg finden, mit Stress umzugehen, ob du willst oder nicht. Doch keine Sorge! Das betrifft uns alle. Mich persönlich hat es im Sommer 2020 zu Beginn eines vollgepackten Tages dermaßen erwischt, dass ich mich sprichwörtlich wie im Film fühlte. Was war passiert? Im frühmorgendlichen Halbschlaf vergaß ich unwissend eine Gabel in meinem Standmixer, den ich gerade sorgfältig mit allen Zutaten für einen energieliefernden Bulletproof Coffee bestückt hatte. Wie du wahrscheinlich ahnst, wurde von diesem Kaffee nicht ein Schluck getrunken. Stattdessen flog mir der gesamte Mixer um die Ohren und verteilte den fettigen Inhalt mehr oder weniger kunstvoll in Küche und Wohnzimmer. Das Spannende: Beide Räume waren frisch gestrichen. Oh Mann! Doch zum Glück konnte ich auf eine Notfallstrategie zurückgreifen, ohne die ich wahrscheinlich verzweifelt wäre. Hier kommen die 3 Schritte, die auch du in jeder eskalierenden Situation anwenden kannst:

1. **Atmen**
   Unsere körpereigene Beruhigungspille verschafft uns selbst in den wildesten Momenten eine Prise Gelassenheit. Dazu kommt, dass selbst der kurze Moment einer einzigen tiefen Ein- und Ausatmung einen zeitlichen Puffer schafft. Dieser kann unsere Handlungen weniger impulsgetrieben, dafür eine Idee durchdachter ausfallen lassen.
2. **Limitieren**
   5-Minuten-Regeln existieren viele, die für unterschiedlichste Situationen gelten. Diese unterstützt dich, wenn dich mal wieder eine Hiobsbotschaft erreicht oder dein Mixer explodiert (soll ja vorkommen): Ärgere dich maximal 5 Minuten über das Geschehene. Innerhalb dieses Zeitrahmens darfst du deinen Ärger voll ausleben. Fluchen, pöbeln, stampfen, Schattenboxen, Tränen vergießen – alles ist erlaubt. Das Wichtigste aber: Nach Ablauf der 5 Minuten sofort zu Schritt 3 übergehen!
3. **Kontrollieren**
   Und zwar nur das, was sich kontrollieren lässt. Dinge, die nicht in deiner Macht stehen, kannst und solltest du deinem Seelenfrieden zuliebe schlichtweg als gegeben akzeptieren. Das ist keineswegs leicht. Doch du wirst erstaunt sein, wie viele Dinge sich aufzeigen, die du tatsächlich steuern kannst. Beispiel: Du stehst im Stau und kannst absehen, dass du deutlich zu spät zu deinem Termin kommst. Was kannst du nicht beeinflussen? Die Blechlawine vor deiner Windschutzscheibe. Was kannst du beeinflussen? Wie du deinem Kunden oder Kollegen dein Zuspätkommen erklärst. Die humorvolle Variante: »Als Wiedergutmachung attackiere ich jetzt den Geldtransporter vor mir.« Die einfach nur nette: »Kaffee und Snacks gehen heute auf mich.« Glaube mir, beide Lösungen lassen dich am Abend besser einschlafen als mit erhobenem Mittelfinger alle 10 Sekunden die Spur zu wechseln, um deiner Verabredung unterm Strich noch etwas von deiner schlechten Laune mitzugeben. Hast du Schritt 1 und 2 nicht übersprungen, ist diese in diesem Moment meist ohnehin verflogen.

Smarte statt harte Arbeit

So viel zu eskalierenden Situationen. Doch ebenso wichtig wie ein Notfallplan ist ein grundsätzliches Gegenwicht zu den Stressoren des Alltags. Die Rede ist von entspannenden Routinen, Tools und Strategien, die deinem Yin auch ein Yang entgegensetzen. Sinnvolles Biohacking pusht nämlich deine Effizienz, nicht deine Rastlosigkeit. Somit gehören Relax-Methoden ebenso zum Biohacker-Arsenal wie Wege zur Leistungssteigerung. Schließlich zahlen erstgenannte unterm Strich, anders als ein Energy-Drink, auf deine langfristige Performance ein. Am Ende des Tages möchte ich dich dahin bringen, smart statt pausenlos zu arbeiten. Nehmen wir mal dieses Buch als Beispiel. Glaubst du ernsthaft, dass ich täglich 8 Stunden am Stück daran geschrieben habe? Im Gegenteil! Stattdessen habe ich konsequent die sogenannte Pomodoro-Technik angewandt – 25 Minuten powern, dann kurz pausieren, dann wieder 25 Minuten usw. Kanntest du noch nicht? Dann probiere diesen Zeitmanagement-Ansatz unbedingt mal aus! Denn du kontrollierst deinen Tag, niemand sonst. Gleiches gilt für deinen Terminkalender. In genau diesen solltest du ab sofort feste Entspannungs-Sessions etablieren. Lass dich also gern von den folgenden 5 handverlesenen Hacks inspirieren. Jeder einzelne davon hat meinen Segen – und mein Stresslevel spürbar reduziert.

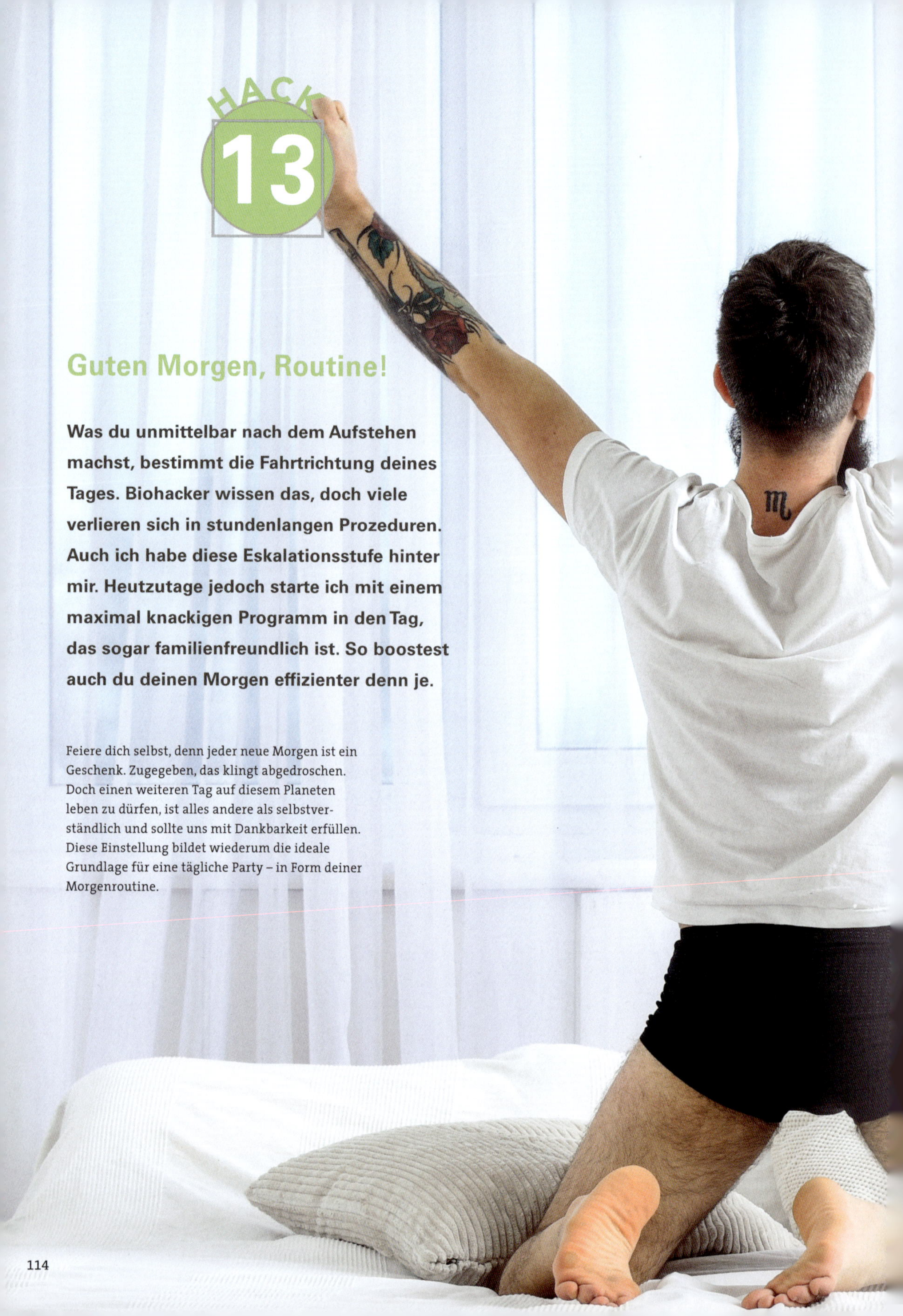

HACK 13

Guten Morgen, Routine!

Was du unmittelbar nach dem Aufstehen machst, bestimmt die Fahrtrichtung deines Tages. Biohacker wissen das, doch viele verlieren sich in stundenlangen Prozeduren. Auch ich habe diese Eskalationsstufe hinter mir. Heutzutage jedoch starte ich mit einem maximal knackigen Programm in den Tag, das sogar familienfreundlich ist. So boostest auch du deinen Morgen effizienter denn je.

Feiere dich selbst, denn jeder neue Morgen ist ein Geschenk. Zugegeben, das klingt abgedroschen. Doch einen weiteren Tag auf diesem Planeten leben zu dürfen, ist alles andere als selbstverständlich und sollte uns mit Dankbarkeit erfüllen. Diese Einstellung bildet wiederum die ideale Grundlage für eine tägliche Party – in Form deiner Morgenroutine.

Gähnen, strecken ...

... und dann nichts wie ran ans Guten-Morgen-Programm! Wie du merkst, rede ich hier nicht lange um den heißen Brei herum. Den sparen wir Biohacker uns morgens ohnehin, sondern greifen lieber zum Bulletproof Coffee (mein Spezial-Rezept auf Seite 52). Aber immer der Reihe nach! Dass eine morgendliche Routine deinen Tag optimiert, weißt du sicher längst. Ich selbst fing Anfang 2016 ernsthaft an, meinen Morgen (neu) zu strukturieren. Auslöser war das Buch *Miracle Morning* von Hal Elrod, das die Vorzüge frühen Aufstehens mit denen einer 6-stufigen Early-Bird-Routine kombinierte. Hier ging's also direkt noch einen Schritt weiter: früher schlafen gehen, um morgens Zeit für eine ausgedehnte Reihe an Ritualen zu schaffen. Elrods Versprechen: Man schreite entspannter durch den Tag, entwickele mehr Energie, lebe gesünder, arbeite produktiver, sorge sich weniger und rücke dem persönlichen Sinn des Lebens näher. Klingt nach einem fairen Deal.

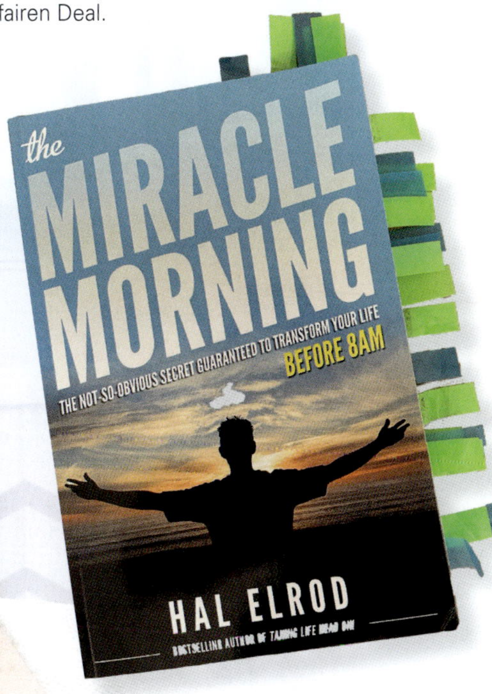

Meine Ausgabe des Selbsthilfeklassikers zeigt, wie ernst ich das Thema seit jeher nehme. Schließlich griff Elrods Konzept, und so stieg ich tiefer und tiefer in die Welt der Kickstart-Routinen ein. Noch im selben Jahr schrieb ich meinen ersten *Men's-Health*-Artikel über meine Selbstversuche, Jahre bevor sich *Spiegel* und *Stern* dem magischen Morgen widmeten.

Vom Pressing zum Eigentor

Elrod betitelt seine 6 Elemente als Life S.A.V.E.R.S. Die Buchstaben stehen für:

S = silence (Meditation, Gebete, Atemmethoden etc.)
A = affirmations (selbstbestärkende Glaubenssätze)
V = visualization (Visualisierungstechniken)
E = exercise (Training)
R = reading (Lektüre)
S = scribing (Tagebuch führen)

Keine Frage, die einzelnen Elemente sind allesamt wichtig und wirksam. Doch selbst mit einem prallen Zeitbudget, das ich damals genoss, überforderte mich das Volumen der gesamten Routine. Zum einen hatte ich nämlich das Gefühl, dass immer mindestens ein Aspekt zu kurz kam. Zum anderen, dauerte (mir) die Prozedur schlichtweg zu lang. Inklusive Toilettengang, Zähneputzen und der Zubereitung meines Bulletproof Coffees verbrachte ich deutlich mehr als 1 Stunde mit der Vorbereitung auf meinen eigentlichen Tag. Dass diese Strategie nach einem Update verlangte, merkte ich vor allem daran, dass das durch die ersten Elemente erzeugte Energie-Hoch am Ende der Routine bereits absank. Also experimentierte ich, entfernte einige Bausteine, nahm andere neu hinzu. Als dann mein Sohn zur Welt kam, warf ich meine optimierte Routine komplett über den Haufen, um schließlich an einer familienfreundlichen Variante zu basteln. Fakt ist nämlich (und das realisierte ich mit dem Eintritt ins Vaterleben): Deine Routine muss zu deinem Leben passen, nicht andersherum. Andererseits gilt es natürlich, neuen Abläufen eine faire Chance zu geben. Zugegeben, der Grad ist schmal. Doch ich bin zuversichtlich, dass dir die folgende Struktur eine flexible Basis bietet, die du auf deinen individuellen Alltag anpassen kannst. Unterm Strich dauern meine 7 Programmpunkte aktiv zudem nur maximal 20 Minuten. Also: Bist du bereit für deinen magischen Morgen?

Schritt 1: Programmieren

Nach dem Klingeln deines Weckers bloß nicht gleich aufstehen! Stattdessen rate ich dir, zunächst die Kraft der Affirmationen einzusetzen. Dadurch leitest du den anstehenden Tag mit positiven Gedanken ein. Wie das funktioniert? Du sprichst einen zuvor fixierten Satz jeden Morgen (wahlweise auch mehrfach) laut aus, um deine Gedanken unterbewusst zu beeinflussen. Welche Worte du wählst, liegt in deiner Hand. Ich persönlich frage mich: »Wie kann ich anderen Menschen heute helfen?« Das passt perfekt zu meinem Leben als Coach und leitet mich zur täglichen Beantwortung dieser lebensverändernden Frage. Natürlich kann deine Affirmation auch komplett anders lauten, um etwa dein Selbstbewusstsein zu pushen. Ein Beispiel: »Ich glaube an mich und meine zahlreichen Stärken.« Oder du mischst diese psychologisch erforschte Technik mit dem ebenfalls hocheffektiven Ausdruck von Dankbarkeit. Deiner Kreativität sind hier keine Grenzen gesetzt, und natürlich darfst du deinen Satz auch minutenlang wiederholen oder dir eine ganze Reihe an Sätzen laut vorlesen. Wenn du mich fragst, würde ich mich jedoch auf einen einzigen Satz beschränken und diesen mit voller Überzeugung, Konzentration, gar Inbrunst aussprechen. So fokussierst du dich auf das Wesentliche und bleibst im Flow. Schließlich warten noch 6 weitere Schritte auf dich.

Schritt 2: Durchziehen

Nein, keine Zigarette! Stattdessen gönne ich mir 1 Teelöffel Kokosöl, den ich 5 Minuten lang im Mund kreuz und quer wirbele. Diese ayurvedische Technik nennt sich Ölziehen und soll üble Mikroorganismen aus der Mundflora verbannen – Kariesbakterien zum Beispiel. Davon profitieren Zähne und Zahnfleisch massiv, denn das Öl gelangt sogar dahin, wo weder Zahnbürste noch Zahnseide agieren. Am Ende solltest du das Öl weder runterschlucken noch in den Abfluss spucken, um diesen nicht zu verstopfen. Stattdessen ganz einfach in etwas Küchenrolle im Hausmüll entsorgen. Danach den Mund mit Wasser spülen und die Zähne putzen – ganz schnörkellos. Geheimtipp: Einige Tropfen ätherischer Öle optimieren das Ölziehen zusätzlich, da sie antibakteriell und erfrischend wirken. Empfehlen kann ich hier beispielsweise Pfefferminz- oder Zitronenöl. Zusätzlich lohnt sich auch 1 Messerspitze Kurkuma. Das auch als Gelbwurz bekannte Gewürz wirkt nicht nur antientzündlich, sondern kann die Zähne bei regelmäßigem Einsatz sogar sichtbar aufhellen. Okay, das klingt komisch, da die gelbe Färbung einem sofort ins Auge springt. Dennoch ist der Effekt nicht von der Hand zu weisen, was sich mittlerweile sogar in der Beauty-Welt rumgesprochen hat. #hackyoursmile

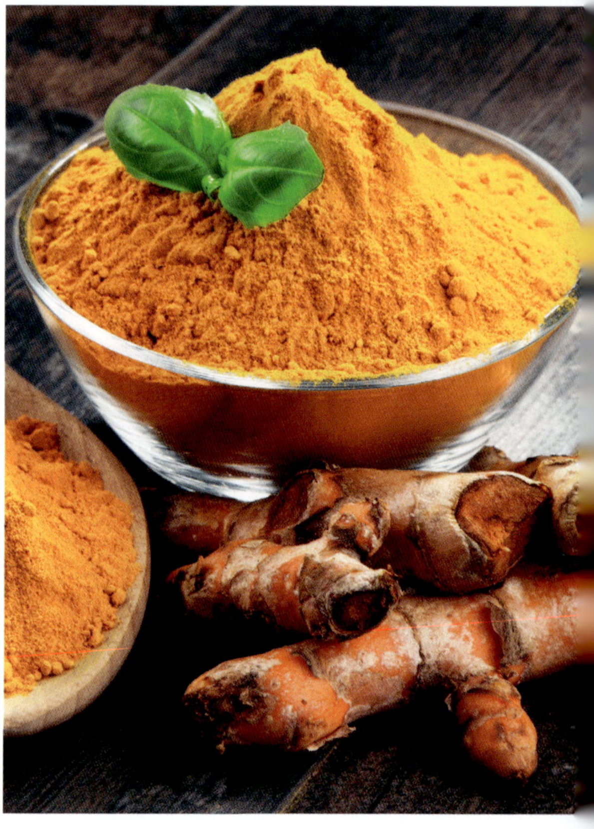

Kurkuma prägt mit seiner goldgelben Farbe die beliebte Curry-Gewürzmischung. In der ayurvedischen Heilkunde hat die Knolle dank der sogenannten Kurkuminoide eine jahrhundertelange Tradition. Nach dem Ölziehen greife ich übrigens noch ein zweites Mal zu Kurkuma, und zwar in Kapselform. Oral eingenommen kann der Wirkstoff unter anderem das Herz-Kreislauf-System unterstützen, das Wohlbefinden verbessern und die kognitiven Fähigkeiten fördern.

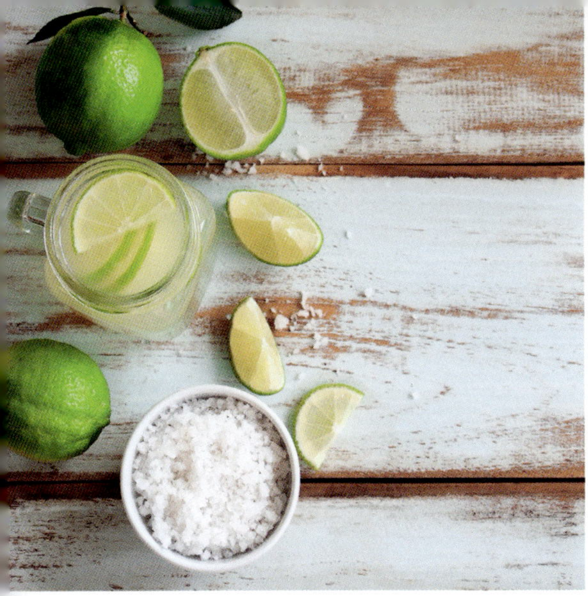

Klassische Guten-Morgen-Kombi aus 3 natürlichen Zutaten: Limette wirkt basisch, rosa Kristallsalz liefert etliche Mineralien, Apfelessig aktiviert die Verdauung,

Schritt 3: Auftanken

Da wir im Schlaf nur in seltensten Fällen etwas trinken (kleiner Spaß!), wacht jeder von uns morgens leicht dehydriert auf. Höchste Zeit also, am Morgen den Wasserhaushalt wieder zu füllen – mit mindestens ½ Liter Wasser. Bei mir ist es oft sogar ein ganzer. So spüle ich auch angefallene Stoffwechselendprodukte aus dem Körper. Klar kannst du dafür Leitungswasser verwenden, da wir in Deutschland grundsätzlich eine hohe Qualität genießen. Andererseits bin ich mir nicht sicher, wie es im Inneren deiner Wasserleitung so aussieht. Das aus dem Hahn gezapfte Wasser lässt sich natürlich testen. Oder man setzt auf Mineralwasser aus der Glasflasche und nimmt den zusätzlichen Mineralien-Boost mit. So mache ich das zumindest. Viele Jahre habe ich diesem großen Glas zudem ¼ Teelöffel farbiges Salz (etwa Himalaya- oder rosa Kristallsalz) und 1 Esslöffel Limettensaft hinzugefügt – eine uralte Biohacker-Kombi. Das Salz liefert nicht nur reichlich Mineralien (farbiges Salz generell in größeren Mengen), sondern unterstützt in dieser Menge auch die Nebenniere, die unseren Salz-Wasser-Haushalt reguliert. Diese Drüse ist vor allem für die Produktion des Stresshormons Cortisol zuständig, das uns morgens (ganz ohne Koffein) in Fahrt bringt. Was der Limettensaft kann? Deinen über Nacht abgesunkenen pH-Wert wieder nach oben bringen. Trotz des sauren Geschmacks wirkt die Zitrusfrucht nämlich basisch. Mittlerweile kürze ich die Zubereitung ab, da mein guter Kollege Coach Seyit 2020 eine Turbolösung entwickelt hat: einen Fertigmix mit genau diesen natürlichen Zutaten plus Apfelessigpulver. Letzteres aktiviert die Verdauung (morgens immer eine gute Idee) und kann nachgewiesenermaßen bei der Körperfettreduktion helfen. Seitdem landen also jeden Morgen 2 Dosierlöffel des Good-Morning-Drinks in meinem Wasser. Zum Wohl!

Schritt 4: Durchatmen

Da meine 10-minütige Meditations-Session abends stattfindet, steht in der Früh nur eine kurze Atemtechnik an, die sich 4/7/8 nennt. Schon mal gehört, oder? Richtig, in Kapitel 1 erwähnte ich diese Methode als Schlaf-Boost (Seite 24). Doch auch morgens wirkt der simple Ablauf Wunder gegen Stress. Keine Lust zu blättern? Dann kommt hier noch mal die Kurzfassung: 4 Sekunden einatmen, 7 Sekunden die Luft anhalten, um dann 8 Sekunden auszuatmen – 4 Runden lang. Effizienter kann man morgens nicht entspannen.

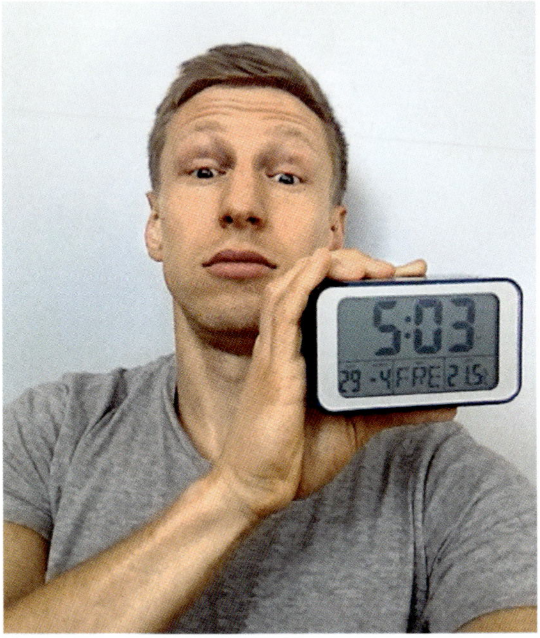

Schritt 5: Bewegen

In den nächsten 5 Minuten geht's darum, den eigenen Puls deutlich über die 100-Schläge-Marke zu pushen. Mit welchen Übungen du das anstellst, bleibt dir überlassen. Entscheidend ist die körperliche und mentale Aktivierung, die sich dank cleverer Moves aber auch mit Mobility-Effekten vereinen lässt. Meine über Jahre ausgefeilte Basisroutine, die ich je nach akuten Wehwehchen leicht anpasse:

1) **Cat Cow – 10 Wiederholungen**
2) **Reverse Lunges mit Rotation – 5 Wiederholungen je Seite**
3) **Handgelenk-Mobilisation – 1 Minute**
4) **Scapula Push-ups – 10 Wiederholungen**
5) **Swimmers – 20 Wiederholungen**
6) **Cossack Squats – 10 Wiederholungen je Seite**

Gesamtdauer: weniger als 4 Minuten. Somit gibt es keinen Grund, den Ablauf nicht durchzuziehen. Lasse ich dieses essenzielle Element meiner Routine an außergewöhnlichen Tagen mal ausfallen, spüre ich im weiteren Verlauf des Tages ein Minus in puncto Beweglichkeit, aber auch in meiner verfügbaren Energie. Kein Witz: Der Bewegungsteil wirkt wie ein körpereigener Espresso-Shot noch vor deiner ersten Kaffeezufuhr. Lass dir diesen Boost also in keinem Fall entgehen.

Schritt 6: Hochfahren

1 Stunde nach dem Aufstehen geht's an die Kaffeetasse! Warum nicht früher? Weil ich meine körpereigene Energieproduktion trainieren will. Und das solltest du auch. Das oft in negativem Kontext erwähnte Hormon Cortisol ist nämlich morgens unser bester Freund, da es uns auf natürliche Weise wach macht. Lässt du das Koffein diese Rolle übernehmen, trainierst du dir diese Fähigkeit nach und nach ab. Sprüche wie »Ohne Kaffee komme ich nicht aus dem Bett« oder »Ihr könnt jetzt alle rauskommen, ich habe meinen Kaffee getrunken« haben einen bitteren Beigeschmack, da hier die morgendliche Cortisol-Produktion alles andere als intakt zu sein scheint. Dabei ist das Training deiner Hormon produzierenden Nebenniere gar nicht so kompliziert, zumindest im Bezug auf deinen Koffeinkonsum. Die wichtigste Regel: Den ersten Kaffee erst 1 Stunde nach dem Aufstehen trinken, den letzten spätestens 8 Stunden vor dem Schlafen. Nachdem du die vorhergehenden Schritte erledigt hast, kannst du dich also erst mal in Ruhe deinem Nachwuchs, dem Abwasch oder deiner Katze widmen. Klingelt dann der Kaffeewecker (den stelle ich mir ernsthaft) ist der Genuss und vor allem der Energieschub umso höher.

Circadianer Rhythmus

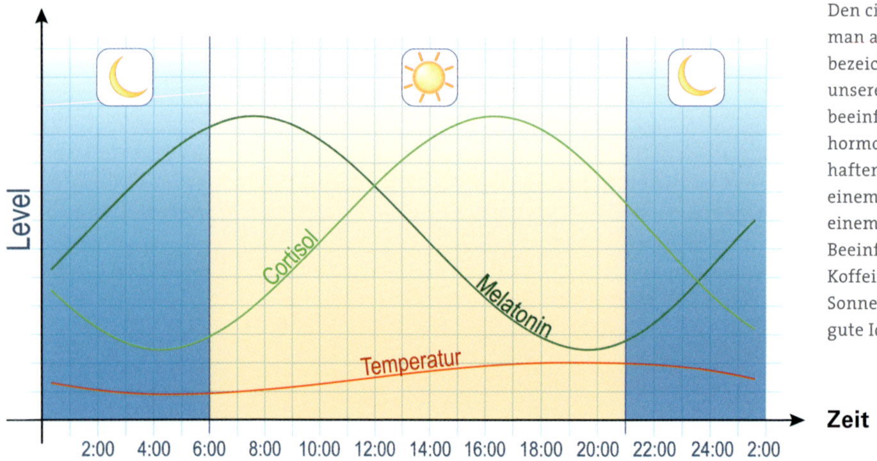

Den circadianen Rhythmus könnte man auch als unsere innere Uhr bezeichnen, welche die Funktionen unseres Organismus entscheidend beeinflusst. Die Kurven zeigen den hormonellen Verlauf eines beispielhaften Tag-Nacht-Rhythmus mit einem morgendlichen Cortisol- und einem abendlichen Melatoninanstieg. Beeinflussbare Faktoren wie dein Koffein-Timing oder das Tanken von Sonnenlicht (morgens ebenfalls eine gute Idee) verschieben die Kurven.

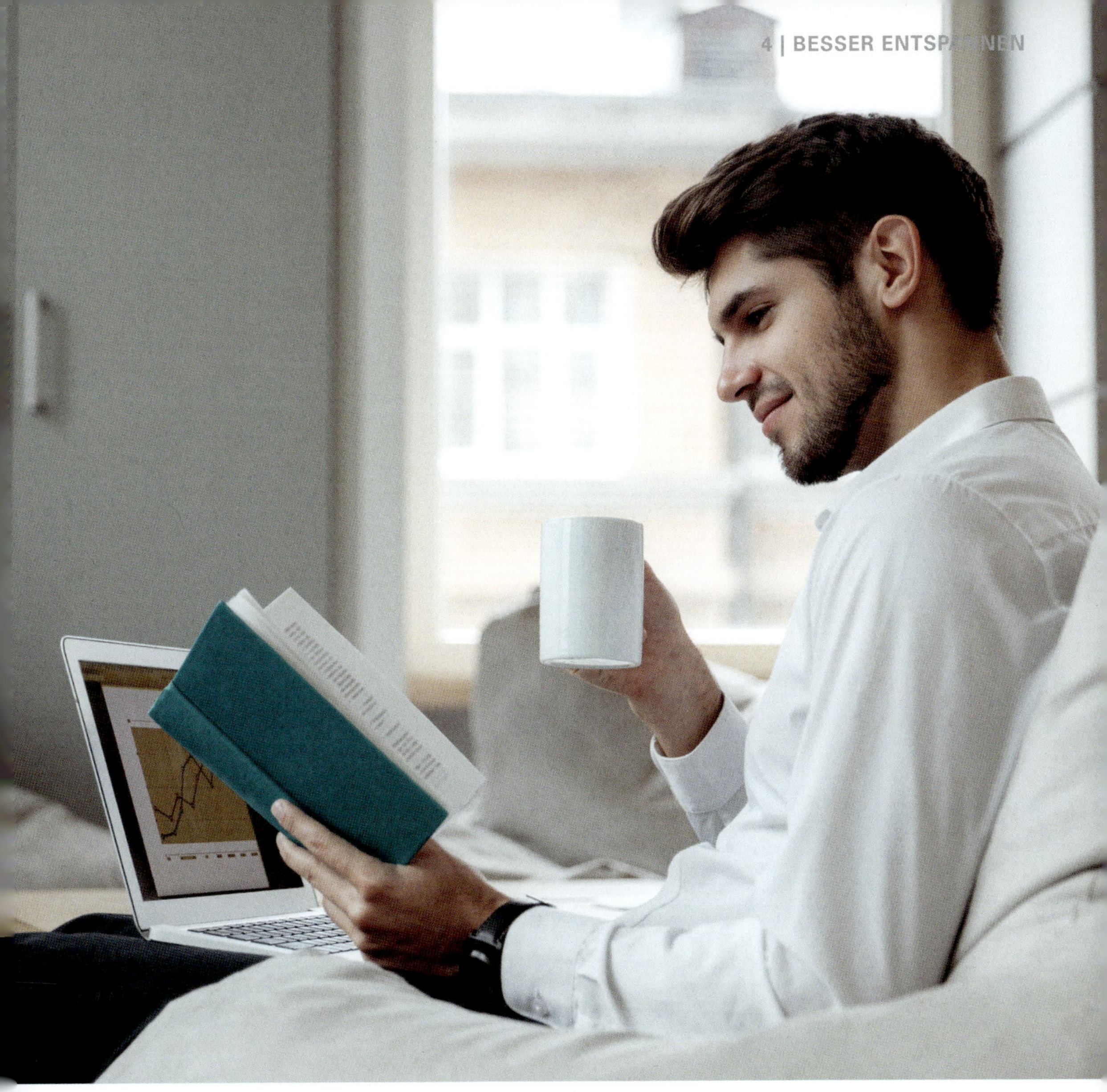

Schritt 7: Konsumieren

Jetzt bist du maximal aufnahmefähig. Also her mit Inspiration, Motivation und Fachwissen zu deinen Lieblingsthemen! Mithilfe eines Hörbuchs oder eines Podcasts klappt das sogar unterwegs, etwa auf dem Weg zur Arbeit. Hast du zu Hause noch ein paar Minuten übrig, lohnt sich an dieser Stelle auch der Griff zu einem gedruckten Buch. Als Benchmark, um dem Ziel der Effizienz treu zu bleiben, sind 10 Seiten pro Tag ideal. Mit dieser Anzahl kommst du in deiner Lektüre voran, ohne dabei träge zu werden. Pro Woche kommst du so auf 70 Seiten, pro Monat auf 280. Übers gesamte Jahr gesehen kannst du so den einen oder anderen Schinken verschlingen und die darin vermittelten Infos, anders als bei einer abendlichen Lektüre, direkt umsetzen. Du siehst also: Den perfekten Start in den Tag gibt's auch in effizient. Die Frage bleibt nur: Setzt du ihn auch um?

HACK 14

Hochmoderne Hitzehütte

Als Vollblut-Biohacker bewege ich mich zwischen Natur und Tradition auf der einen sowie Wissenschaft und Hightech auf der anderen Seite. Bestes Beispiel hierfür: die gute alte Sauna. Mittlerweile hat der Finnland-Klassiker nämlich ein echtes Update erhalten – in Form von Infrarotlicht. Und das soll wahre Wunder wirken. Aber stimmt das wirklich? Ich habe mir die ultramoderne Hitzekammer ganz genau vorgeknöpft, und zwar in Theorie und Praxis. Mein Vorab-Fazit: heißer Scheiß. Ob das nun positiv oder negativ gemeint ist, erfährst du auf den folgenden Seiten.

Dieses Selbstexperiment öffnete für mich ein neues Kapitel. Als Sauna-Fan hatte ich zuvor ausschließlich auf den Finnland-Klassiker geschworen. In Summe saß ich in meinem Leben locker schon mehrere Tage auf den charakteristischen Holzbänken. Nun ist Infrarotstrahlung mittlerweile ein fester Bestandteil meiner Abendroutine (siehe Seite 18). Doch ob es in der Hitzekammer etwas taugt?

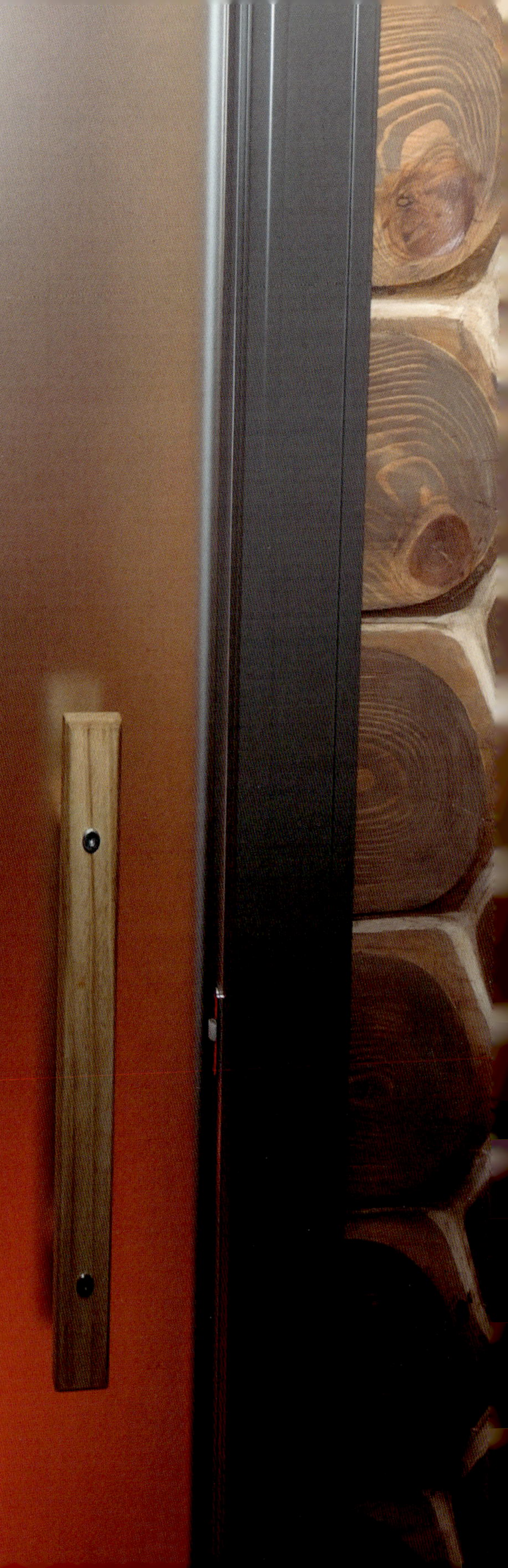

Wo ist denn nun dieses Infrarotlicht?

Unsicher überprüfte ich das Bedienfeld dieser Spezialsauna. Bei annähernd 60 Grad schwitzte ich in der Kabine zwar mächtig, doch dieses besondere Licht, das hier drinnen scheinen sollte, sah ich gar nicht. Halt, da war doch was: Infrarotstrahlung (jedenfalls die Ferninfrarotwärme) ist für das menschliche Auge gar nicht erkennbar. Beruhigt lehnte ich mich auf der Holzbank zurück. Sage und schreibe 45 Minuten entspannte ich mich so. In der klassischen Sauna halte ich es, je nach Temperatur, gerade mal 10 bis 15 Minuten aus. Doch genau darin liegt ein entscheidender Unterschied: »Man gönnt sich nur einen Gang von 20 bis 45 Minuten statt mehrere kurze«, sagte Johannes Kettelhodt aus Hamburg, studierter Ingenieur und Experte für Infrarotsaunen. Und er zählte die nachgewiesenen Wirkungen auf: Optimierung der Regeneration, effizientere Entgiftung, Ankurbelung des Immunsystems, Unterstützung bei der Stressbewältigung, Anti-Aging-Effekte. Klang magisch, fast zu gut, um wahr zu sein.

Stress-Schocker

Die gute Nachricht vorweg: Mein Experte erzählte keine Märchen, sondern lag mit den genialen Wirkungen goldrichtig. Bei der Tiefenrecherche der wissenschaftlichen Lage entdeckte ich sogar noch mehr Vorteile der Hitzetherapie, die sowohl die finnische Sauna als auch die Infrarotversion betreffen. Dr. Rainer Brenke, Chefarzt der Abteilung Naturheilverfahren an der Hufeland-Klinik in Bad Ems, schreibt die vielfältigen Effekte in der Fachzeitschrift *Complementary Medicine Research* der sogenannten Abhärtung zu. Andere Experten meinen dasselbe, sprechen aber vom bereits genannten Prinzip der Hormesis, also von kurzzeitigen Stressoren, die uns widerstandsfähiger machen. Hitze, aber ebenso Kälte und Sport gehören in diese Kategorie und sind genau aus diesem Grund so gesundheitsförderlich. Bewusst eingesetzt helfen uns regelmäßige Saunagänge also grundsätzlich dabei, mit Stresssituationen besser umzugehen. Dazu kommt die nicht zu unterschätzende Wirkung einer absoluten Ruhezone. Handys und Notebooks haben in der Holzkabine zum Glück Hausverbot. Und wenn es die Geräte durch die harte Tür schaffen, sinken ihre Überlebenschancen auf ein Minimum. Gut so, denn so ist und bleibt die Sauna ein Tempel der Erholung.

Herz-Helfer

Saunagänger unterstützen ihr Herz-Kreislauf-System. Da ist sich die Wissenschaft einig. Genauer gesagt kann die Hitzeexposition den Blutdruck und die Herzfrequenzvariabilität (siehe Seite 90) verbessern. Mehrere Studien belegen sogar explizit die den Blutdruck normalisierende Wirkung von Infrarotsauna-Sessions. In diesem Zusammenhang lohnt sich ein Blick auf die sogenannten Endothelzellen, deren Funktion sich durch Saunagänge pushen lässt.

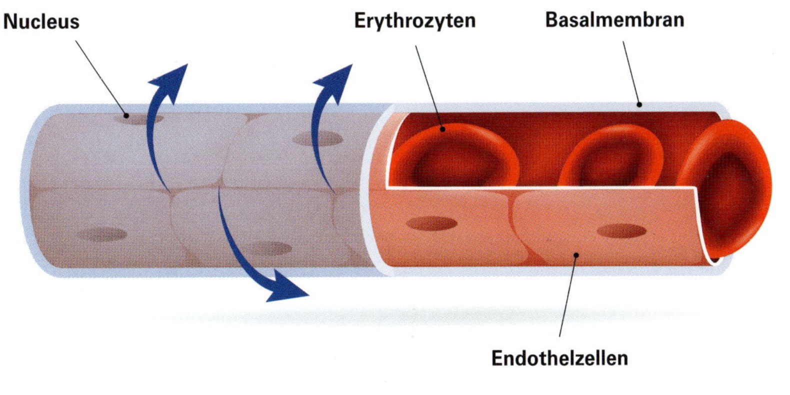

Die Endothelzellen bilden eine dünne Schicht im inneren der Lymph- und Blutgefäße. Dort fungieren sie als Barriere zum Gewebe, haben aber auch eine Reihe von wichtigen Funktionen für unser Herz-Kreislauf-System inne, etwa die Produktion von Stickstoffmonoxid.

Unterm Strich empfehlen Forscher und Experten regelmäßiges Saunieren sogar als nicht-invasive Therapie bei Herz-Kreislauf-Beschwerden – natürlich stets in Absprache mit dem behandelnden Arzt. Apropos Arzt: Die derzeitige Studienlage deutet auch auf eine Reduktion chronischer Schmerzen sowie Übergewicht und Diabetes hin. Ist das nicht der Hammer?

Abwehr-Antrieb

Naheliegender könnte der immunstärkende Effekt des Saunierens gar nicht sein. Schließlich erzeugt unser Körper ganz von allein eine interne Hitzekammer, um Krankheiten den Garaus zu machen. Das oft missverstandene Zauberwort: Fieber. Leider denken viele hierbei an ein Symptom, das es zu unterdrücken gilt. Stattdessen steckt dahinter ein geniales körpereigenes Gesundheitssystem, das uns – genau wie die Sauna – widerstandsfähiger macht. An dieser Stelle könnte man über die Sinnhaftigkeit steigender Antibiotikagaben und Fiebersenkern diskutieren, doch ich möchte nicht abschweifen, und meinen Punkt hast du sicher bereits verstanden. Dr. Brenke erklärt in seinem Fachartikel übrigens, dass auch die Infrarotversion das Immunsystem nachweislich fördert: »Auch bei Infrarotkabinen werden zunächst vermehrt freie Radikale gebildet, es kommt auch hier zur Ausbildung eines körpereigenen Schutzes in Form einer Stärkung antioxidativer Mechanismen.« US-Arzt Dr. Marc Cohen unterstreicht den traditionellen Einsatz von Hitzetherapien in Saunen, aber etwa auch in Hamam-Bädern oder heißen Quellen zur Prävention und Behandlung von Viruserkrankungen. In diesem Zusammenhang diskutiert er diese Methoden auch als potenzielle Strategie gegen das Coronavirus. Man darf also gespannt sein, wie sich die Bedeutung von Sauna, Dampfbad und Co. in Zukunft entwickeln wird.

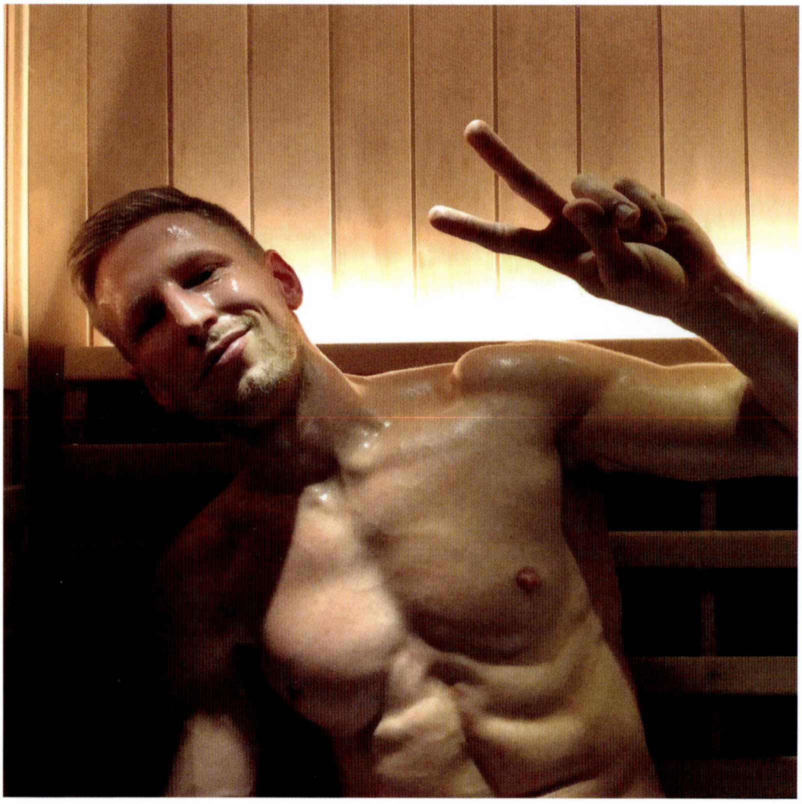

Beschleunigte Regeneration? Her damit! Ich konnte diese in den 4 Testwochen sehr gut gebrauchen, da ich a) keine 20 Jahre mehr bin und b) zu dieser Zeit ein umfangreiches Bodyweight-Trainingsprogramm für die Kamera vorturnte. Da kamen schon mal 4 hochintensive Workouts an einem Tag zusammen. So viel verrate ich schon hier: Die Wissenschaft hat, wie so oft, auch in diesem Bezug nicht ganz unrecht.

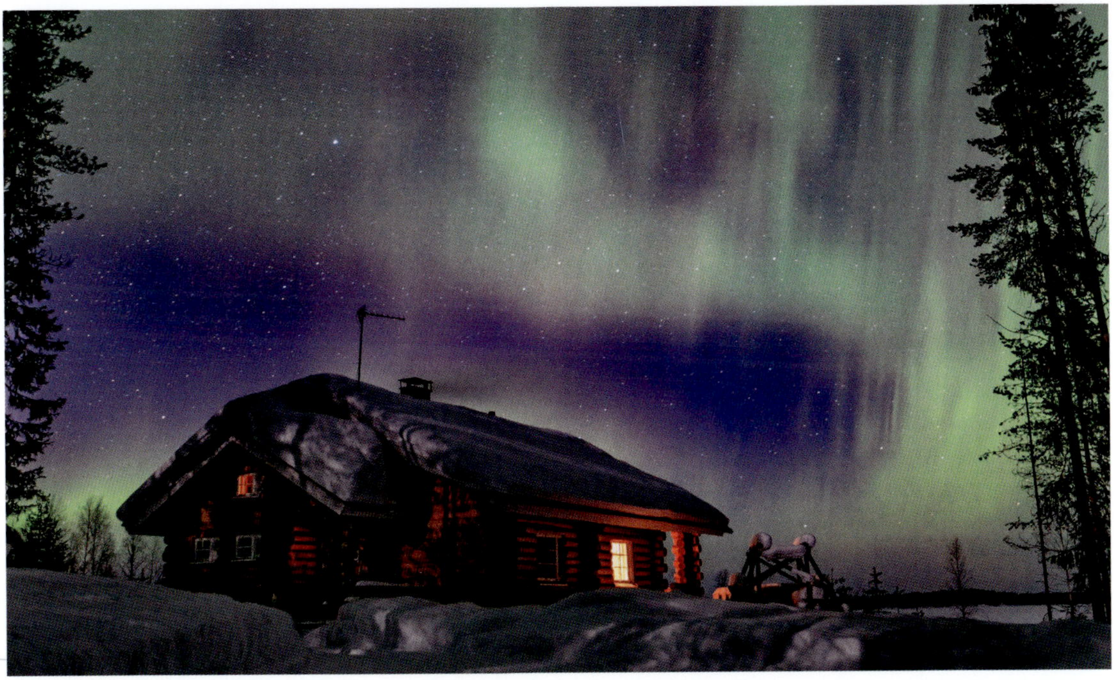

Regenerations-Rockstar

Nicht ohne Grund genießen Sauna-Sessions seit Jahrzehnten einen festen Platz im Regenerationsarsenal der weltbesten Athleten. Seit einigen Jahren nennen Top-Sportler und ihre Coaches in diesem Kontext auch die Infrarotvariante immer häufiger. Ehrlich gesagt wäre alles andere auch eine verpasste Chance maximaler Erholung. US-Biochemikerin Dr. Rhonda Patrick, eine echte Forschungs-Koryphäe, betont in der Biohacker-Bibel *Tools of Titans* von Tim Ferriss, dass regelmäßige Saunagänge nicht nur die Ausdauer (bei Läufern), sondern auch die Wachstumshormonausschüttung steigern können. Das sogenannte Human Growth Hormone (HGH) spielt schließlich eine Schlüsselrolle in der körperlichen Erholung. Somit lohnt sich der wiederkehrende Saunagang nicht nur für wachstumsbesessene Bodybuilder.

Alterungs-Ausbremser

Okay, mittlerweile dürftest du von den genialen Effekten der Sauna überzeugt sein. Dennoch möchte ich dir hier noch kurz erklären, warum die Hitze auch eine Anti-Aging-Geheimwaffe ist. Dies hängt neben den Detox-Effekten über die Schweißproduktion hauptsächlich mit der Thermoregulation unseres Körpers zusammen. Die Verbindung: Stärkere Durchblutung erhöht die Hauttemperatur. Dadurch produzieren wir mehr Schweiß und können unsere Temperatur besser regulieren. Die Körperkerntemperatur fällt somit, so diverse Studien, bereits nach wenigen Sauna-Sessions geringer aus. In Dr. Brenkes Worten: »Dies scheint zunächst von nur geringer Bedeutung zu sein, jedoch ist eine geringere Körperkerntemperatur unter anderem wegen der in geringerem Umfang auftretenden DNA-Brüche ganz allgemein mit einer längeren Lebenserwartung verbunden.« Oh, yeah! Dazu kommt, dass häufiges Saunieren auch neurodegenerative Erkrankung wie Alzheimer und Parkinson vorbeugen kann, so eine wissenschaftliche Übersichtsarbeit im *Journal Frontiers of Physiology*. Hitze ist damit ein mehr als heißes Thema im Anti-Aging-Kontext.

Infrarotstrahlung erhitzt weniger die Luft in der Saunakabine als vielmehr den Körper selbst – eine geniale Grundidee.

Das volle Spektrum

Nun aber endlich zur Frage, was die Infrarotsauna in ihrer Wirkung vom Finnlandklassiker unterscheidet. Wie so häufig in der Biohacking-Welt gibt auch hier die Natur die Richtung vor: Das natürliche Sonnenlicht enthält nämlich Infrarotstrahlen, die in unsere Haut eindringen und uns Wärme spüren lassen. Die Infrarotsauna nutzt genau diesen Fakt, um die Kerntemperatur des Körpers zu erhöhen. Das wiederum aktiviert die Schweißdrüsen und setzt so den körpereigenen Entgiftungsmechanismus in Gang. Der entscheidende Unterschied zur altbewährten Hitzekammer liegt also darin, dass die Infrarotversion weniger die Luft in der Kabine, sondern, mittels der Strahlung, in erster Linie den Körper selbst erhitzt. Verantwortlich dafür ist primär die sogenannte Fern-Infrarotstrahlung. Das Modell im Bild unten nutzt für einen zusätzlichen therapeutischen Effekt gar das gesamte Spektrum, es kommen dort also auch Nah- und Mittel-Infrarot zum Einsatz. »Diese ein wenig kürzeren Wellenlängen dringen tiefer in den Körper ein, wirken so auf die Muskel- und Gelenkebene und unterstützen auf diese Weise die Regeneration«, erläutert Experte Kettelhodt. Ob man das auch spüren kann?

Finnische Tradition trifft Hightech

Mein Testobjekt: diese Vollspektrum-Infrarotkabine aus Zedernholz für 2 Personen (BHT außen: 132 x 196 x 122 Zentimeter). Es fällt kaum E-Smog an. Sanctuary von Clearlight, ab 6000 Euro (andere Modelle ab 3400 Euro).

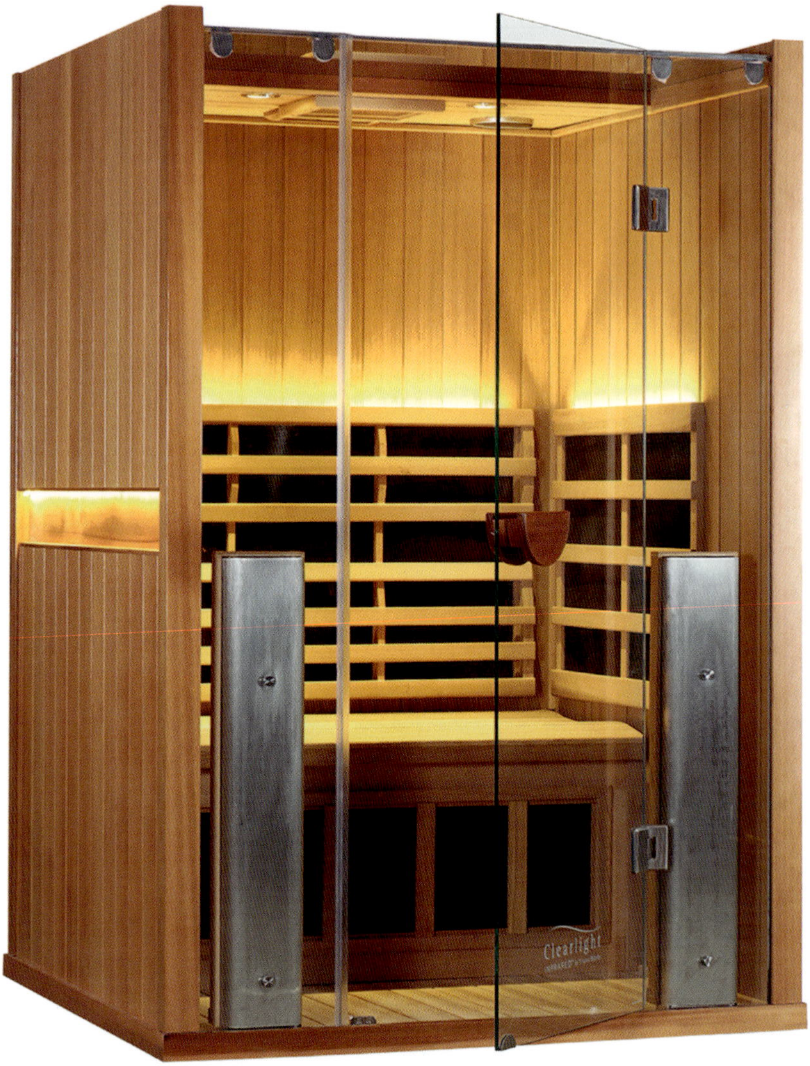

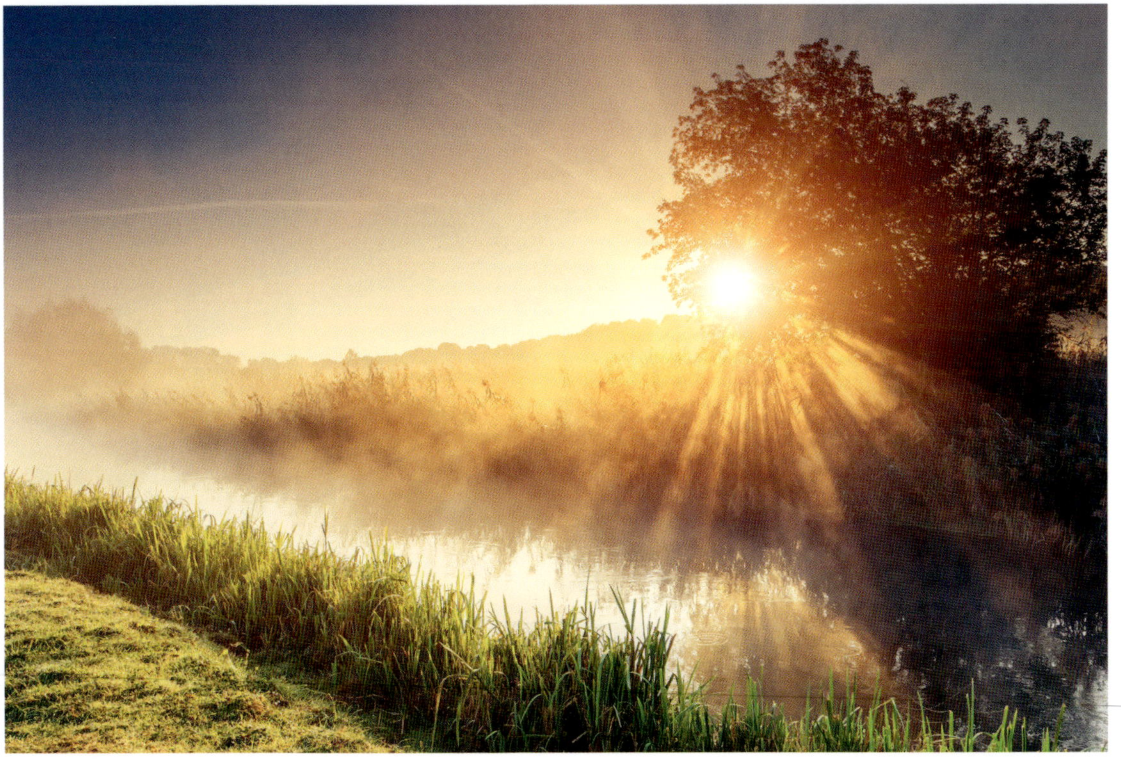

Die Sonne allein bringt uns nur selten so ins Schwitzen wie eine Hitzekammer. Dennoch schenkt sie uns mit jedem neuen Tag ein unfassbar breites Spektrum an gesundheitlichen Vorteilen – und hat die Inspiration zur Entwicklung der Infrarotsauna geliefert.

Der volle Effekt

Als ich nach einer geschlagenen Dreiviertelstunde der Kabine entstiegen bin, triefte ich vor Schweiß. Wie zuvor angekündigt: Die Infrarotsauna-Session war eine ganz neue Erfahrung, für mich zumindest. Dank der warmen, aber nicht brütend heißen Luft und aufgrund des fehlenden Wasserdampfs ist das Ganze ein extrem angenehmes Verfahren. Mit »angenehm« lässt sich nach der ausgedehnten Sitzung in der Infrarotsauna aber auch mein Körpergefühl treffend beschreiben. Bitte nicht falsch verstehen: Seit meiner Kindheit bin ich ein großer Fan der traditionellen Sauna. Mehrere Gänge und mehrmalige Temperatursprünge erschöpfen den Körper jedoch merklich. Nach Infrarot-Sessions hingegen verspüre ich sogar einen moderaten Energieschub – das habe ich auch nach jeder einzelnen Sitzung innerhalb der 4 Testwochen so empfunden. Welche der genannten Effekte kann ich sonst noch bestätigen? Die Hitzeexposition kam meiner Erholung nach den zahlreichen harten Workouts definitiv zugute. Am nächsten Tag fühlte ich mich zwar nicht wie neugeboren, doch ich konnte ganz ohne Wehwehchen weiterhin vor der Kamera performen. Auch mein Hautbild hat davon profitiert. Ich fühlte mich insgesamt entspannter und stressresistenter. Meinen Abwehrkräften hat die heiße Methode sicher ebenfalls gut getan, zumindest bin ich den Rest des Winters nicht krank geworden. Ob der versprochene Anti-Aging-Boost ebenfalls eingesetzt hat? Das kann ich in 10 Jahren deutlich besser beurteilen. Fest steht an dieser Stelle aber mit Sicherheit, dass ich zum Fan des Infrarot-Saunierens geworden bin. Die Natur ist und bleibt nun mal die Quelle der besten Ideen. Nimmt man sie als Vorbild, um traditionelle Methoden mit moderner Technologie zu verbinden, können unschlagbare Hacks entstehen.

HACK 15

Strahlen ohne Lächeln

Mobilfunk, WLAN, Strom: In unserer modernen Lebenswelt kann man sich dem ernstzunehmenden Stressfaktor Elektrosmog kaum entziehen. Doch viele Biohacker probieren genau das – zumindest so gut es geht. Warum auch du dir davon eine Scheibe abschneiden solltest und wie man das ganz ohne Aluhut schafft, erkläre ich dir hier im Detail. Plus: meine 6 Turbo-Tipps für weniger Strahlung, die du direkt umsetzen kannst.

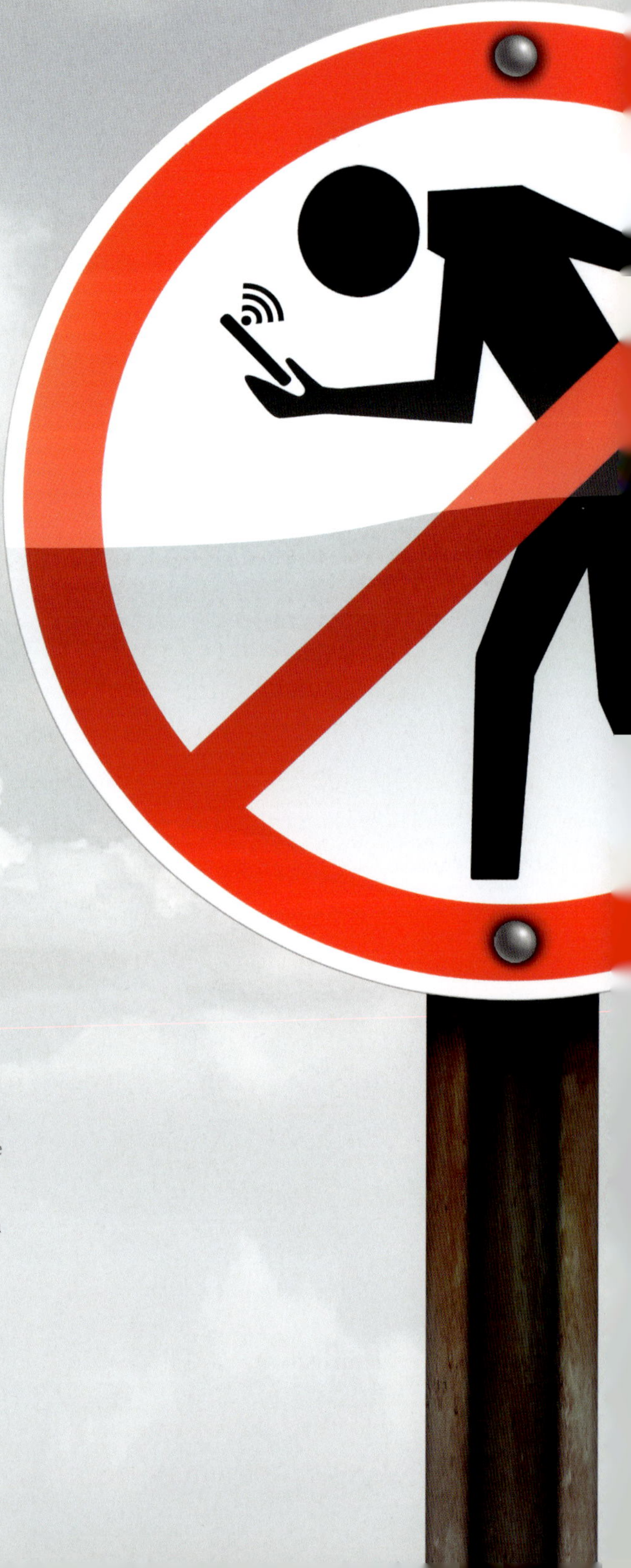

Ob ich dir aufgrund der Strahlung Smartphone-Verbot erteile? Keinesfalls! Ich selbst benötige das Allrounder-Gerät für meine tägliche Arbeit und nutze es auch privat. Doch wie wirkt die Strahlung auf unsere Gesundheit und Performance? Mit dieser Frage habe ich mich auseinandergesetzt und ganz automatisch mein Nutzungsverhalten hinterfragt.

»Alle Menschen sind elektrosensibel.«

Dieser Satz, über den ich bei dieser Recherche stolpere, macht mich nachdenklich. Zwar ist die Strahlungsreduktion in der Welt der Biohacker seit Jahren ein Thema, aber ich persönlich habe mich bisher nicht sonderlich intensiv damit beschäftigt. Schließlich ist guter Handyempfang praktisch, ein Café ohne WLAN altbacken, und auch in meiner Wohnung freue ich mich über extra viele Steckdosen. Doch ist dieser vermeintliche Luxus auch gesundheitlich ein Gewinn? Zumindest wird das Thema kontrovers diskutiert. Auch im Zuge des 5G-Netzausbaus ist eine hitzige Debatte in Gang. Auf wissenschaftliche Studien können sowohl die Befürworter als auch die Kritiker verweisen. Als ich jedoch die Website www.emfdata.org durchforstete, merkte ich, dass ich bis dato ganz schön naiv durch unsere schöne neue Welt gelaufen bin. Diese Datenbank sammelt wissenschaftliche Studien, welche die Effekte von Funkstrahlung auf Lebewesen aufzeigen. Rund 500 internationale Untersuchungen findet man dort aktuell, womit sich festhalten lässt: Die Auswirkungen auf unseren Organismus sind beileibe nicht unerforscht.

Mehr als nur Wärmeerzeuger

Konkret belegen die Ergebnisse diverse Störungen der elektrischen Vorgänge auf Zell-, Nerven- und Organebene. Mobilfunkstrahlung etwa kann biologische Systeme erheblich beeinträchtigen, und das bereits unterhalb der geltenden Grenzwerte. Die Auswirkungen, so die Studienlage, sind breit gefächert: von hormonellen Veränderungen über kognitiven Leistungseinfall bis hin zu Effekten auf die Fortpflanzung. War dir das in diesem Maße bewusst? Mir nicht, abgesehen von der thermischen Wirkung hochfrequenter Felder, die seit jeher als anerkannt gilt. Was das nun wieder heißen soll? WLAN-Router und Handys können menschliches Gewebe erwärmen. Unterm Strich erscheint es mir also unabdingbar, die Summe der elektrischen, magnetischen und elektromagnetischen Felder, denen ich ausgesetzt bin, im Auge zu behalten. Und dabei distanziere ich mich ganz bewusst von der sogenannten Aluhut-Fraktion. Hier sprechen wir schließlich von

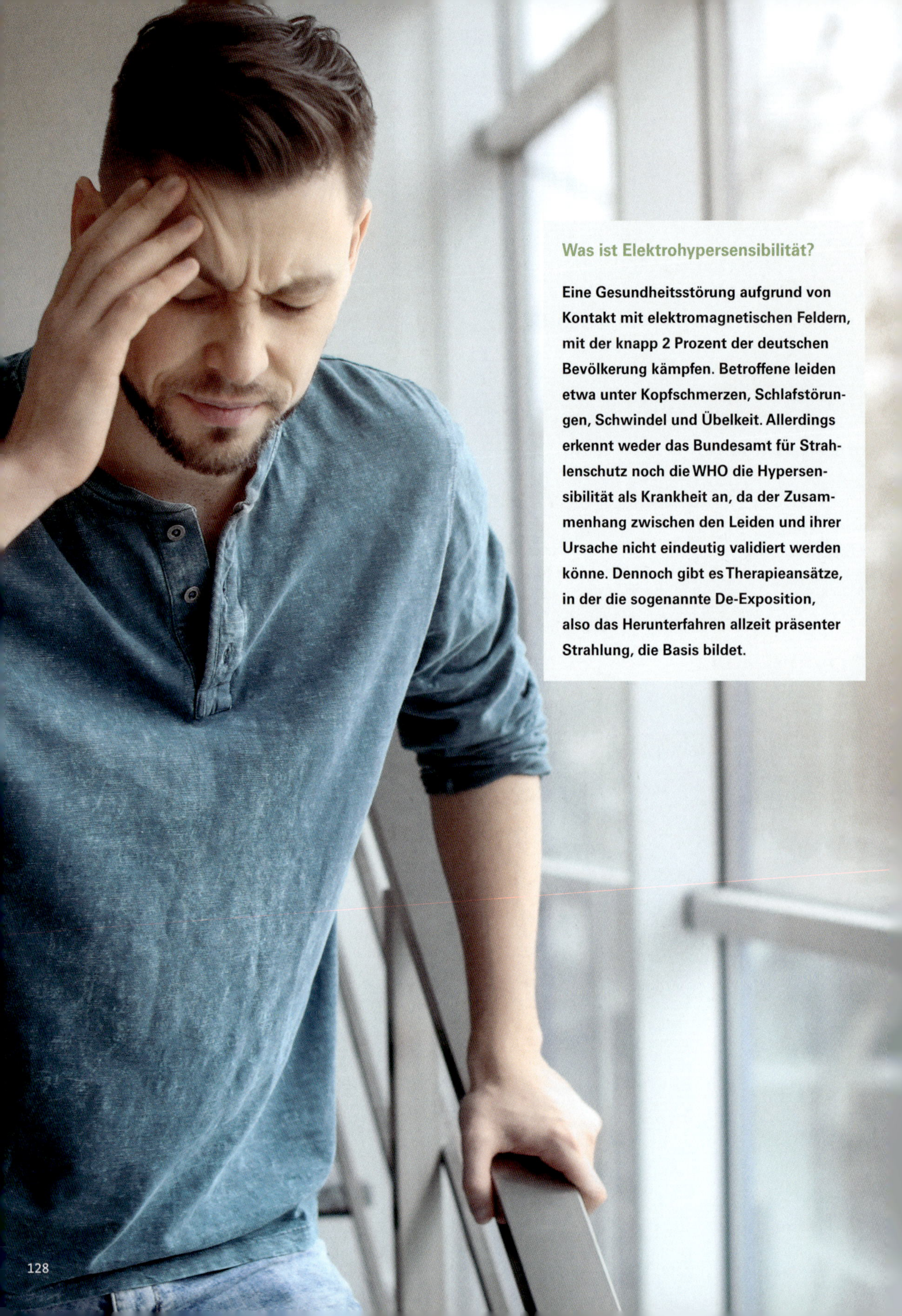

Was ist Elektrohypersensibilität?

Eine Gesundheitsstörung aufgrund von Kontakt mit elektromagnetischen Feldern, mit der knapp 2 Prozent der deutschen Bevölkerung kämpfen. Betroffene leiden etwa unter Kopfschmerzen, Schlafstörungen, Schwindel und Übelkeit. Allerdings erkennt weder das Bundesamt für Strahlenschutz noch die WHO die Hypersensibilität als Krankheit an, da der Zusammenhang zwischen den Leiden und ihrer Ursache nicht eindeutig validiert werden könne. Dennoch gibt es Therapieansätze, in der die sogenannte De-Exposition, also das Herunterfahren allzeit präsenter Strahlung, die Basis bildet.

nachvollziehbaren Forschungsergebnissen statt von Fake Science, Verschwörungsmärchen und ihren dazugehörigen Möchtegern-Gurus. Auf den Punkt gebracht: Als Biohacker sehe ich es als meine Pflicht, meine Gesundheit aktiv zu steuern und in diesem Rahmen nicht nur den beruflichen Stress, sondern auch meinen Elektrostress gering zu halten. That's it.

Schritt 1: die Messung

Wenn es für mich einen entscheidenden Ort gibt, das vorherrschende Ausmaß an Elektrosmog zu prüfen, dann ist das mein Zuhause. Schließlich verbrachte ich hier dank täglicher Homeoffice-Sessions noch mehr Zeit als zuvor. Um die Hauptquellen des unsichtbaren Smogs zu lokalisieren, besorgte ich mir zwei Messgeräte (siehe unten): einen sogenannten Niederfrequenz-Analyser für Lampen, Laptop und Co. und einen Hochfrequenz-Analyser für Handy, WLAN und weitere Funkdienste. Die Messung ist auch für einen Elektrolaien wie mich dank des Handbuchs (unbedingt lesen!) kein Problem. Allerdings kam ich mir dabei vor wie ein Wünschelrutengänger (unbedingt googeln!). Auch meine Frau musste lachen, als ich mit den tickenden Geräten durch die Wohnung marschierte, um in jeder noch so kleinen Ecke die Strahlung zu prüfen. Das Ergebnis war erst mal beruhigend. An keiner Stelle unseres gemeinsamen Zuhauses stieg der angezeigte Wert in einen wirklich kritischen Bereich. Im Gegenteil! Ich war erstaunt, wie niedrig die Strahlung in der Wohnung ausfiel. Vielleicht lag's auch daran, dass mein WLAN-Router ohnehin hinter verschlossener Tür in einer Abstellkammer steht. Was mich allerdings wurmte: Bei den Mehrfachsteckdosen schlug das Messgerät Alarm. Eine totale Entwarnung gab's also nicht. Abgesehen davon fand ich es lohnend zu sehen und vor allem zu hören, wie stark das eigene Handy strahlt. Natürlich ist das hinlänglich bekannt, aber das akustische Signal und vor allem der direkte Bezug aufs eigene Gerät machte die Auswirkungen greifbarer und präsent. Also: Flugmodus an und noch schnell einen Blick auf den größeren Zusammenhang werfen!

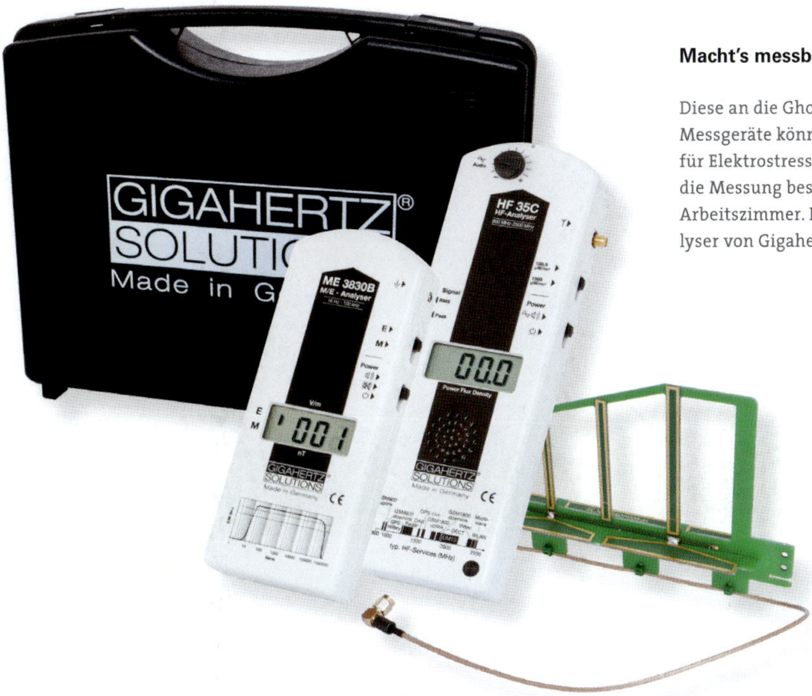

Macht's messbar

Diese an die Ghostbusters erinnernden Messgeräte können versteckte Quellen für Elektrostress lokalisieren. Sinnvoll ist die Messung besonders im Schlaf- und im Arbeitszimmer. HF-Analyser und NF-Analyser von Gigahertz Solutions, ab 170 Euro.

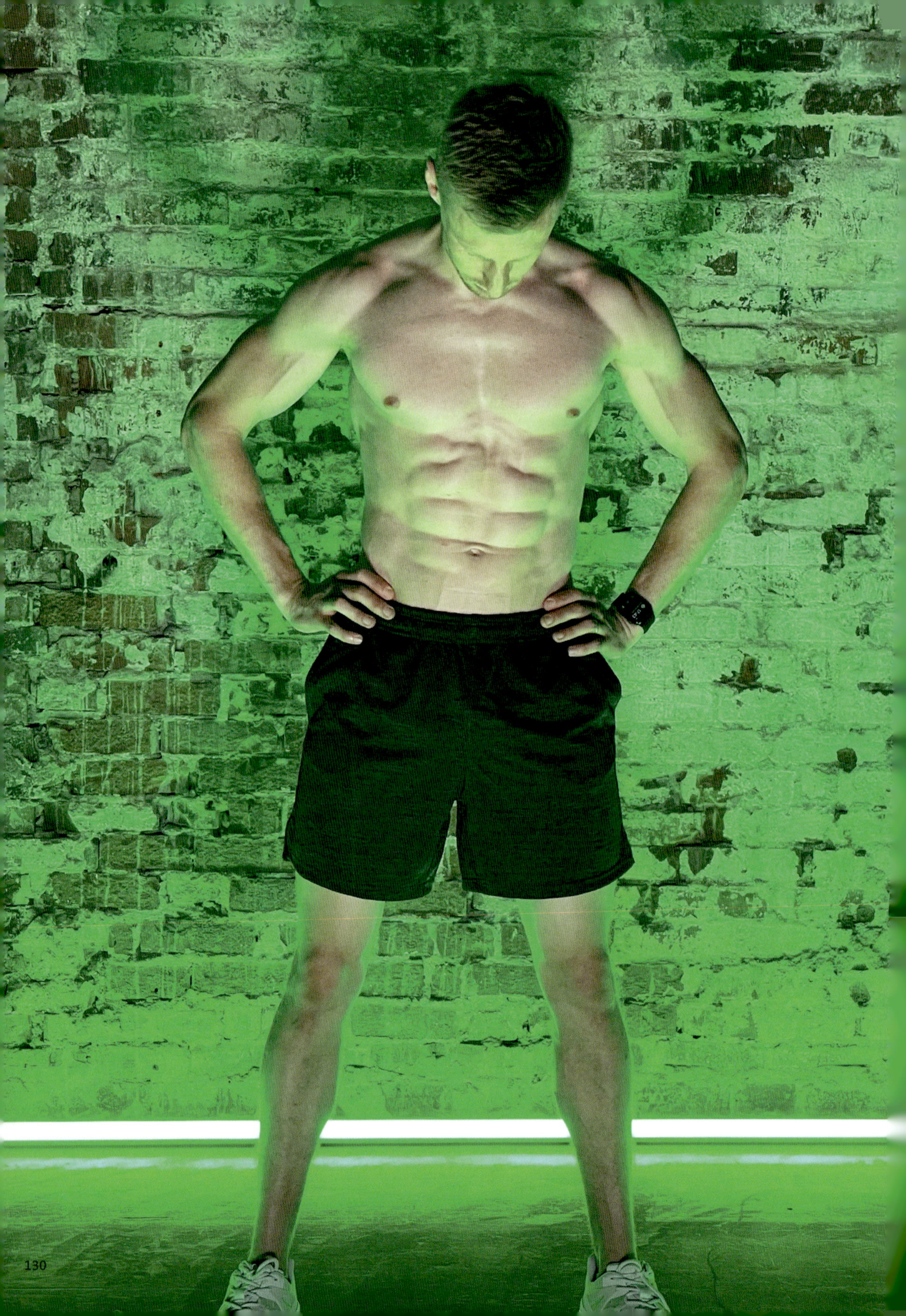

Schritt 2: Die Auswertung

Ob und wie stark man sich vor Elektrostress schützen möchte, muss jeder für sich selbst entscheiden. Wichtig finde ich nur, dass man sich der eigenen Aussetzung bewusst ist. Schließlich neigen wir dazu, unsichtbare Einflussfaktoren auf unsere Gesundheit und Leistungsfähigkeit zu unterschätzen. Ein anderes Beispiel hierfür ist die Schimmelbelastung – ein ebenso lautloser wie teuflischer Gesundheitskiller, unter dem etliche Menschen leiden. Meist bleibt die Ursache der Symptome (vor allem Atem- und Hautprobleme) auch hier unentdeckt. Selbstverständlich kann man sich auf die aktuellen Grenzwerte verlassen und mit einer passiven Einstellung auf das Beste hoffen. Doch die unabhängige Umwelt- und Verbraucherschutzorganisation Diagnose-Funk warnt auf ihrer Website (www.diagonse-funk.org) genau vor dieser trügerischen Sicherheit: »Die offizielle Entwarnung für alle gesundheitlichen Risiken unterhalb der Grenzwerte basiert auf überzogenen Anforderungen der Strahlenschutzkommission (SSK) an die Bewertungssicherheit. Die Missachtung von vorliegenden konsistenten Hinweisen auf gesundheitliche Beeinträchtigungen durch Mobilfunkstrahlung stellt daher einen hoch riskanten Umgang mit diesen Risiken dar und entspricht eindeutig nicht dem Vorsorgeprinzip.« Letzteres stellt eben deutlich niedrigere Anforderungen an die Nachweise der gesundheitlichen Auswirkungen. Die Schwierigkeit der aktuellen Lage: Wissenschaftliche Nachweise liegen zwar vor, allein der Wirkungsmechanismus ist noch nicht hinreichend bekannt. Was nun konkret gegen die Anwendung des Vorsorgeprinzips spricht, darf und sollte man an der politischen Front kritisch hinterfragen und diskutieren. An dieser Stelle möchte ich dir lediglich zeigen, was du zu deinem Eigenschutz tun kannst. Und natürlich, welche Hacks ich angewendet habe und welche auch weiterhin bei mir zum Einsatz kommen.

Schritt 3: Die Optimierung

Die gute Nachricht vorweg: Ich habe mich zu keiner Zeit in einen abgeschirmten Bunker eingeschlossen. Spaß beiseite! Stattdessen setz(t)e ich für meinen persönlichen Strahlenschutz auf folgende 6 Hacks. Das Genialste daran ist, dass es sich bei diesen Tipps ausnahmslos um sogenannte Quick Wins handelt, die du ohne großen Aufwand anwenden kannst. Let's go!

a) Einpacken

Spezielle Handy- und Laptop-Hüllen können hochfrequente Strahlung nachweislich senken. Der Hersteller eWall setzt dazu auf ein besonderes Abschirm-Silbergewebe, das auch vor Hacker- und Spionageangriffen schützen kann. Klar setze ich diese smarten Taschen ein, vor allem, wenn ich mein Handy mal für längere Zeit in der Hosentasche unterbringen muss. Schließlich sollte man gerade die sensible Region nahe des Hodens bestmöglich abschirmen, und zwar unabhängig davon, ob Mann noch mitten in der Kinderplanung steckt oder nicht.

b) Abflattern

Handy und Notebook landen zudem so oft wie möglich im Flugmodus. Warum auch nicht?
Da ich mich in puncto Digital Detox (tägliches Ritual statt einmaliger Aktion!) gern mal von der dauerhaften Erreichbarkeit löse, feiere ich diese Maßnahme ganz besonders. Mein Tipp: Aktiviere den Flugmodus vor allem dann, wenn du Zeit mit der Familie oder Freunden genießen möchtest. So schlägst du zwei Fliegen mit einer Klappe – Strahlungsschutz plus volle mentale Präsenz im Kreise deiner Liebsten. Übrigens steigt die Strahlung, sobald das Mobiltelefon mit schlechtem Empfang zu kämpfen hat. In diesen Momenten wechsele ich daher stets direkt in den Flugmodus.

c) Verkabeln

Neben den Reproduktionsorganen sollte man auch seinem Hirn gebührenden Abstand zum Handy gönnen. Heißt kurz und knackig: Telefonieren mit Smartphone am Ohr ist ein No-go – zumindest für mich, und das schon seit Jahren. Selbst wenn die Strahlung und die Gefahr der Entwicklung eines Hirntumors gleich null wären, ist die Position für längere Telefonate schlichtweg unbequem. Die suboptimale Lösung: Kopfhörer, die als Bluetooth-Variante gleich die nächste Strahlungsquelle erzeugen. Insofern setze ich auf klassische Kopfhörer mit Kabel. Der Look mag zwar altmodisch daherkommen, doch der ist mir in diesem Zusammenhang herzlich egal.

d) Abschalten

Wann hat eigentlich dein WLAN-Router mal Feierabend? Falls die Antwort »niemals« lautet, würde ich dies ebenfalls schleunigst ändern. Denn wer surft, während du schläfst? Gleiches gilt selbstredend auch für dein Handy. Beide Geräte sind bei mir daher nachts immer ausgeschaltet. Geheimtipp (jetzt nicht mehr geheim): Nutze für deinen Router einen Stecker mit Zeitschaltuhr, der das Gerät zu deiner Schlafenszeit automatisch ab- und morgens wieder anschaltet. Wer es wirklich wissen will, geht sogar noch einen Schritt weiter und ersetzt das WLAN-Netz daheim durch LAN-Kabel. So weit habe ich es bisher nicht getrieben, doch ich kenne einige leidenschaftliche Biohacker, die auch diesen Schritt voller Überzeugung mitgehen. Und das kann ich absolut nachvollziehen.

e) Umstecken

Die Steckdosenleisten, bei denen mein Messgerät Alarm schlug, lassen sich durch geschirmte Versionen ersetzen, die weniger Strahlung erzeugen. Diese Optimierung steht bei mir noch aus, doch eine weitere Umsteckmaßnahme habe ich größtenteils bereits erledigt. Die dicken, sogenannten Schuko-Stecker (steht für Schutz-Kontakt) senken den E-Smog nämlich gegenüber der schmalen Steckerversion. Stehen für ein Gerät beide Varianten zur Verfügung (etwa beim Handy-Ladekabel), fällt meine Entscheidung daher stets gleich aus. Apropos Steckdose: Am Kopfende deines Bettes könnte diese deine Schlafqualität mindern. Insofern könnte sich im Rahmen einer größeren Optimierung auch eine Möbelumstellung im Schlafzimmer lohnen.

f) Erden

Ob der Airone jetzt komplett zum Esoteriker wird? Mitnichten. Schließlich steckt hinter dem Begriff der Erdung ein simples physikalisches Prinzip: Wir Menschen sind elektrisch geladen, genau wie der Planet, auf dem wir leben. Mit einer direkten Verbindung zur Erde tanken wir freie, negativ geladene Elektronen, die antioxidativ wirken und Elektrostress senken können. Leider ist der unmittelbare Kontakt zur Erde in den Jahrzehnten auf ein Minimum gesunken. Wir bewegen uns auf Gummisohlen und wohnen in isolierten Häusern. Doch keine Sorge, du brauchst jetzt nicht ins Zelt zu ziehen. Schon regelmäßige Barfußgänge

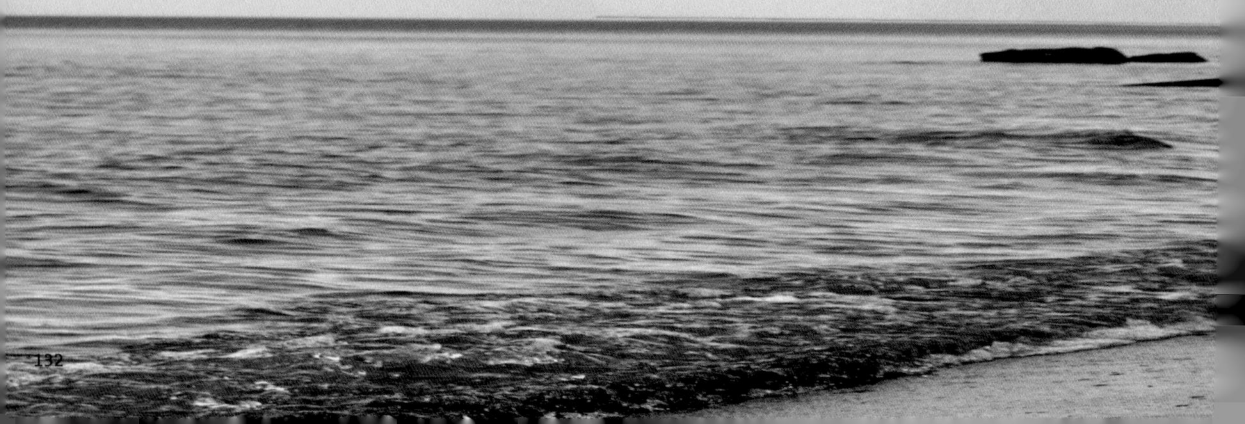

(ob am Strand oder im Garten) oder etwa eine Schwimm-Session im lokalen See bringen dich im wahrsten Sinne des Wortes Mutter Natur ein gutes Stück näher. Die Seite www.groundology.de bietet zudem diverse Erdungs-Tools, die man beispielsweise in seinem Büro installieren kann. Ich persönlich nutze eine Schreibtischunterlage, mit der meine Handgelenke während des Tippens Dauerkontakt haben. Unterdessen nutze ich jede Gelegenheit, um mich barfuß in der Natur zu bewegen – ein Gratis-Hack, der unzählige weitere gesundheitliche Vorteile mit sich bringt.

Schritt 4: Das Fazit

Als Biohacker schießt man schnell mal übers Ziel hinaus. Einmal mehr gilt dieser Satz auch hier. Klickt man sich durch die genannten Web-Shops, gelangt man schnurstracks in den kostspieligen Haus- und Wohnungsbaubereich. Folgt man den themenverwandten *Google*-Vorschlägen, verschwimmen rasch die Grenzen zur Esoterik – spätestens, wenn einem Kristalle, Edelsteine und Co. angepriesen werden. Ein industriegetriebenes Spiel mit der Angst? Mag sein. Andererseits sprechen wir bei Menschen mit Elektrohypersensibilität von echtem Leidensdruck. Sollte also ein noch so überteuerter Bergkristall einer betroffenen Person weiterhelfen, wenn auch nur durch den Placeboeffekt, kann ich zum Kauf nur gratulieren. Für mich persönlich (und meine Familie) geht es in Sachen Elektrostress »nur« um Prophylaxe, weshalb ich meine oben genannten 6 Turbo-Hacks ohne Frage weiterführe. Alles andere hängt von meinem derzeitigen Zeit- und Finanzbudget ab. In naher Zukunft wird sicher noch der eine oder andere Strahlenschutz hinzu- und die eine oder andere Strahlenquelle wegkommen. Insgesamt bin ich aber vor allem dankbar für den Gewinn einer differenzierte Sicht auf unsere moderne Lebenswelt. Zugleich beruhigt mich, dass die Rückkehr in die Natur (kostenlos und immer verfügbar) auch hier ein Teil der Lösung darstellt.

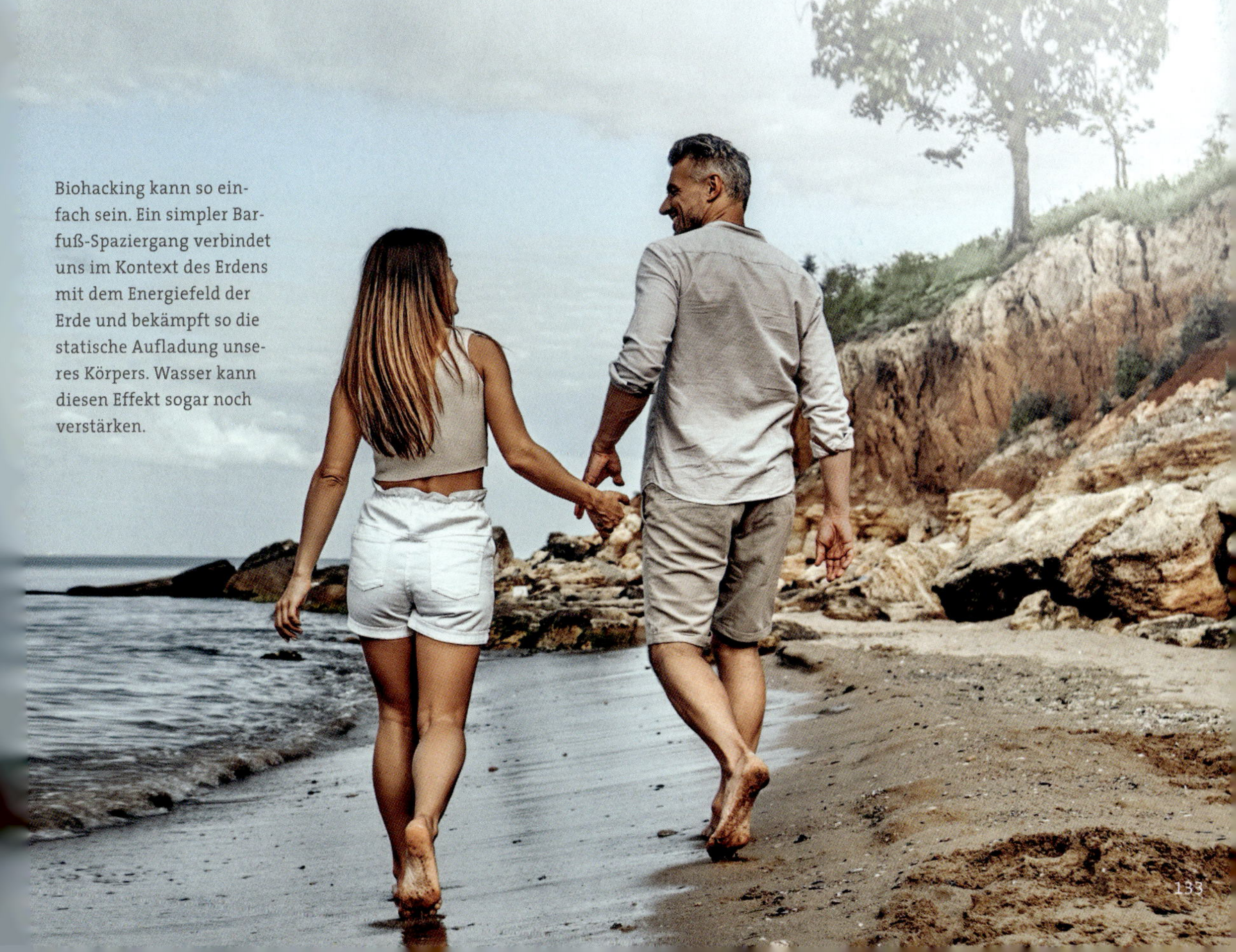

Biohacking kann so einfach sein. Ein simpler Barfuß-Spaziergang verbindet uns im Kontext des Erdens mit dem Energiefeld der Erde und bekämpft so die statische Aufladung unseres Körpers. Wasser kann diesen Effekt sogar noch verstärken.

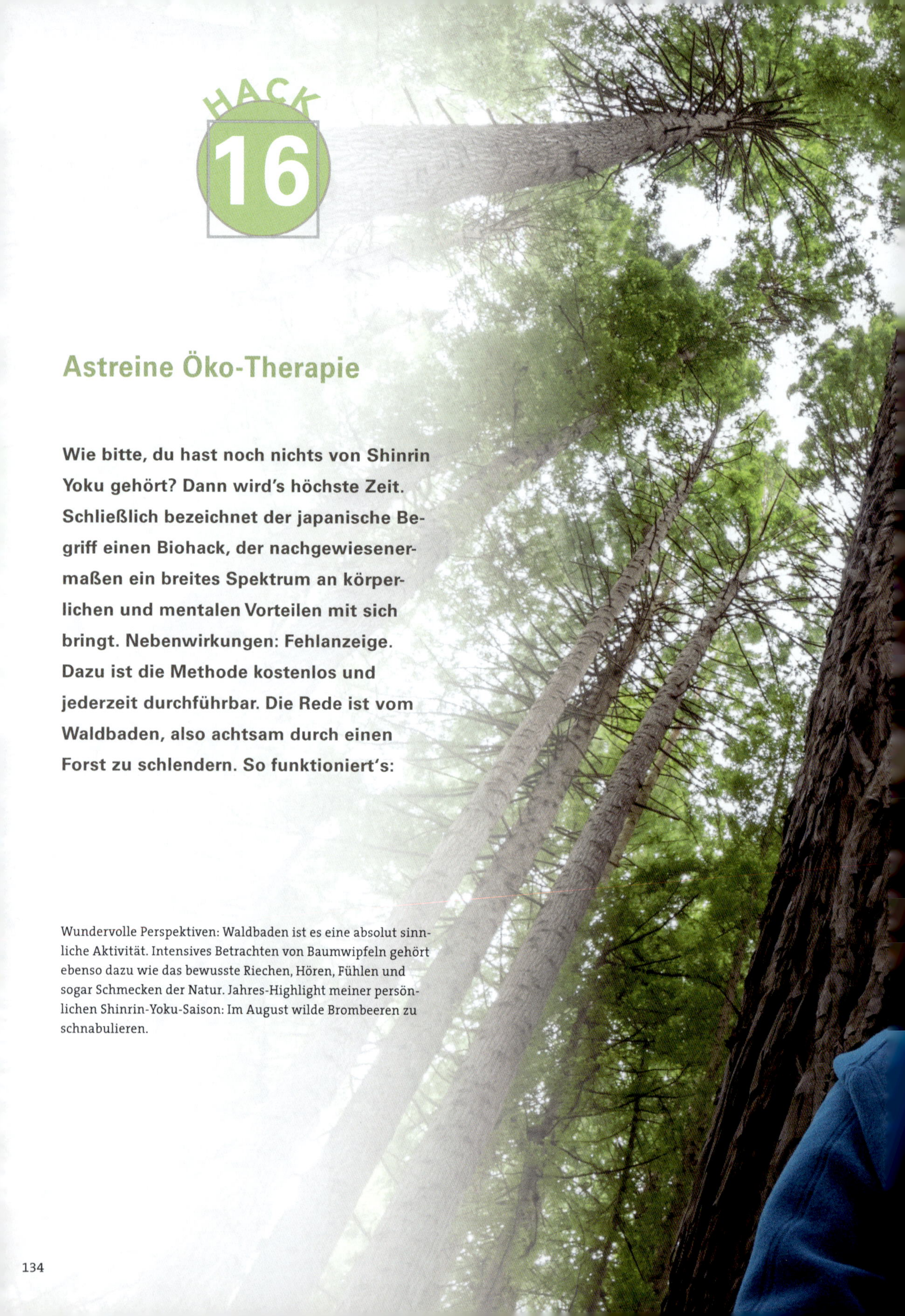

HACK 16

Astreine Öko-Therapie

Wie bitte, du hast noch nichts von Shinrin Yoku gehört? Dann wird's höchste Zeit. Schließlich bezeichnet der japanische Begriff einen Biohack, der nachgewiesenermaßen ein breites Spektrum an körperlichen und mentalen Vorteilen mit sich bringt. Nebenwirkungen: Fehlanzeige. Dazu ist die Methode kostenlos und jederzeit durchführbar. Die Rede ist vom Waldbaden, also achtsam durch einen Forst zu schlendern. So funktioniert's:

Wundervolle Perspektiven: Waldbaden ist es eine absolut sinnliche Aktivität. Intensives Betrachten von Baumwipfeln gehört ebenso dazu wie das bewusste Riechen, Hören, Fühlen und sogar Schmecken der Natur. Jahres-Highlight meiner persönlichen Shinrin-Yoku-Saison: Im August wilde Brombeeren zu schnabulieren.

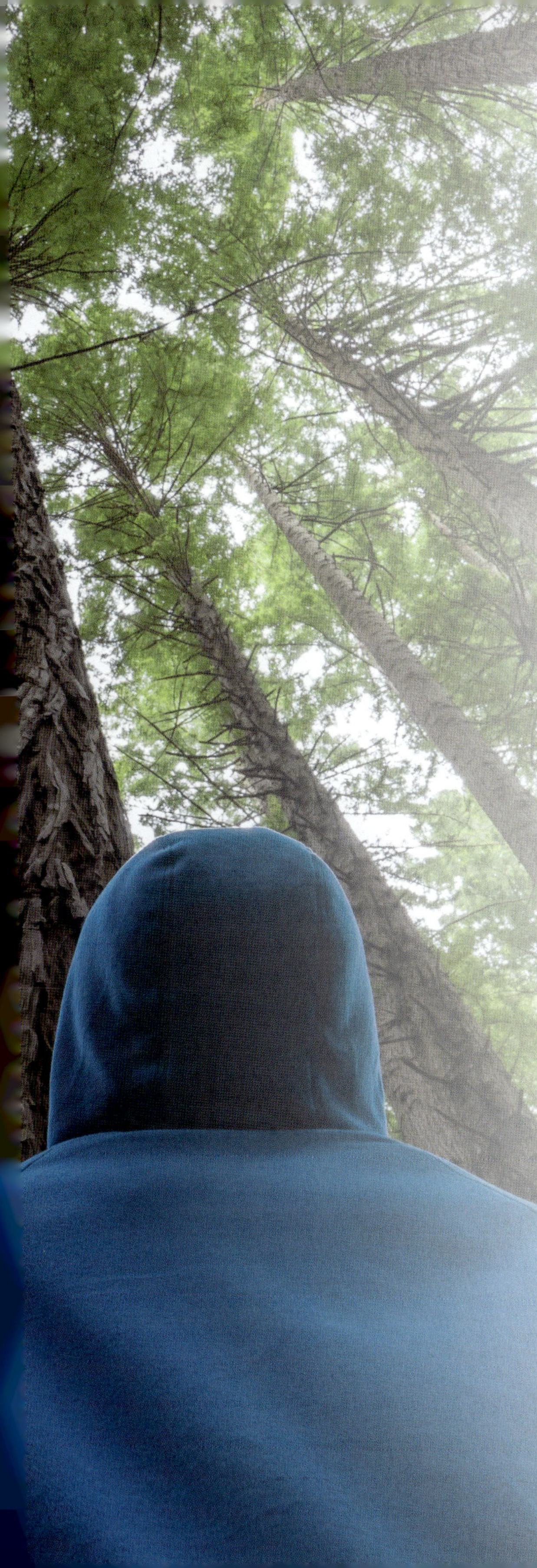

»Wald nicht weit«

2020 bin ich mit meiner Familie umgezogen. Klar habe ich mich dabei über mehr Wohnfläche und nette Nachbarn gefreut. Mein größter Grund zur Freude war und ist bis heute jedoch, dass wir seitdem nach nur 5 Minuten Fußmarsch im Wald stehen. Doch selbst wenn du inmitten einer wuseligen Innenstadt lebst, hast du sicher im Hinterkopf, wo der nächstgelegene Erholungswald steht. Das hoffe ich zumindest. Laut dem Statistischen Bundesamt bietet Deutschland eine Waldfläche von rund 106.588 Quadratkilometern (Stand: 2019). Da sollte es doch auch ein Stück in deiner Nähe geben. Schließlich dient uns dieser Ort als natürlicher Tempel der Erholung. Am besten wissen das die Japaner. Ihr Begriff Shinrin Yoku (zu Deutsch: Baden im Wald) steht seit Anfang der 1980er-Jahre für eine mittlerweile weitverbreitete und solide erforschte Gesundheitsoptimierung. Wie die genau funktioniert? Man sucht sich einen Wald mit Seezugang und taucht dort 4 Bahnen à 50 Meter, und zwar im Kimono. Spaß beiseite! Es geht tatsächlich ums Eintauchen – allerdings per Spaziergang in die baumdurchzogene Grünfläche. Klingt gar nicht mal so aufwändig, oder?

Mehr als ein Spaziergang durchs Grün

An diesem weitestgehend unberührten Ort herrscht Stille, abgesehen von entspannendem Vogelgezwitscher und dem leisen Rauschen der Blätter im Wind. Beim Waldbaden gilt es, die Natur mit allen Sinnen achtsam wahrzunehmen. Die sanfte Bewegung verstärkt zwar den Relax-Effekt, doch steht alles andere als im Vordergrund. Stattdessen kann eine Waldbade-Session unterschiedlichste achtsamkeitsfördernde Elemente beinhalten, die das Erlebnis intensivieren. Dazu gehört neben der fokussierten Wahrnehmung der Geräuschkulisse unter anderem, sich die Formen und Farben der Bäume in Ruhe und ohne Ablenkung anzuschauen. Man untersucht Blätter und Böden gründlich mit den Händen, genießt den angenehmen Geruch mit geschlossenen Augen und umarmt die Bäume sogar. Zusätzlich können beruhigende Atemtechniken das entschleunigende Waldbad begleiten. Wer bestimmt, was zu tun ist? Du selbst. Doch speziell ausgebildete

Waldtherapeuten, Natur-Coaches und sogenannte Waldbademeister (kein Fantasietitel!) bieten in ihren geführten Shinrin-Yoku--Sessions vor allem gestressten Stadtbewohnern Anleitung und Inspiration. Man begibt sich zurück zu den Wurzeln, betreibt City Detox, um der Hektik des Alltags zu entfliehen. Ob man dafür die feste Definition, formale Rahmenbedingungen und einen Übungsleiter wirklich benötigt, wage ich zu bezweifeln. Doch dazu später mehr. Erst mal stürzen wir uns auf die wissenschaftliche Evidenz und die Frage: Kann das Bad in den Bäumen vielleicht sogar noch mehr als uns Gelassenheit zu verschaffen?

Grüner Tausendsassa

Damit meine ich nicht Prof. Dr. Qing Li, sondern das Waldbaden selbst. Doch könnte man diese Betitelung ebenso gut auf den renommierten Forscher beziehen. Der Mann aus Tokio ist schließlich führender Experte der Waldmedizin und Autor des lesenswerten Buches *Die wertvolle Medizin des Waldes*. In seiner wissenschaftlichen Übersichtsarbeit, die 2019 im französischen *Journal Sante Publique* erschien, fasst er das breite Spektrum der gesundheitlichen Effekte zusammen. Waldbaden könne, so zeigen etliche Studien, unter anderem ...

... Krebserkrankungen vorbeugen, etwa durch erhöhte Aktivität und Bildung natürlicher Killerzellen,

... den Blutdruck und Puls sowie Stresshormone wie Adrenalin, Noradrenalin und Cortisol senken,

... das parasympathische Nervensystem aktivieren und das sympathische beruhigen,

... die Produktion der Hormone Adiponektin und DHEA erhöhen,

... Ängste, Depressionen, Wut, Erschöpfung und Verwirrung mindern und andererseits empfundene Vitalität fördern.

Was für ein Rundumschlag, oder? Anders ausgedrückt: Wir profitieren auf körperlicher, aber auch auf mentaler Ebene massiv. Die Natur-Session kann unser neuronales, kardiovaskuläres und hormonelles System optimieren, dazu kommen positive Auswirkungen auf unseren Stoffwechsel, unser Immunsystem, unsere Regeneration, Emotionen und Reaktionen. Das bestätigt auch eine weitere aktuelle Übersichtsarbeit (veröffentlicht im *Journal Environmental Health and Preventive Medicine*). Zwar deutet diese auch auf Lücken im Forschungsfeld hin, doch die lassen sich für nahezu jeden Bereich ausmachen. Während die Forschung unser Wissen also weiter ausbaut, marschiere ich als einer von vielen biohackenden Öko-Fans weiter voran und stelle folgende Frage: Wie viele Medikamente kennst du, die so zahlreiche und derart breit gefächerte Wirkungen zeigen? Mit dieser Frage könnte ich meine Vorstellung dieser Methode herrlich beenden, doch möchte ich dir 2 weitere, äußerst spannende wissenschaftliche Erkenntnisse nicht vorenthalten.

Glücklich(er) durch Achtsamkeit

Laut der World Health Organization (WHO) definiert sich unser Wohlbefinden durch das Bewusstsein eines erfüllten physischen, psychologischen, sozialen, ökonomischen und spirituellen Selbst. Dreimal darfst du raten, welche Strategie den letztgenannten Faktor, also das spirituelle Bewusstsein, ebenfalls antreibt. Richtig, das Abtauchen in den Wald. Zu dem Ergebnis kam auch eine Übersichtsarbeit im *Journal of Alternative and Complementary Medicine*, die ganze 13 Studien genau unter die Lupe nahm. Daran anknüpfend legt eine weitere Übersichtsarbeit im *International Journal of Environmental Research and Public Health* nahe, Shinrin Yoku als natürliche und kostengünstige Wohltat für die Psyche zu etablieren. Hierbei beziehen sich die Autoren spezifisch auf Zeiten der Unsicherheit und das Paradebeispiel der Covid-19-Pandemie. Das symbiotische Zusammenspiel zwischen Mensch und Natur sei hier der Schlüssel, der die Methode zudem von anderen Achtsamkeitstechniken abhebt.

Die Macht der Terpene

Na, schon unterwegs in Richtung Forst? Dann bedanke dich bitte, wenn du schon mal vor Ort bist, bei den Bäumen, Sträuchern und den anderen Pflanzen für die Freigabe ihrer Terpene. Das sind nämlich die Pflanzenduftstoffe, auf die wir einen großen Teil der positiven Waldbadeffekte zurückführen können.

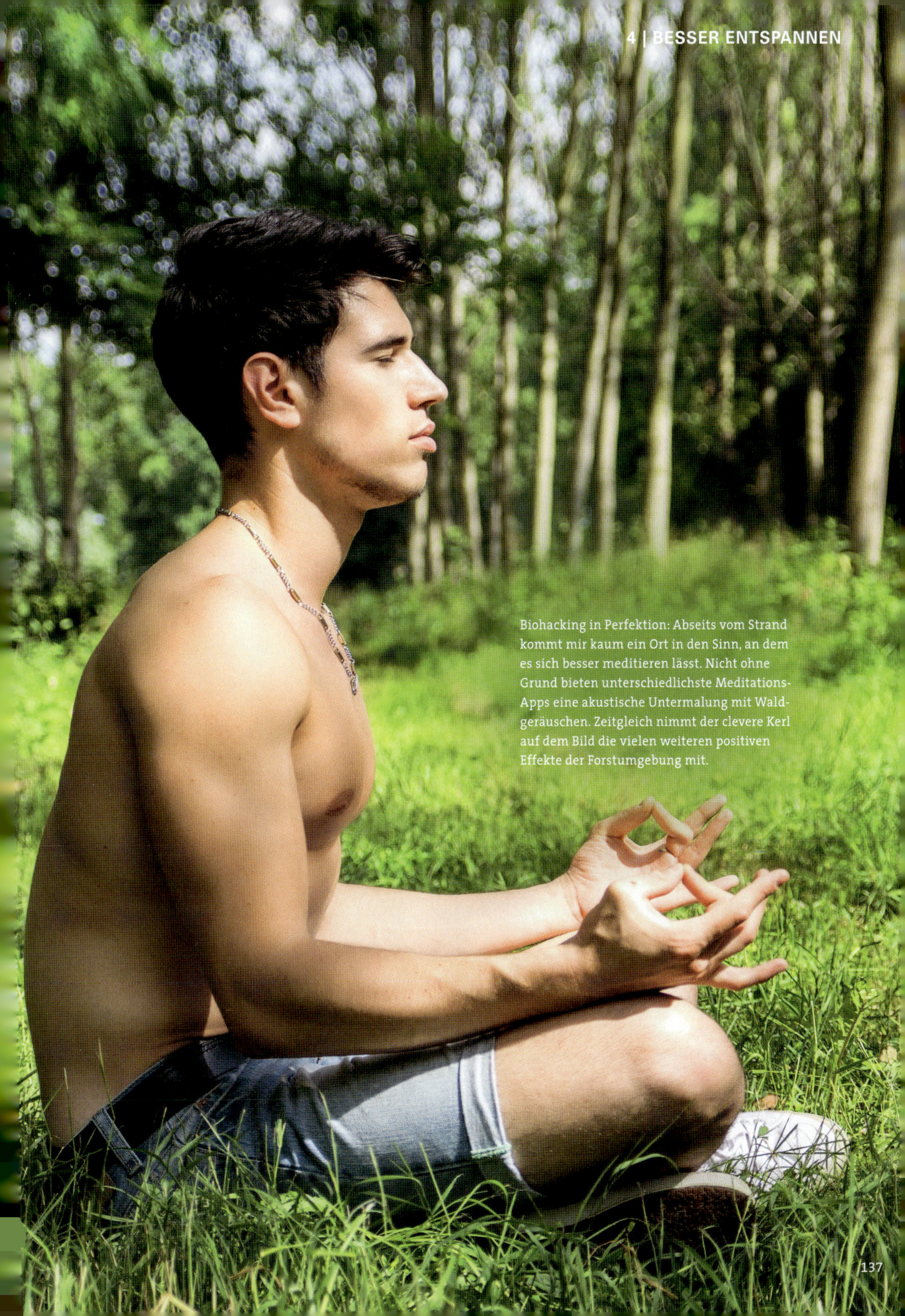

Biohacking in Perfektion: Abseits vom Strand kommt mir kaum ein Ort in den Sinn, an dem es sich besser meditieren lässt. Nicht ohne Grund bieten unterschiedlichste Meditations-Apps eine akustische Untermalung mit Waldgeräuschen. Zeitgleich nimmt der clevere Kerl auf dem Bild die vielen weiteren positiven Effekte der Forstumgebung mit.

Als Hauptbestandteil ätherischer Öle befinden sich die Terpene in den Baumrinden, aber auch Baumkronen, Blätter, Stängel und sogar Böden setzen sie frei. Als Waldbesucher atmen wir sie ein und nehmen sie über die Haut auf. Je näher man den Bäumen also kommt, desto besser.

Grüner wird's nicht – also auf in den Wald!

Ob ich nach dieser augenöffnenden Recherche nun täglich völlig losgelöst durch die Wälder Norddeutschlands pilgere und jedem zweiten Baum eine Umarmung schenke? Nicht wirklich. Doch ich mache so viele Waldspaziergänge wie nie zuvor in meinem Leben – mal mit der Familie, mal mit Freunden, mal ganz allein. Dabei versuche ich mich so oft wie möglich daran zu erinnern, in was für ein geniales Netzwerk intelligenter Lebeweisen wir Menschen uns in diesem unschlagbaren Refugium namens Wald begeben dürfen. Die Lektüre von Peter Wohllebens Bestseller *Das geheime Leben der Bäume* hat maßgeblich zu dieser Erkenntnis beigetragen. Dass es für ernsthaftes Shinrin Yoku heute Coaches gibt, halte ich für völlig legitim. Genau wie Fitness-, Food- oder Life-Coaches haben sie ihre Berechtigung. Andererseits zeigt dieser Fakt, wie sehr wir unsere ursprünglich intuitive Verbindung zur Natur verloren haben. Mein Sohn (im Kleinkindalter) braucht keine Anleitung, um Blätter durch die Luft zu werfen, Äste zu halbieren und zu transportieren. Er wirft Steine in Bäche, rennt durch Pfützen, studiert Böden und die Baumwipfel oder reibt sich beim Verstecken hinter riesigen Bäumen an deren Rinde. Man könnte also tatsächlich behaupten, dass er Shinrin Yoku betreibt. Du ziehst eine Session unter professioneller Anleitung vor? Dann nichts wie los! Falls du jedoch lediglich dein Level der Naturexposition – sprich: deine achtsame Zeit im Forst – erhöhen willst, habe ich hier noch ein abschließendes Schmankerl für dich parat. So lassen sich sicher auch einige der genannten Vorteile einheimsen. Baumumarmung: optional.

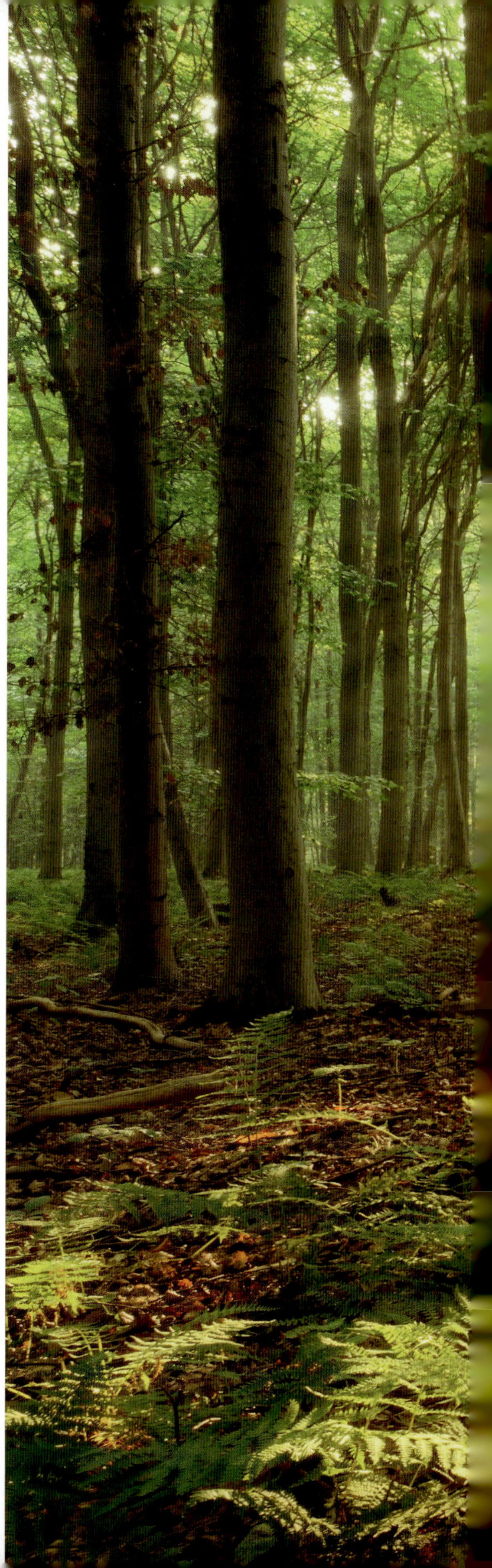

Einladender geht's nicht. Bereits beim Anblick dieses Naturpanoramas steigen einem die vertrauten Düfte in die Nase. Jetzt, wo du die magischen Terpene kennst, solltest du beim nächsten Waldbesuch besonders tief ein- und ausatmen.

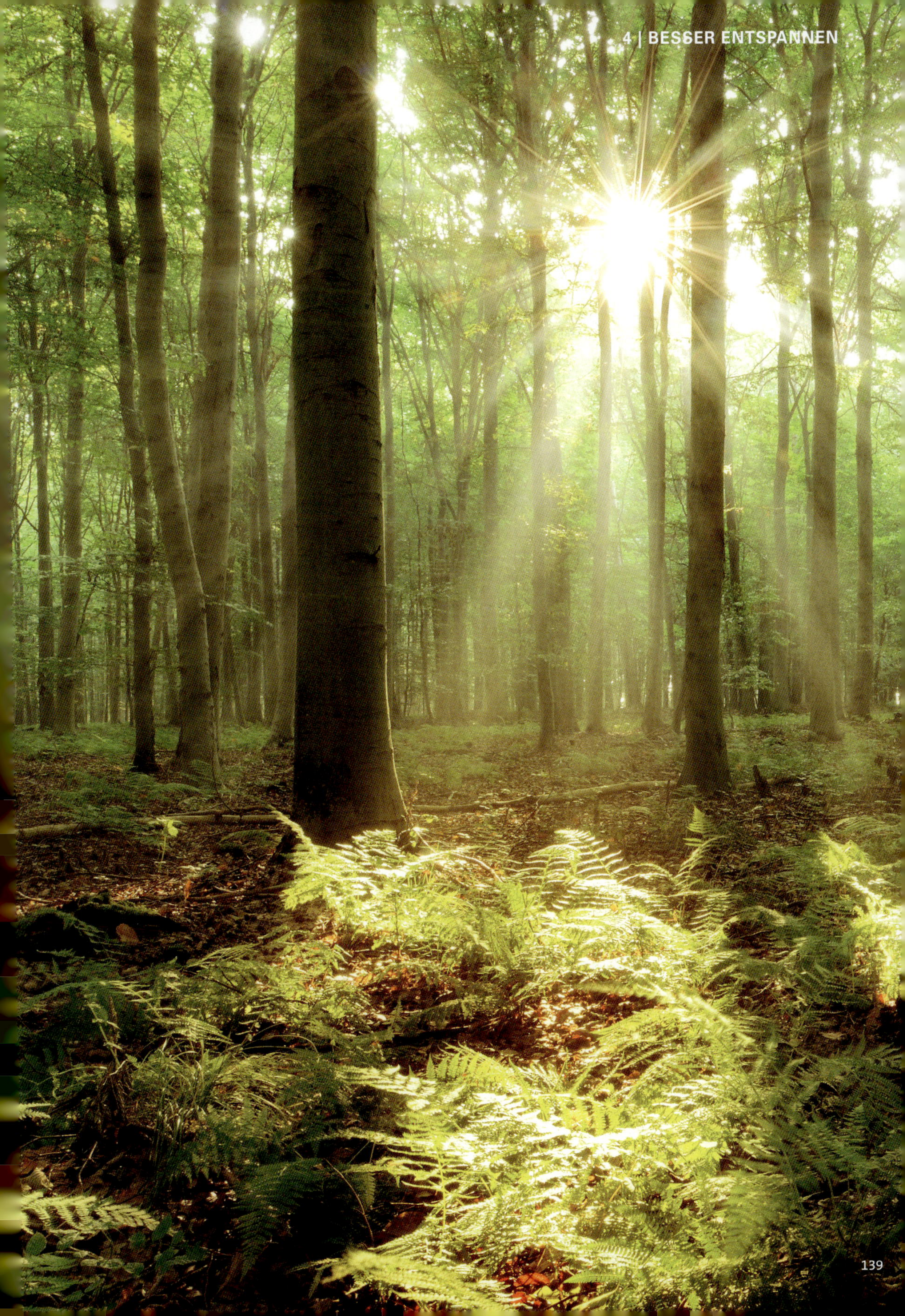

5 Wege für mehr Wald in deinem Leben

1. Verlagere private und berufliche Treffen! Biete deinen Freunden und Kollegen an, die anstehenden Gespräche bei einem Spaziergang inmitten der Bäume zu führen. Mit Biohacking-Kollege Dr. Armin Tank marschierte ich zuletzt sogar bei strömendem Hamburger Regen durch den Stadtwald, um diverse Themen zu diskutieren – ein Top-Termin mit Erinnerungswert.

2. Hole dir den Duft ins Haus! Im lesenswerten Buch *Brain Wash* von David und Austin Perlmutter entdeckte ich kürzlich den eigentlich recht simplen Tipp, die ätherischen Öle des Waldes in einem Zerstäuber daheim freizusetzen. Seitdem duftet es in meinen eigenen vier Wänden nach Fichten, Kiefern und Zedern.

3. Gestalte deine Wände um! Im gleichen Buch stieß ich erneut auf einen alten Hack, den ich vor Jahren bereits angewandt, aber längst wieder vergessen hatte: Bilder, Poster oder Kalender mit Waldmotiven an den eigenen vier Wänden zu befestigen. Der regelmäßige Blick darauf sorgt für ein visuelles Signal der Naturexposition. Logisch, dass dieses beim Waldspaziergang stärker ausfällt (gilt auch für Tipp 2), doch hält sich der Aufwand hier wirklich in Grenzen, und es gibt auf jeden Fall deutlich geschmacklosere Wanddekorationen.

4. Frische dein Training auf! Eine Einheit pro Woche findet für mich stets im Forst statt – mindestens. Dort stehen entweder Intervall-Läufe auf dem Programm oder aber stationäre Bodyweight-Zirkel. Den Hinweg nutze ich locker laufend als Warm-up, den Rückweg gehend als Cool-down.

5. Optimiere deine Regeneration! Dass aktive Regenerationsmaßnahmen besser wirken als Netflix and Chill, das ist kein Geheimnis. Spaziergänge eignen sich genial, um deine körperliche (und mentale) Erholung zu pushen. Auch das ist bekannt. Warum also nicht das Schlendern so oft wie möglich in den Wald verlegen? Worauf wartest du also noch? Die Bäume samt ihrer magischen Terpene warten schließlich schon auf dich.

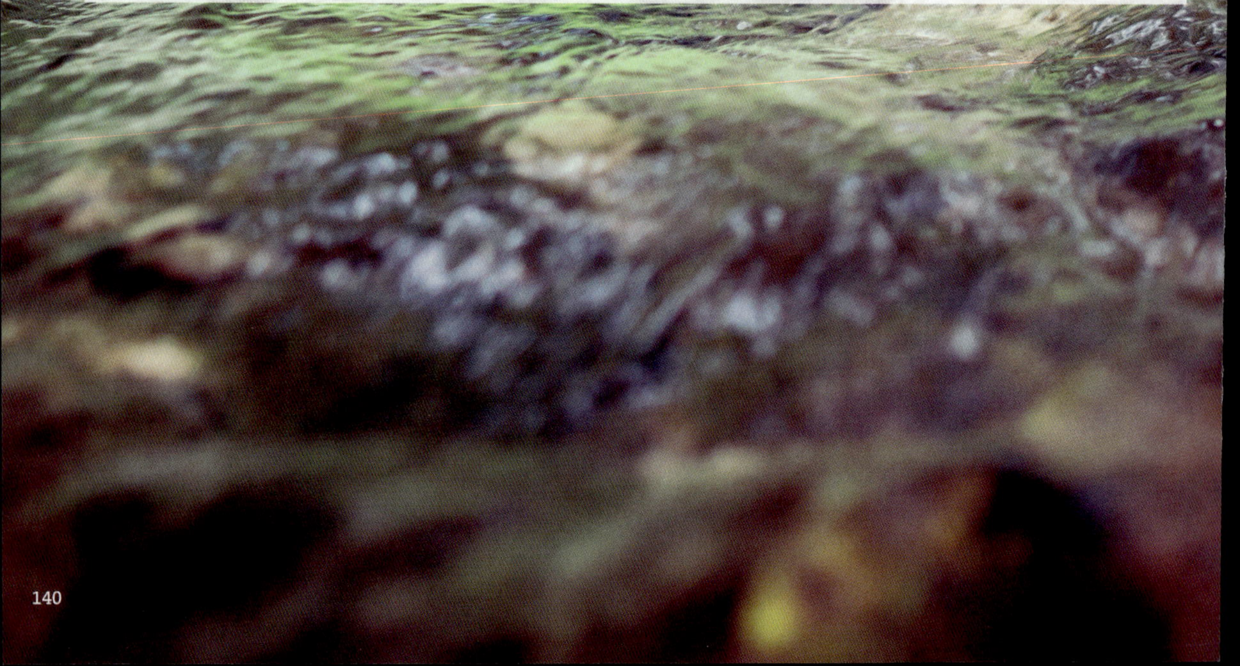

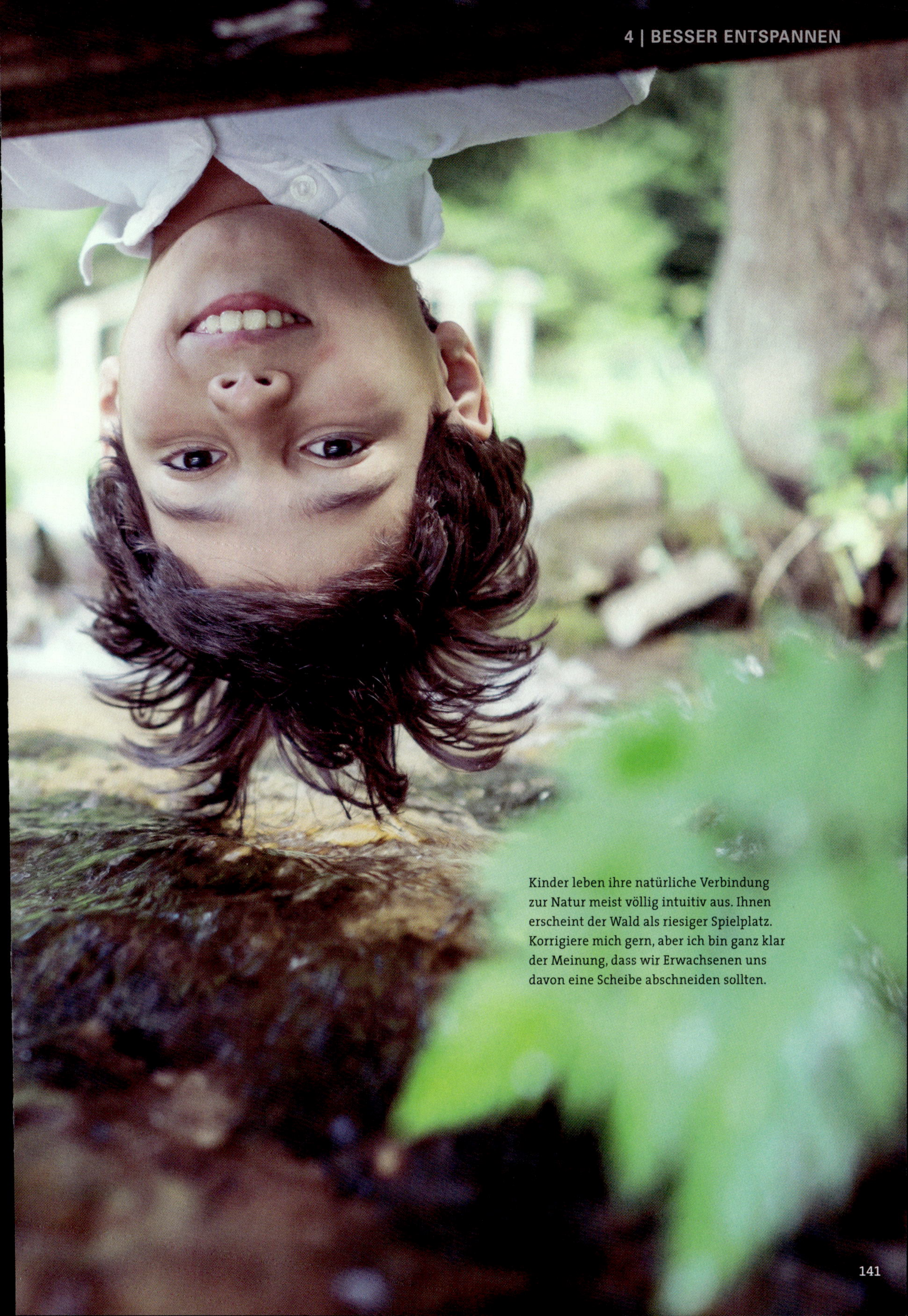

Kinder leben ihre natürliche Verbindung zur Natur meist völlig intuitiv aus. Ihnen erscheint der Wald als riesiger Spielplatz. Korrigiere mich gern, aber ich bin ganz klar der Meinung, dass wir Erwachsenen uns davon eine Scheibe abschneiden sollten.

HACK 17

Strom vs. Schmerz

Schon mal von der Mikrostrom-Therapie gehört? Dahinter steckt eine gar nicht mal so neue, aber absolut unterschätzte Methode zur Behandlung diverser Verletzungen und Krankheiten. Auch Regeneration und Leistungsfähigkeit lassen sich durch spezifische Frequenzen pushen. Auf den folgenden Seiten erfährst du, welche Theorie dahintersteht, was die Wissenschaft dazu sagt und wie mir die Strategie half, eine fiese Verletzung in Rekordzeit zu überwinden.

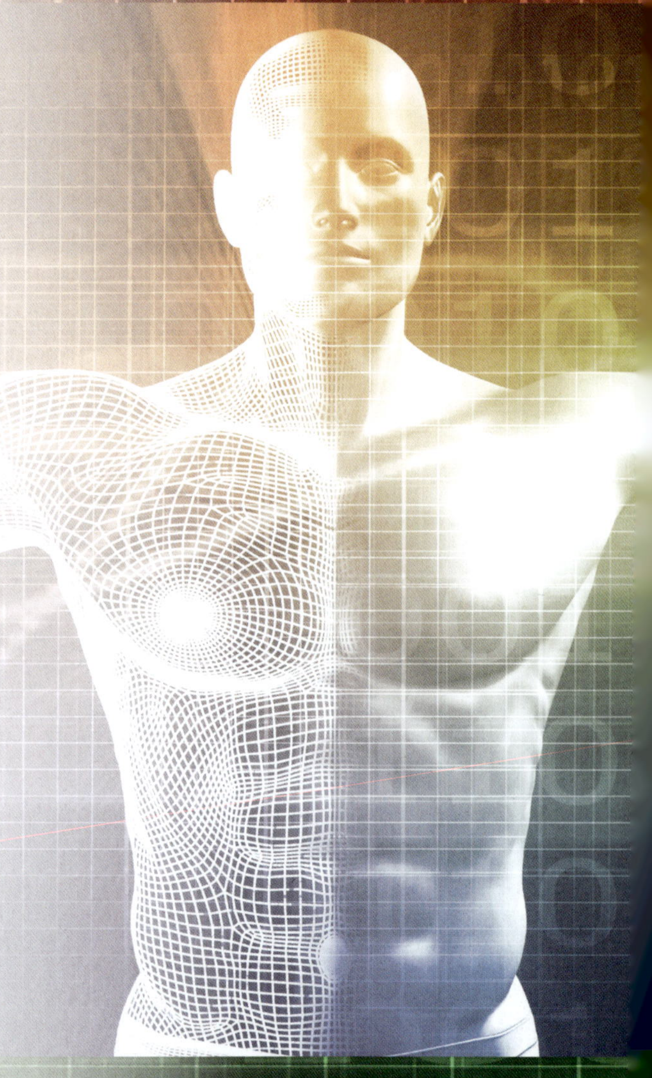

Wie ein Funkschlüssel nur eine bestimmte Autotür öffnet, lassen sich auch biologische Prozesse mit spezifischen Frequenzen ansteuern und unterstützen – so zumindest die Theorie hinter dem sogenannten frequenzspezifischen Mikrostrom.

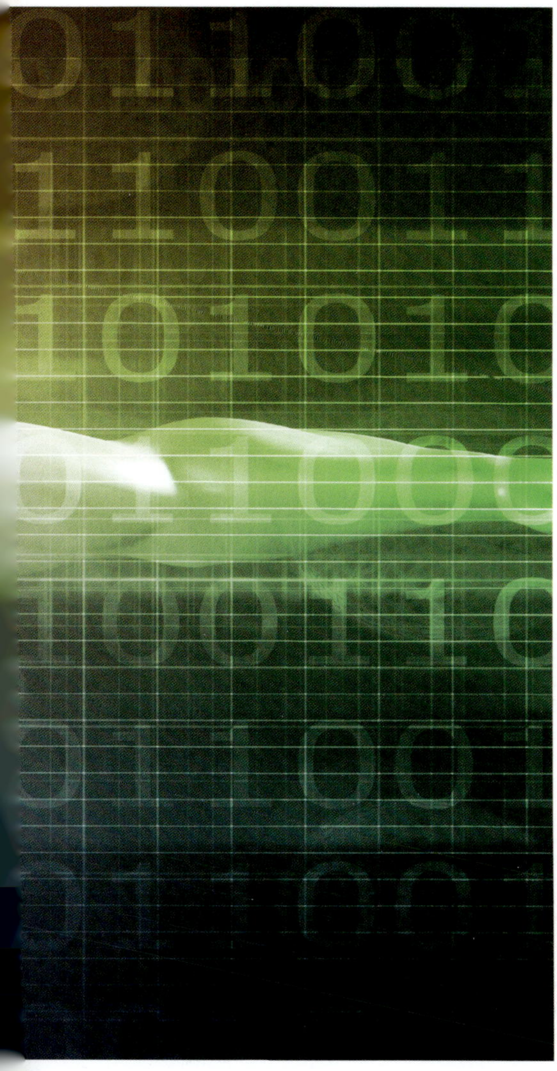

»Aua!«

Es war nur eine simple morgendliche Mobility-Session, in der meine Lendenwirbelsäule plötzlich knackte und mich ein heftiger Schmerz in die Knie zwang. Ein Bandscheibenvorfall? Möglicherweise. Schließlich stand ich in jener Phase enorm unter Stress und war sicher auch während des Trainings mit schweren Gewichten gedanklich mal nicht hundertprozentig bei der Sache. Dumm gelaufen, denn alle unsauberen Bewegungen summieren sich und rächen sich dann irgendwann auf schmerzhafte Weise wie eine brutale Straßen-Gang. Das Verrückte: In diesem Fall war es nur eine simple Bodyweight-Kniebeuge, die mich komplett lahmlegte. Daraufhin musste ich einen lange geplanten Workout-Dreh absagen, ebenso diverse Termine mit meinen Personal-Training-Kunden. Doch ich bin Biohacker, keine Couch-Potato. Und so motiviert mich jeder noch so schmerzhafte Rückschlag, um mit meinem Arsenal an Tools, Routinen und Strategien noch stärker zurückzukommen. Ohnehin hatte ich schon seit Monaten vor, den sogenannten frequenzspezifischen Mikrostrom (FSM) auszuprobieren. Jetzt hatte ich auch allen Grund dazu. Also fuhr ich nach Hamburg-Eppendorf zu Champ Performance, dem Gym und Biohacking-Tempel meines Freundes Moritz Klatten. Schließlich hat der Kraft-Coach und leidenschaftliche Selbstoptimierer die sagenumwobene Methode von einer echten Koryphäe gelernt – Carolyn McMakin. Die US-Therapeutin ist so etwas wie die Mutter des FSM. In ihrem Fachbuch *Der Resonanz-Effekt* erklärt sie, dass sich damit die verschiedensten körperlichen Leiden behandeln lassen, von Gelenk- und Muskelschmerzen über Wunden und Narben bis zu chronischen Krankheiten. Selbst verschiedene Formen emotionaler Anspannung behandelt McMakin mithilfe von Mikrostrom. »FSM ist in den USA schon seit mehr als 20 Jahren im Spitzensport und im therapeutischen Bereich etabliert«, sagte Klatten. Klang erst mal vielsprechend. Aber wie sollte das genau funktionieren?

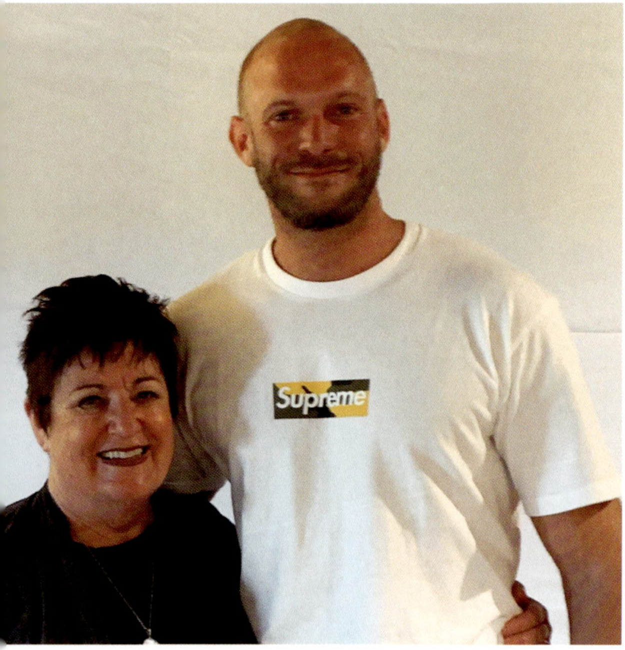

Wissen weitergeben: Mikrostrom-Autorität Carolyn McMakin hat es sich zur Lebensaufgabe gemacht, ihre Erkenntnisse und Erfahrung internationalen Ärzten, Therapeuten und Coaches zu vermitteln. Der mich behandelnde Moritz Klatten lernte die Anwendung also aus erster Hand. Die Methode hat ihn dermaßen überzeugt, dass er sogar seinen Hund bei Verletzungen mit Mikrostrom verarztet.

Die Frequenz entscheidet

Die Methode beruht auf dem Prinzip der Resonanz: Ansteuerung und Aktivierung durch die jeweils passende Frequenz.

Carolyn McMakin zufolge wirkt diese Methode auf die gleiche Weise, wie ein Opernsänger durch einen präzisen Ton ein Glas zerplatzen lassen kann. Denn jede spezifische biologische Funktion und jede Wechselwirkung habe auch eine spezifische Frequenz. Es gelte lediglich, diese zu treffen. Und eben dafür hat Klatten eine von McMakin herausgegebene Auflistung von programmierten Frequenzabfolgen am Start. Viele von diesen dauern mehrere Stunden. Ich machte es mir dementsprechend auf der Behandlungsliege bequem. Eine Entspannungseinheit konnte ich nach den nicht gerade stressfreien Wochen zuvor wirklich gebrauchen. Das hatte mir mein Körper mit der Verletzung, ob Bandscheibenvorfall oder nicht, eindeutig signalisiert.

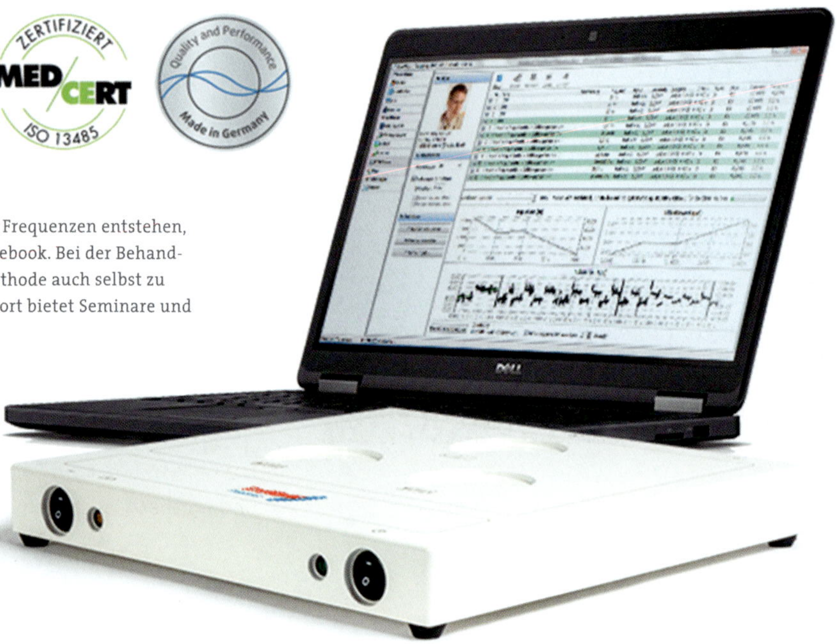

Dieses Gerät lässt die spezifischen Frequenzen entstehen, die Steuerung erfolgt über ein Notebook. Bei der Behandlung bekam ich direkt Lust, die Methode auch selbst zu erlernen. Hersteller TimeWaver Sport bietet Seminare und Online-Kurse dazu an.

Mehr Infos: www.timewaver-sport.com

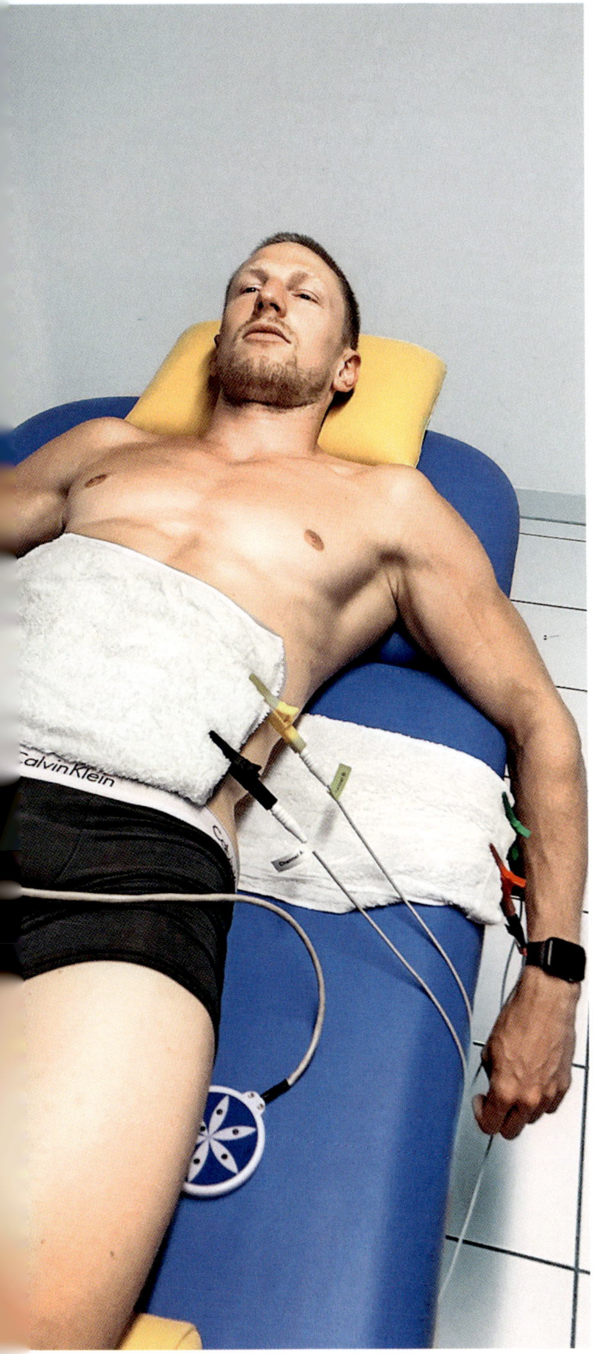

Unter Strom und voll verkabelt: Natürlich hätte ich während der Behandlung auch ein Buch lesen oder einen Podcast hören können. Ich persönlich habe die Sessions für entspannende Atemübungen inklusive Power Nap genutzt, was der Heilung sicher nicht geschadet hat.

Der Kreis schließt sich

»Für noch mehr Effizienz schließe ich gleich 2 Geräte an, auf denen verschiedene Programme laufen«, erklärte der Hamburger, während er mir ein nasses Handtuch (Wasser leitet!) um den unteren Rücken wickelte. An einem Ende brachte er positiv geladene Elektroden an, am anderen die negativen. Ziel des Aufbaus: ein lokal geschlossener Stromkreis um den Bereich meiner Verletzung herum. Das Programm startete und steuerte Klatten über seinen Laptop. Gerät Nummer 2 war ein mobiles Modell, das eigenständig nebenherlief. Was für ein Kabelsalat! Vom Strom selbst jedoch spürte ich aufgrund der geringen Stärke nichts. So lehnte ich mich zurück und gab der, wie ich zugebe, längst nicht voll erforschten Methode eine faire Chance.

Der Schmerz verschwindet

Im Laufe der Woche gönnte ich mir noch weitere Mikrostrom-Sessions. Der Aufbau war dabei immer gleich, jedoch passte Klatten die Frequenzen an meinen individuellen Heilungsverlauf an. Der hatte definitiv eingesetzt, und am Ende der Woche war ich komplett schmerzfrei. Vermutlich war es wohl doch kein Bandscheibenvorfall. Oder vielleicht doch ein leichter, dessen Folgen ich mit meinem Arsenal an Biohacks im Turbo-Tempo besiegt habe? Logisch, dass ich mithilfe von Rot- und Infrarotlicht, antientzündlicher Ernährung, spezifischer Supplementierung und reichlich niedrigschwelliger Bewegung alle Register zog. Wie viel am Ende des Tages der Mikrostrom dazu beigetragen hat, bleibt Spekulation. Das gilt für den Besuch beim Osteopathen aber auch. Fakt ist: So schnell war ich nach einer ernsthaften Sportverletzung noch nie zurückgekommen. Klatten: »Die Heilung lässt sich zusätzlich vorantreiben, wenn man die Verletzung innerhalb von 4 Stunden nach dem Auftreten behandelt.« Gut zu wissen.

Nahrungsergänzungen bei Verletzungen

Auch bestimmte Supplements können das Abheilen von Verletzungen beschleunigen. Parallel zur Mikrostromtherapie habe ich die folgenden 3 Wirkstoffe eingesetzt, deren Effektivität wissenschaftlich belegt wurde.

- **Kurkuma wirkt dank des enthaltenen Kurkumins nicht nur antientzündlich, sondern nachgewiesenermaßen auch gegen Schmerzen. Leider kann unser Körper den Wirkstoff nur bedingt aufnehmen. Doch diese geringe Bioverfügbarkeit lässt sich durch 2 Hacks überwinden. Erstens lohnt sich der Einsatz eines höher dosierten Extrakts statt des regulären Gewürzes. Zweitens lässt sich unsere Aufnahmefähigkeit mithilfe von Piperin (Schwarzer-Pfeffer-Extrakt) nach oben korrigieren.**
- **Glucosamin setzen Bodybuilder schon seit mehreren Jahrzehnten erfolgreich gegen Gelenkbeschwerden ein. Die Forschung konnte den schmerzsenkenden Effekt definitiv bestätigen. Hinweise auf einen beschleunigten Heilungsverlauf nach Verletzungen bestehen ebenfalls. Ich zögere also keine Sekunde, das meist aus Schalentieren gewonnene Pulver einzusetzen. Insider-Tipp: Glucosamin-Sulfat hat sich als effektivste Form durchgesetzt.**
- **Kollagen, genauer gesagt Typ-2-Kollagen, kann ebenfalls Schmerzen lindern, speziell in Gelenken und nach Sportverletzungen, so das Fazit einer handfesten Studie im *Journal of International Society of Sports Nutrition*. Bei mir landet das Eiweiß ohnehin im morgendlichen Biohacker-Kaffee (Rezept auf Seite 52), doch in meiner Heilungsphase genehmigte ich mir eine tägliche Extra-Dosis.**

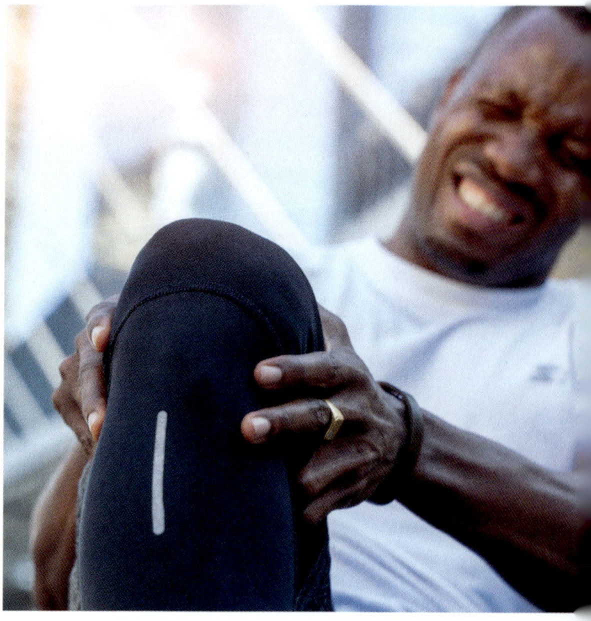

Der Strom fasziniert

Die letzte Mikrostrom-Session war das für mich also sicher nicht. Wie in vielen Biohacking-Bereichen steckt auch bei diesem die Forschung noch in den Kinderschuhen. Zumindest die Reduktion von Muskelkater konnten Forscher bereits eindeutig nachweisen. Zudem weist eine 2020 im *Journal of Bodywork and Movement Therapies* veröffentlichte Studie tatsächlich auf eine Wirkung bei Schmerzen im Nacken und unteren Rücken hin – kann ich definitiv bestätigen. Mich hat die Methode überzeugt, und ich bin wirklich gespannt, wie uns die Frequenzen in Zukunft noch helfen können. Anders als beim Großteil der Hacks, die ich dir in diesem Buch nahelege, kannst du mit der Mikrostrom-Therapie allerdings nicht ohne weiteres loslegen. Ich empfehle dir daher, dich von einem geschulten Experten behandeln zu lassen oder dir die nötige Expertise selbst anzueignen, bevor du in die Praxis gehst – auch wenn es sich dabei nur um Eigenbehandlung handelt. Ersteres war nach dem Schreck-Moment meiner Verletzung die richtige Wahl. Zweiteres steht auf meiner Weiterbildungsagenda. Sollte mir der Schmerz bis dahin erneut in den Rücken fahren, weiß ich schon, welcher Sofortbehandlung ich mich erneut unterziehe.

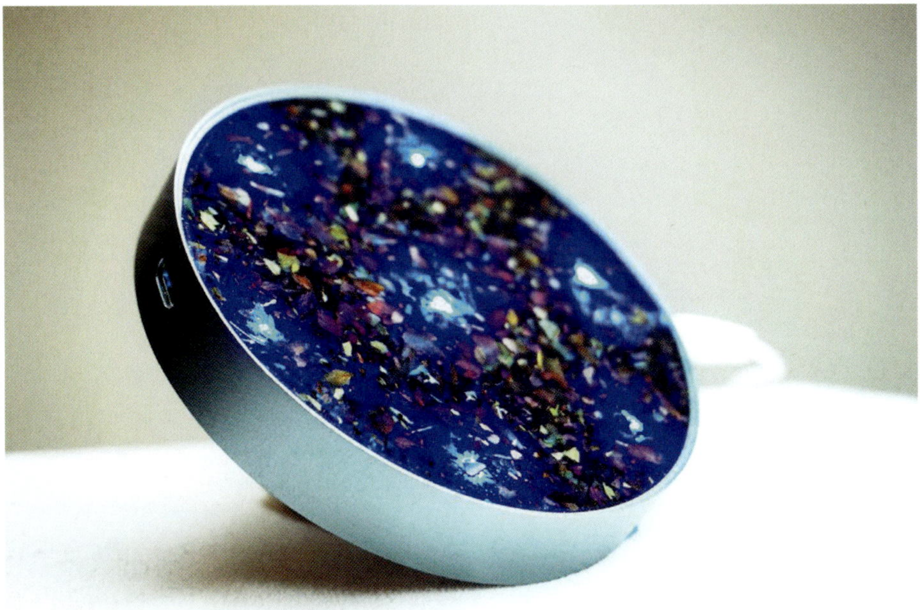

Das sogenannte IC Pad erzeugt ein pulsierendes Magnetfeld zur lokalen Anwendung direkt am Körper, aber auch zur Programmierung von Wasser. Klingt wild? Ist es auch, und genau deswegen teste ich die Wirkung gerade täglich mit unterschiedlichsten Frequenzen. Glowing IC Pad von Infopathy, um 180 Euro.

Verwandter Elektrotrend: PEMF

Hier kommt eine weitere Technikmethode zur Regeneration und Heilung, die unter Physiotherapeuten, aber auch unter Biohackern nach und nach an Fahrt aufnimmt. Die Rede ist vom Einsatz eines Pulsed Electromagnetic Field (PEMF), also der Erzeugung eines schwachen pulsierenden Magnetfeldes. Die in den Geräten verbaute Magnetspule sendet hierbei eine Sequenz magnetischer Impulse in das verletzte Gewebe. Das kann unter anderem die Durchblutung sowie die zelluläre Versorgung mit Sauerstoff und Nährstoffen verbessern, Entzündungen hemmen und reparierende Hitzeschockproteine pushen. Durch diese Effekte, so zeigen Studien, lässt sich Schmerz lindern, die Wundheilung beschleunigen und der Bewegungsradius eingeschränkter Gelenke erhöhen. 2 Meta-Analysen von 2020 bescheinigen der Methode großes Potenzial bei der Behandlung von Arthrose sowie zur Knochenheilung. Auch die ATP-Produktion kann man durch den PEMF-Einsatz offensichtlich anregen. Klingt vielsprechend, finde ich. Aus diesem Grund experimentiere ich schon seit einiger Zeit mit einem mobilen Gerät von Infopathy, mit dem sich spezifische Frequenzen außerdem in Wasser übertragen lassen sollen (www.infopathy.com). Eine Geschichte aus dem Paulaner-Garten? Das bleibt abzuwarten. Handfeste Forschungsergebnisse stehen in jedem Fall noch aus, doch ich werde auch über die Entwicklung dieser Methode berichten – Wort drauf! Übrigens bieten diverse Hersteller auch noch deutlich größere PEMF-Geräte an, die eine Ganzkörperbehandlung vorsehen.

KAPITEL 5

BESSER FÜHLEN.

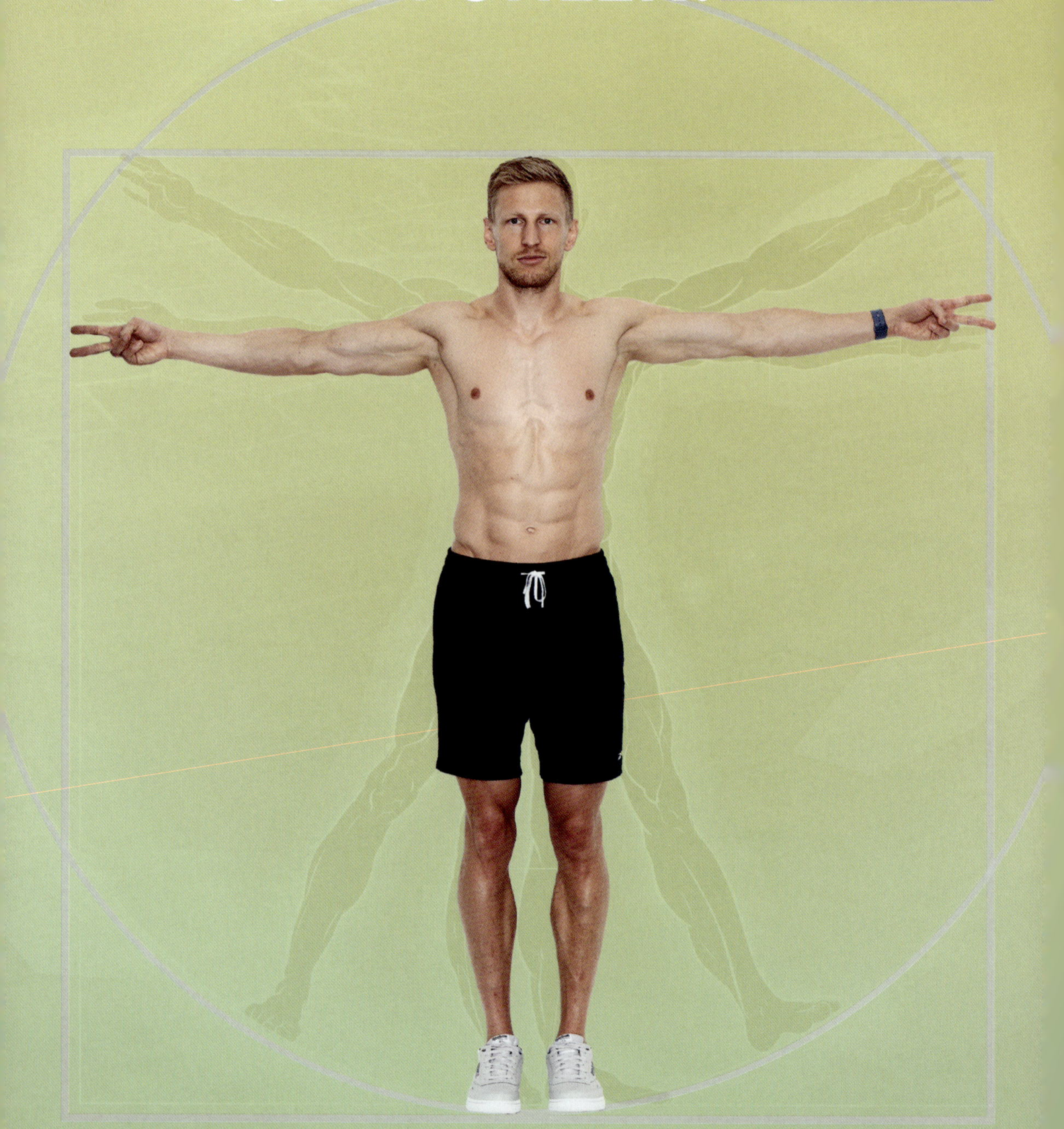

5

Na, wie geht's? Falls du diese Frage in diesem Moment nicht mit »blendend« beantworten kannst, ist das noch lange kein Grund zur Sorge. Stattdessen liefert dir diese Antwort einen motivierenden Grund mehr, dich auch mithilfe der Tools auf den folgenden Seiten weiter selbst zu optimieren. Doch lass uns dieses Frage-Antwort-Spiel mal genauer durchleuchten! Da dein subjektiv wahrgenommenes Wohlbefinden von zahlreichen und unterschiedlichsten Faktoren abhängt, könnte man meinen, dass es kaum greifbar ist. Doch wenn ich dir eine Skala von 1 bis 10 vorlege, wirst du mit Sicherheit innerhalb weniger Sekunden deine aktuelle Verfassung punktgenau festmachen können. Anders gesagt: Du weißt sehr gut, wie es dir geht. Also horche direkt mal in dich rein! Und, wo landest du auf der Skala?

Willkommen in der Königsklasse

Diese Übung soll kein zufälliges Gedankenspiel bleiben, sondern deine Feinfühligkeit aktivieren, dich also für eine ehrliche Beurteilung deiner Stimmung sensibilisieren. Schließlich nähern wir uns hier der Königsdisziplin des Biohackings. Das mag überraschen. Setzt das Prinzip des Biohackings nicht eigentlich auf messbare Ergebnisse als Basis für zielgerichtete Verbesserung? Richtig! Und soeben hast du ein messbares Ergebnis produziert – die Beurteilung des ultimativen Gesamtpakets, maximal gültig für den, den es betrifft. Nur weil du selbst diesen Wert errechnet hast, bedeutet das nicht, dass er weniger aussagekräftig ist. Genau das Gegenteil ist der Fall. Apps, Tracker, Tests und selbst Labore spucken dir immer nur ein Teil deines individuellen Puzzles aus (wenn auch manchmal ein dringend nötiges).

Dein Gesamtpaket entscheidet

Nur dass wir uns richtig verstehen: Keineswegs möchte ich damit die evidenzbasierte, wissenschaftliche Herangehensweise anzweifeln oder kritisieren. Schließlich geben uns messbare Daten extrem hilfreiche Informationen zum Status quo in puncto Gesundheit und Leistungsfähigkeit. Und die Wissenschaft erkennt das subjektive Wohlbefinden sogar als relevanten Messwert an. Unzählige Studien untersuchen beispielsweise, wie sich spezifische Nahrungsergänzungen auf die individuelle Stimmungslage ihrer Probanden auswirken. Kreatin zum Beispiel, bestens bekannt für seine Kraft- und Muskelzuwachseffekte, kann hier einen positiven Effekt bewirken. Das Gleiche gilt für das Pfeffergewächs Kava sogar in noch stärkerem Maße. Zugegeben: In diesen Untersuchungen forscht man primär nach dem mentalen Gemütszustand. Ich hingegen möchte, wie du mittlerweile verstanden haben dürftest, primär auf das Gesamtbild hinaus, das auch die körperliche Komponente mit einschließt. Der Grund: Beides lässt sich zwar getrennt voneinander beurteilen, doch nie zu 100 Prozent. Ein Bänderriss sorgt höchstwahrscheinlich für verdammt schlechte Laune, genau wie eine emotionale Trennung häufig für quälende Bauchschmerzen sorgt. Der holistische Ansatz macht also Sinn, oder?

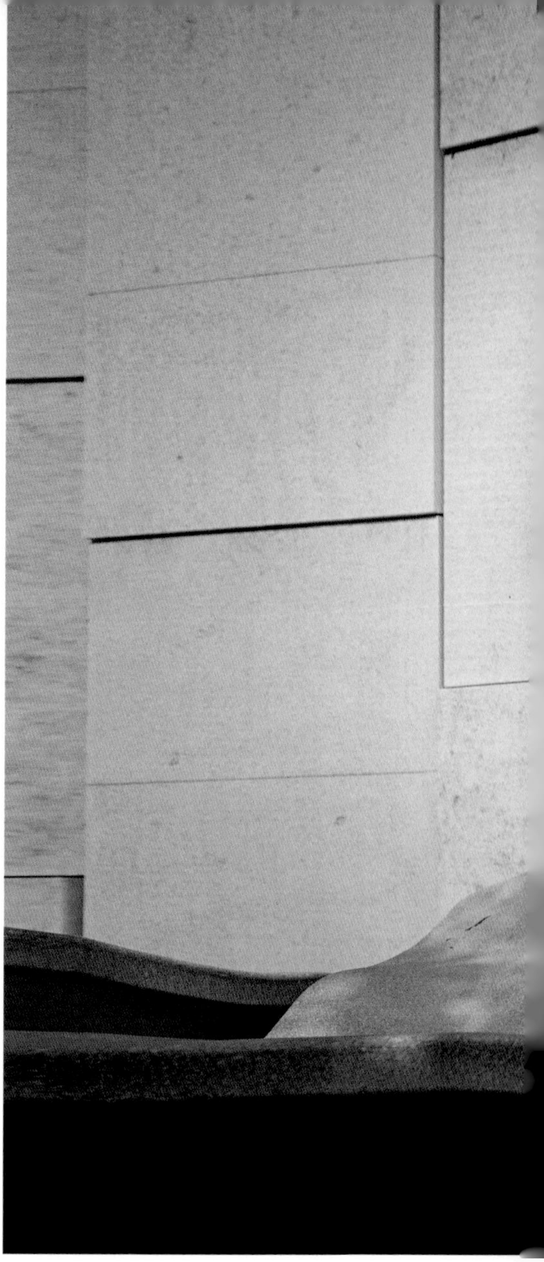

Achtung, Flugmodus! Wenn du tagsüber vor Lebensfreude nur so strotzt, können dir selbst saugende Energie-Vampire nichts anhaben.

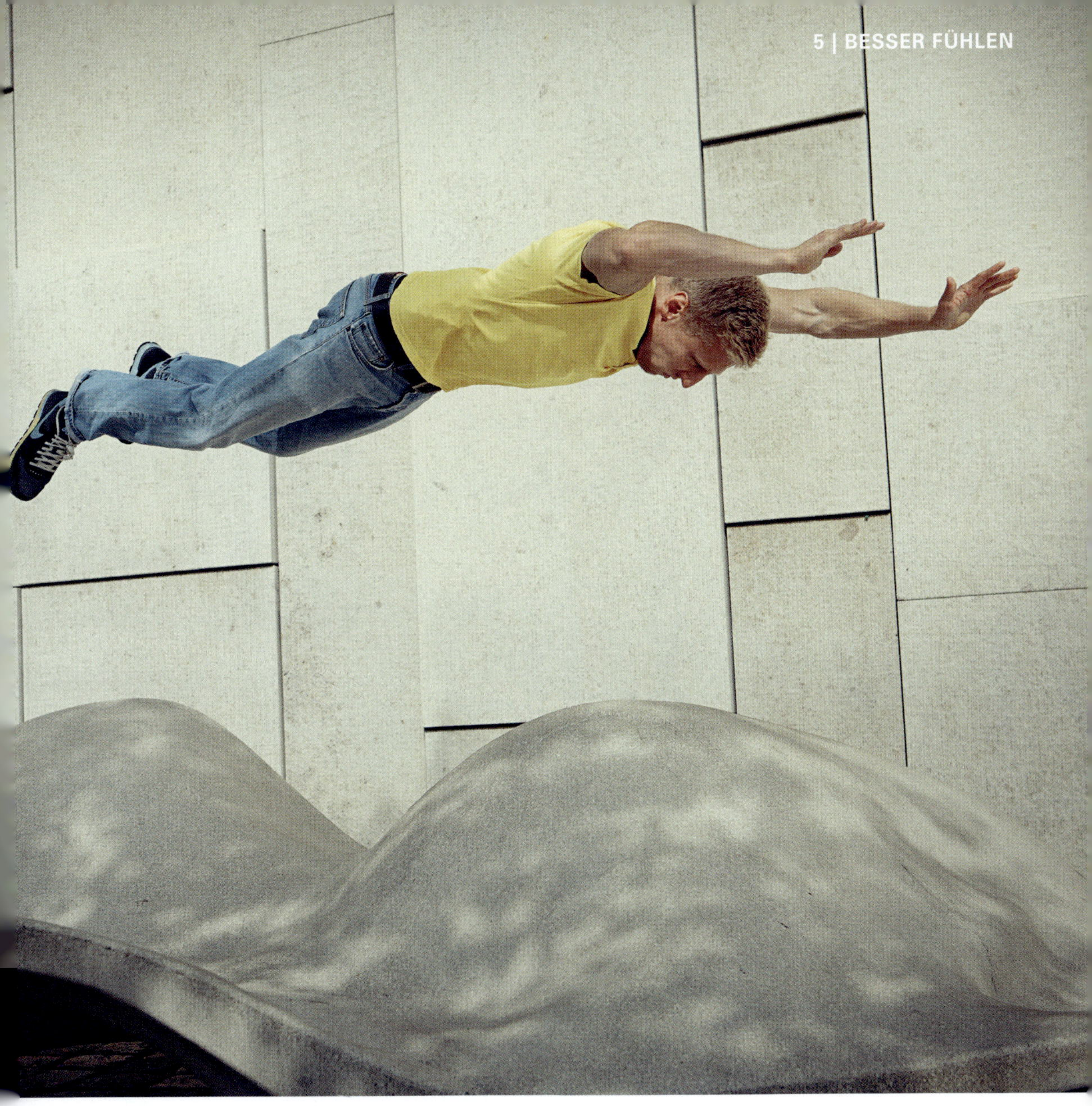

Auf zum Aufwärtstrend!

Nachdem ich dich nun hoffentlich (noch) ein wenig feinfühliger gemacht habe, soll es auch schon direkt an die letzten Hacks dieses Buches gehen. Jeder davon bezieht sich auf ein komplett anderes Feld. Mal senken wir die Flughöhe und blicken etwa auf einen spezifischen Wirkstoff, mal bekommen wir Auftrieb und widmen uns beispielsweise dem breiten Thema der Lichtoptimierung. Mittlerweile weißt du, wie der Hase läuft.

Doch noch einmal zurück zur Eingangsfrage! Ziel ist es nicht, dass jeder Tag eine glatte 10 auf deine Skala zaubert. Stattdessen möchte ich dir weitere wertvolle Werkzeuge in die Hand drücken, die schlichtweg dafür sorgen, dass du dich besser fühlst – kurz, aber auch langfristig. Wenn wir so von heute auf morgen aus einer 5,3 eine 5,4 und mehrere Wochen später sogar eine 5,5 machen, bin ich damit schon deutlich zufriedener. Und du, so zeigt's dein Aufwärtstrend, ebenfalls.

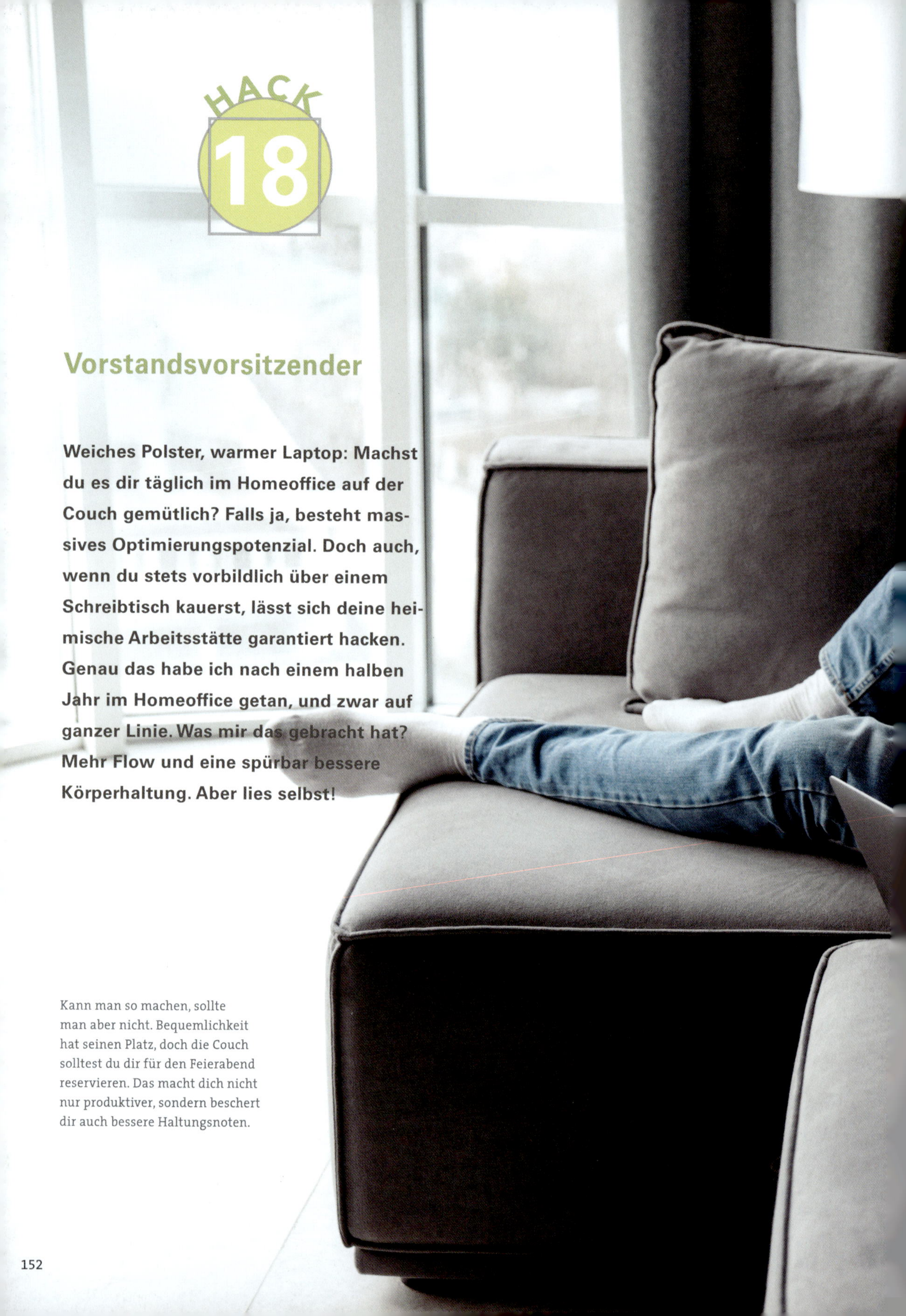

HACK 18

Vorstandsvorsitzender

Weiches Polster, warmer Laptop: Machst du es dir täglich im Homeoffice auf der Couch gemütlich? Falls ja, besteht massives Optimierungspotenzial. Doch auch, wenn du stets vorbildlich über einem Schreibtisch kauerst, lässt sich deine heimische Arbeitsstätte garantiert hacken. Genau das habe ich nach einem halben Jahr im Homeoffice getan, und zwar auf ganzer Linie. Was mir das gebracht hat? Mehr Flow und eine spürbar bessere Körperhaltung. Aber lies selbst!

Kann man so machen, sollte man aber nicht. Bequemlichkeit hat seinen Platz, doch die Couch solltest du dir für den Feierabend reservieren. Das macht dich nicht nur produktiver, sondern beschert dir auch bessere Haltungsnoten.

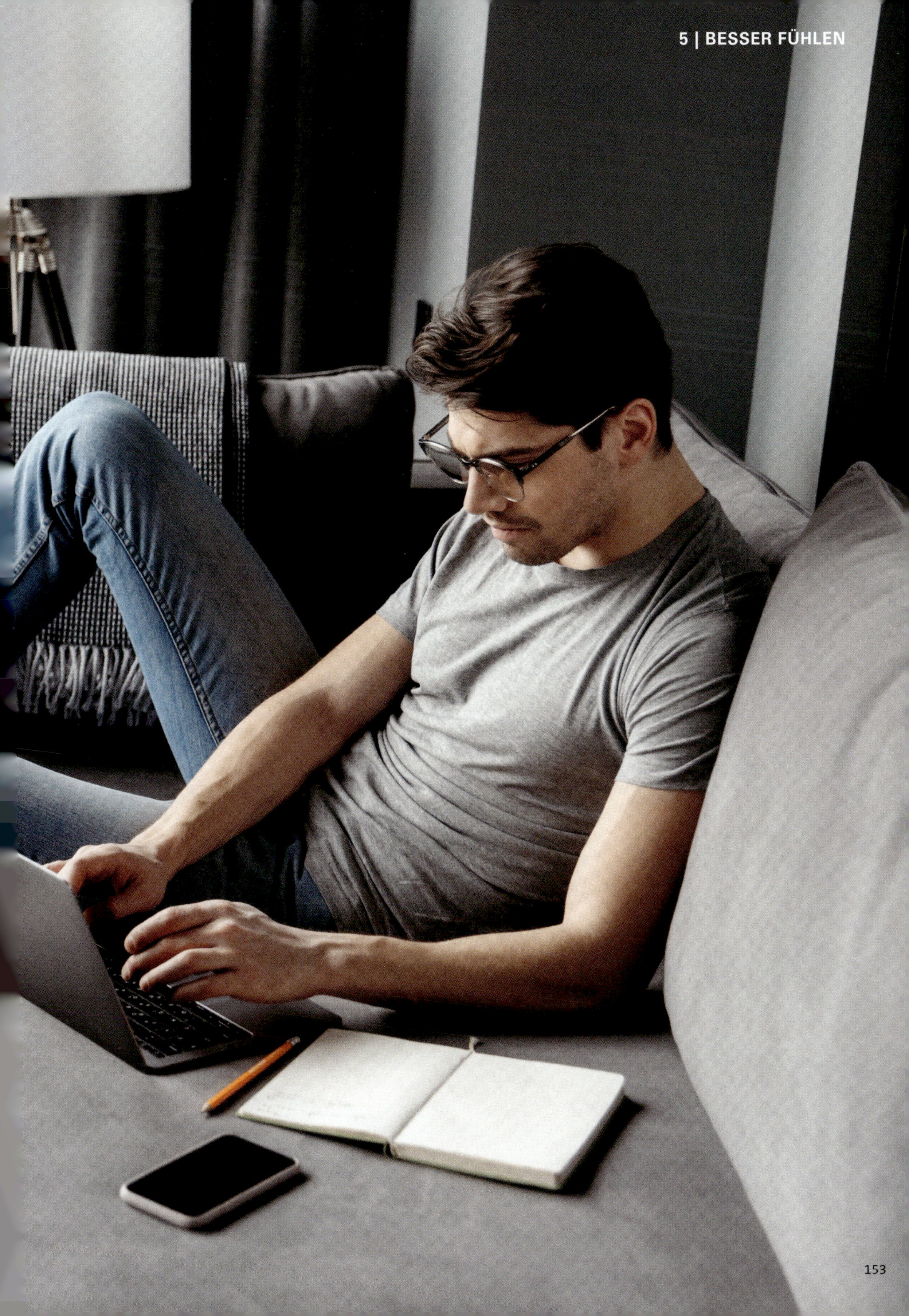

Stehen ist zwar besser als sitzen, doch auch keine Dauerlösung. Selbst am sonnigen Strand würdest du es dir irgendwann erst auf deinem Handtuch bequem machen, um später in den Wellen für Bewegung zu sorgen. Warum also im Homeoffice in einer Position einrosten?

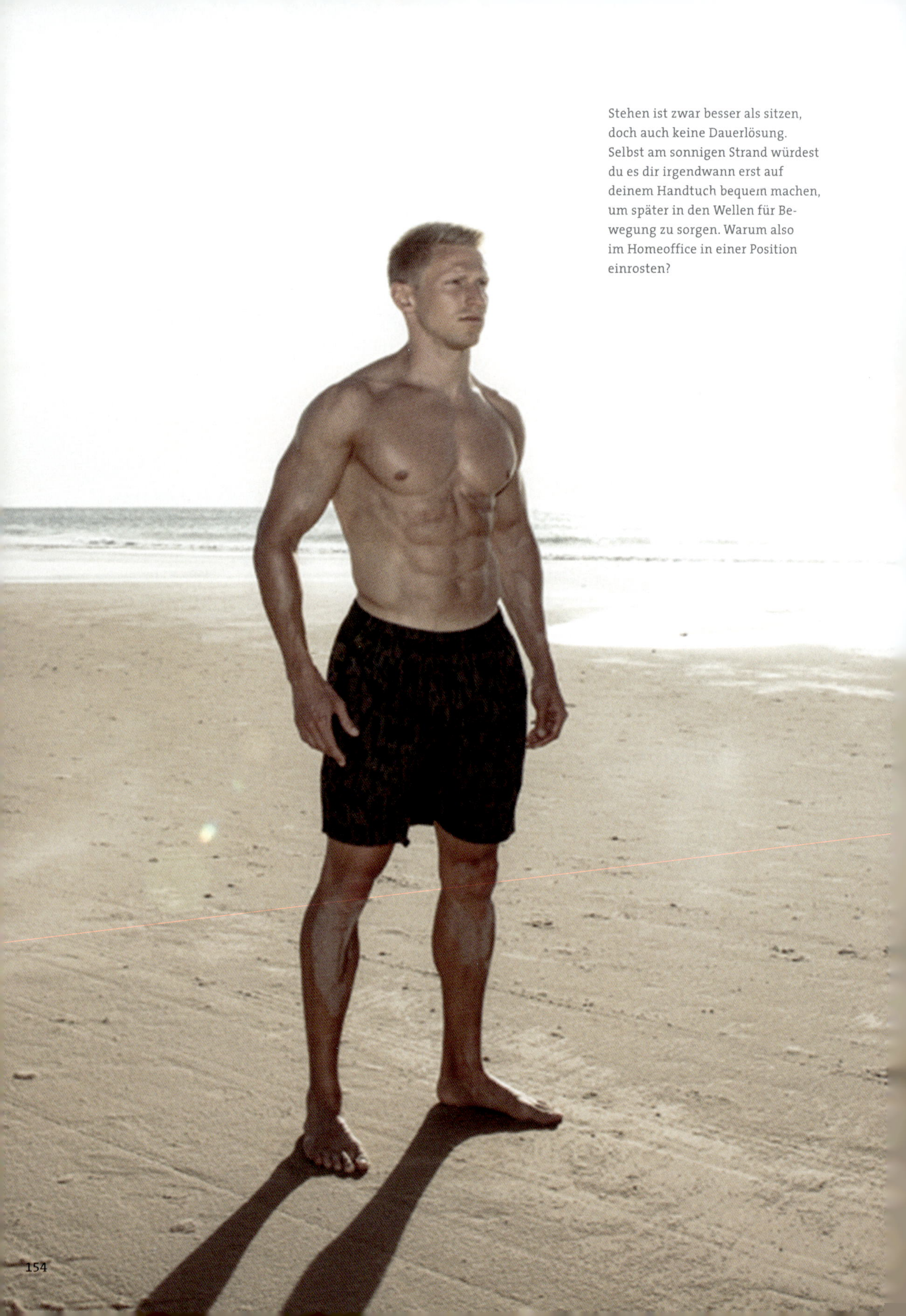

Sitzen ist das neue Rauchen.

Schon im Besser-Bewegen-Kapitel habe ich dir erklärt, dass dieser oft zitierte Satz zwar nicht ganz korrekt ist, aber genial polarisierend in die richtige Richtung weist. Schließlich verbringen immer noch viele Männer einen Großteil ihres Tages sitzend. Auf die Arbeit am Schreibtisch folgt oft der Sprung auf die Couch. Und selbst wenn noch ein Workout dazwischen liegt, steht unterm Strich ganz klar viel zu wenig Bewegung. Hinzu kommt die dauerhaft gleiche Sitzposition – pures Gift für die Beweglichkeit und das Herz-Kreislauf-System. Also solltest du dringend die 2 Maßnahmen auf Seite 104 beherzigen, und zwar täglich. Doch an dieser Stelle bin ich noch einen Schritt weiter gegangen und habe meinen gesamten Homeoffice-Aufbau so gestaltet, dass die Arbeitszeit meine Gesundheit und Leistungsfähigkeit unterstützt. Geht nicht? Geht doch.

Tisch-Tuning

Stehtische sind schon lange kein Geheimtipp mehr, und der Hype ist berechtigt. Wie sonst soll man das Dauersitzen unterbrechen? Doch auch lange Steh-Sessions befeuern Haltungsschäden. Das Problem ist nämlich nicht das Sitzen an sich, sondern unsere dauerhaft eingefrorene Haltung. An einem höhenverstellbaren Tisch führt also kein Weg vorbei. Tagelang arbeitete ich mich durch das breite Angebot im Netz, bis ich schließlich auf einen Schreibtisch namens Eliot stieß (www.eliotfurniture.com). Das höhenverstellbare Modell lässt sich nicht nur stufenlos justieren und zeigt die Veränderung der Höhe live in Zahlen an, sondern merkt sich auch meine favorisierten Steh- und Sitzhöhen. Eine Reminder-Funktion erinnert mich daran, die Positionen regelmäßig zu wechseln. Nettes Neben-Feature: Steckerleiste an der Unterseite der Arbeitsfläche, an der ich zudem den gesamten Kabelsalat fixieren kann. Das nenne ich smart.

Mehr lässt sich aus einem Schreibtisch nicht rausholen. Die stufenlos anpassbare Höhe ist für mich die wichtigste Eigenschaft, doch die zahlreichen durchdachten Eigenschaften bis hin zu mitgelieferten Kabelklemmen unterhalb des Tisches nehme ich dankend an. Größe, Farbe und Zubehör lassen sich online nach dem Baukastenprinzip auswählen. Eliot von Smartfurniture, ab 710 Euro.

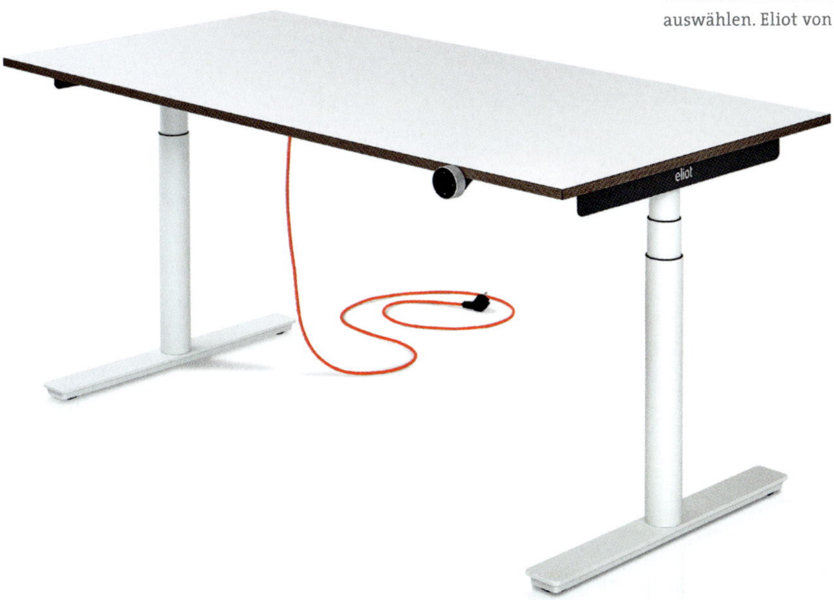

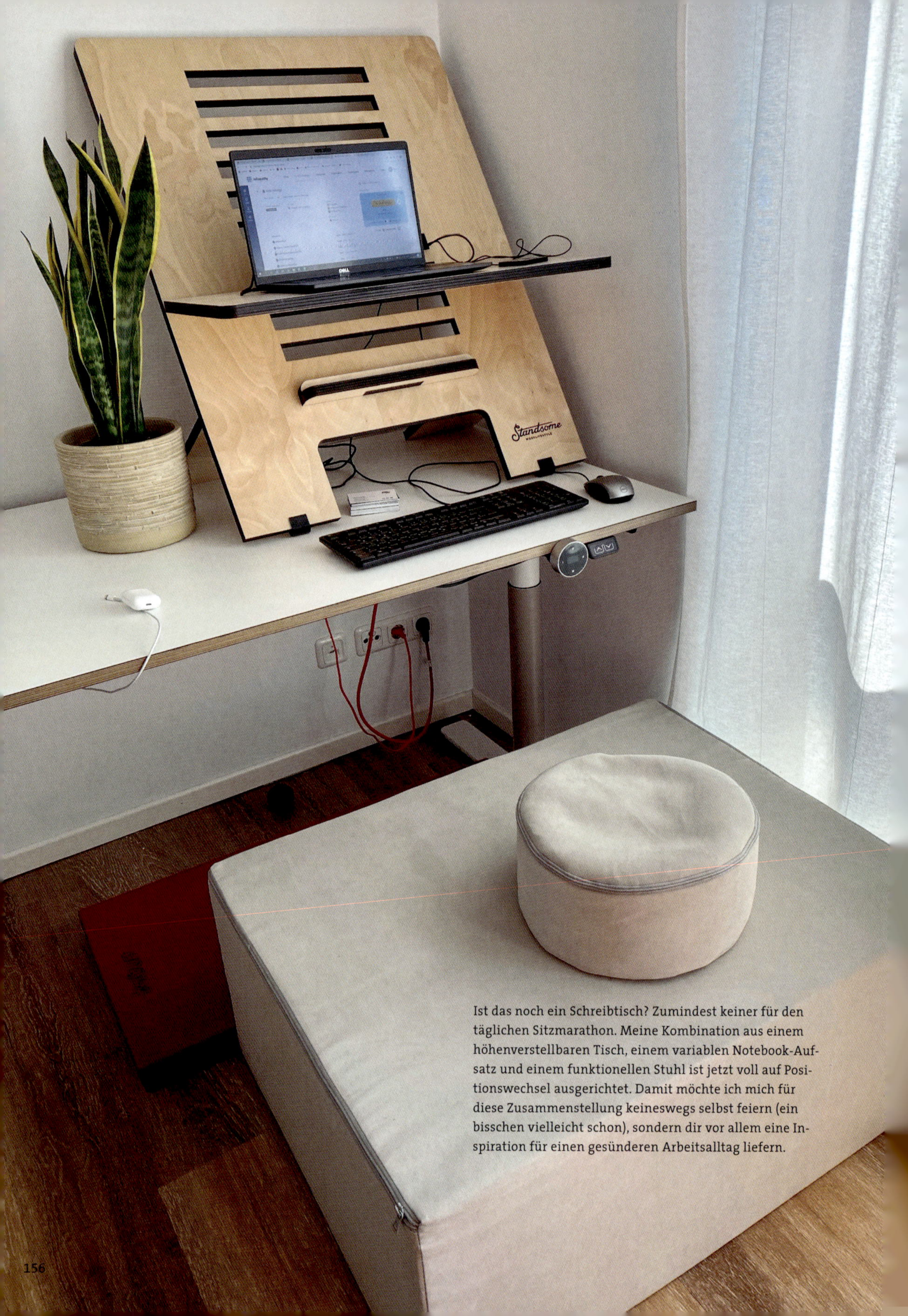

Ist das noch ein Schreibtisch? Zumindest keiner für den täglichen Sitzmarathon. Meine Kombination aus einem höhenverstellbaren Tisch, einem variablen Notebook-Aufsatz und einem funktionellen Stuhl ist jetzt voll auf Positionswechsel ausgerichtet. Damit möchte ich mich für diese Zusammenstellung keineswegs selbst feiern (ein bisschen vielleicht schon), sondern dir vor allem eine Inspiration für einen gesünderen Arbeitsalltag liefern.

Arbeitsaufsatz

Die Basis meines Biohacker-Setups stand somit. Doch was sollte ich mit meinem Notebook machen? Sitzend wie stehend blickte ich beim Tippen ständig herab, katastrophal für die Halswirbelsäule. All right, ein weiterer Bildschirm wäre eine Lösung gewesen. Eine andere, und zwar eine ohne zusätzliche Blaulichtquelle: ein variabler Schreibtischaufsatz wie der von Standsome. Wer keinen höhenverstellbaren Tisch parat hat und auch keine Anschaffung plant, kann mit der Version Slim aus jedem x-beliebigen Schreib- einen Stehtisch zaubern. Die Variante Free erlaubt sogar eine komplett freistehenden Arbeitsfläche für stehende Tätigkeiten. Doch zurück zu meiner Pro-Variante. Mit der unten gezeigten Kombi arbeite ich nun stehend, ohne meinen Körper zu malträtieren. Aber worauf sollte ich nach Ende jeder Steh-Session setzen? Ab in die Sitzhocke? Für eine Mikro-Workout-Länge sicherlich, aber auf Dauer griff ich zu einer anderen Lösung.

Steinzeit-Stuhl

Das Problem ist nicht das Sitzen an sich, sondern unsere dauerhaft eingefrorene Haltung – doch das lässt sich ja hacken ...

Ergonomische Stühle gibt es wie Sand am Meer. Was alle gemeinsam haben: Sie optimieren das statische Sitzen. Okay, als Alternative kann ich nun auch stehen. Doch in den Sitzphase stets in der gleichen Position zu verharren, genügte meinem Anspruch als Biohacker nicht. Zum Glück stieß ich auf den *YouTube*-Kanal *StrongandFlex* von Toni Hackmann und Raphael Schneider. Gemeinsam haben die zwei einen Stuhl entwickelt, der streng genommen überhaupt keiner ist. »Uns ging es darum, eine – evolutionär betrachtet – artgerechte Sitzunterlage zu schaffen. Deshalb haben wir den Boden einfach nach oben geholt«, erklärt Hackmann. Herausgekommen ist dabei der puristische Paleo Chair – eine breite und ganz bewusst minimal gepolsterte Sitzfläche, die unterschiedlichste Positionen (und Stretches) erlaubt. Mein Urteil: genial! Denn obwohl ich Beweglichkeit nicht zu meinen Stärken zähle, empfinde ich darauf sogar den tiefen Kniebeugensitz als angenehm. Und ein spezielles Kissen unterstützt mich dabei. Bei diesem Aufbau kann ich nun endlich alle 30 Minuten meine Haltung variabel anpassen – mal sitzend, mal kniend, mal halb-kniend und mal stehend – bellissimo!

Und was ist mit einer Laufbandstation?

Finde ich super. Und mittlerweile gibt es sogar schlanke Geräte, etwa von Walkolution. Allerdings schließt die dadurch forcierte Bewegung nicht aus, dass man möglichst oft die Positionen wechseln sollte. Anders gesagt: Auch die maximal unterschätzte Bewegungsform des Gehens kann auf Dauer eine einseitige Belastung erzeugen. Mein Fazit lautet also hier: Gerne einbauen, jedoch die 30-Minuten-Regel beherzigen und (fast noch wichtiger!) reguläre Spaziergänge durch die Natur dadurch keinesfalls ersetzen.

Multitask-Modus

Wie Gary Keller und Jay Papasan in ihrem Buch *The One Thing* hervorragend beschreiben, ist Multitasking keine Tugend, sondern Humbug. Der temporäre Fokus auf nur ein To-do (das wichtigste zuerst!) hingegen hat sich als deutlich effizientere Strategie erwiesen. Das ständige Hin und Her jeden Tag bestmöglich zu unterbinden hat mir vor Jahren einen heftigen Produktivitäts-Boost verpasst. Einzige Ausnahme, die ich nach wie vor zulasse: passive Aktivitäten, die mir keinerlei Hirnleistung abverlangen. Während ich in die Tasten haue, rolle ich also beispielsweise meine Füße abwechselnd über einen Trigger-Ball, stehe auf einer instabilen Matte oder genieße den luftverbessernden Effekt meiner Bogenhanfpflanze. Je nach Not und Laune strahlt mich auch mal ein Rot-/Infrarotlichtgerät von der Seite an, oder es prasseln binaurale Beats in meine Ohren. Selbst die weithin unbekannten, jedoch unterschätzten PEMF-Frequenzen (siehe Seite 147) eignen sich wunderbar, um während der Schreibtischarbeit etwas für sein Wohlbefinden zu tun. #stackyourhacks Verrückt? Mag sein. Viel verrückter wäre es allerdings, jeden Tag in derselben Position einzurosten.

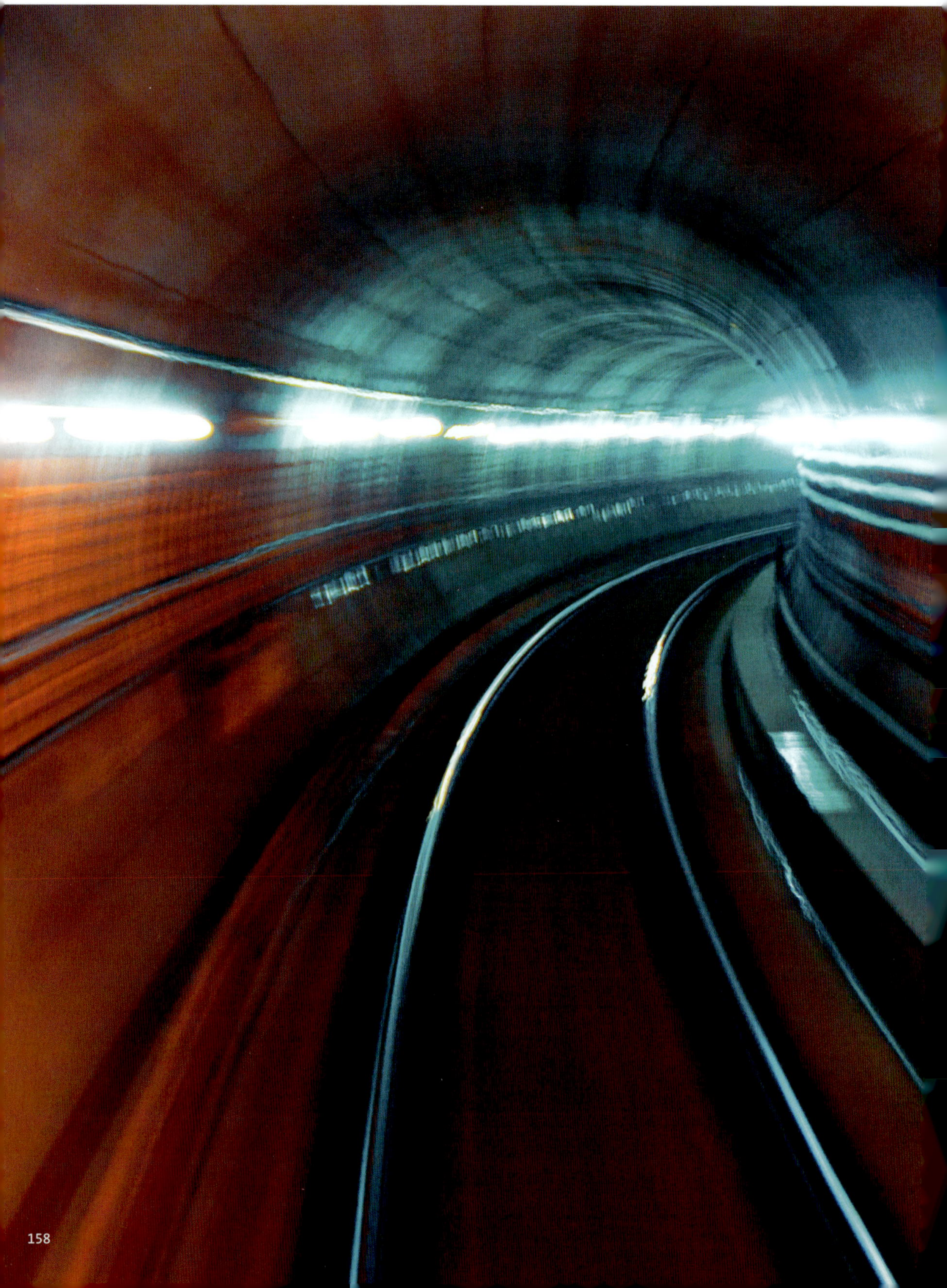

Das stellt ein Biohacker auf seine Arbeitsfläche

1. Pflanze
Die Goldfruchtpalme, die große Flamingoblume oder ganz klassisch der gemeine Efeu haben eines gemeinsam: Sie können Raumluft filtern und aufwerten. Nutze diesen Effekt und stelle dir je nach freier Fläche ein bis zwei Blumentöpfe auf den Schreibtisch!

2. Licht
Welches Lampendesign du feierst, ist Geschmackssache. Doch bezüglich des darin verwendeten Leuchtmittels kannst du einen smarten Tausch vornehmen: Nutze klassische Glühbirnen (reichlich Restbestände im Netz erhältlich) anstatt der blaulicht-dominanten LED-Leuchten. Davon überzeugte mich ein Vortrag von Naturheilpraktiker Dr. Jens Pohl schon vor etlichen Jahren. Seitdem bin ich sogar in der ganzen Wohnung in puncto Beleuchtung oldschool unterwegs. #smarterhome

3. Kabel
Bluetooth-Verbindungen sind nicht unpraktisch. Dennoch möchte ich speziell an dem Ort, wo ich täglich stundenlang sitze und stehe, die erzeugte Strahlung reduzieren. Konsequenterweise setze ich also auf Maus und Tastatur mit Kabel. Dieses gesamte Buch ist auf diese altmodische Weise entstanden – funktioniert also, und zwar ohne Effizienz einzubüßen.

4. Wasserflasche
Zugegeben: Biohacking-Ikone Dave Asprey hat schon so manche Methode in den Himmel gelobt. Doch die Aussage, dass ein simples Glas Wasser (mit einer Prise hochwertigem Salz) einen der größten Mental-Booster überhaupt darstellt, sollte man sich auf der Zunge zergehen lassen. Oder noch besser: Mit einer stets verfügbaren Wasserflasche auf dem Schreibtisch täglich umsetzen.

5. Dehnband
Auf die Gefahr hin, dass ich mich wiederhole: Mikro-Workouts sind der Schlüssel zu einer höheren geistigen Leistungsfähigkeit (ab Seite 102). Um haltungsverbessernde Übungen direkt am Arbeitsplatz umsetzen zu können, etwa die unschlagbaren Band Pull-aparts, liegt auf meinem Tisch stets ein Widerstandsband bereit. Du darfst dieses natürlich auch in einer Schublade unterbringen. Aber dort auf keinen Fall vergessen!

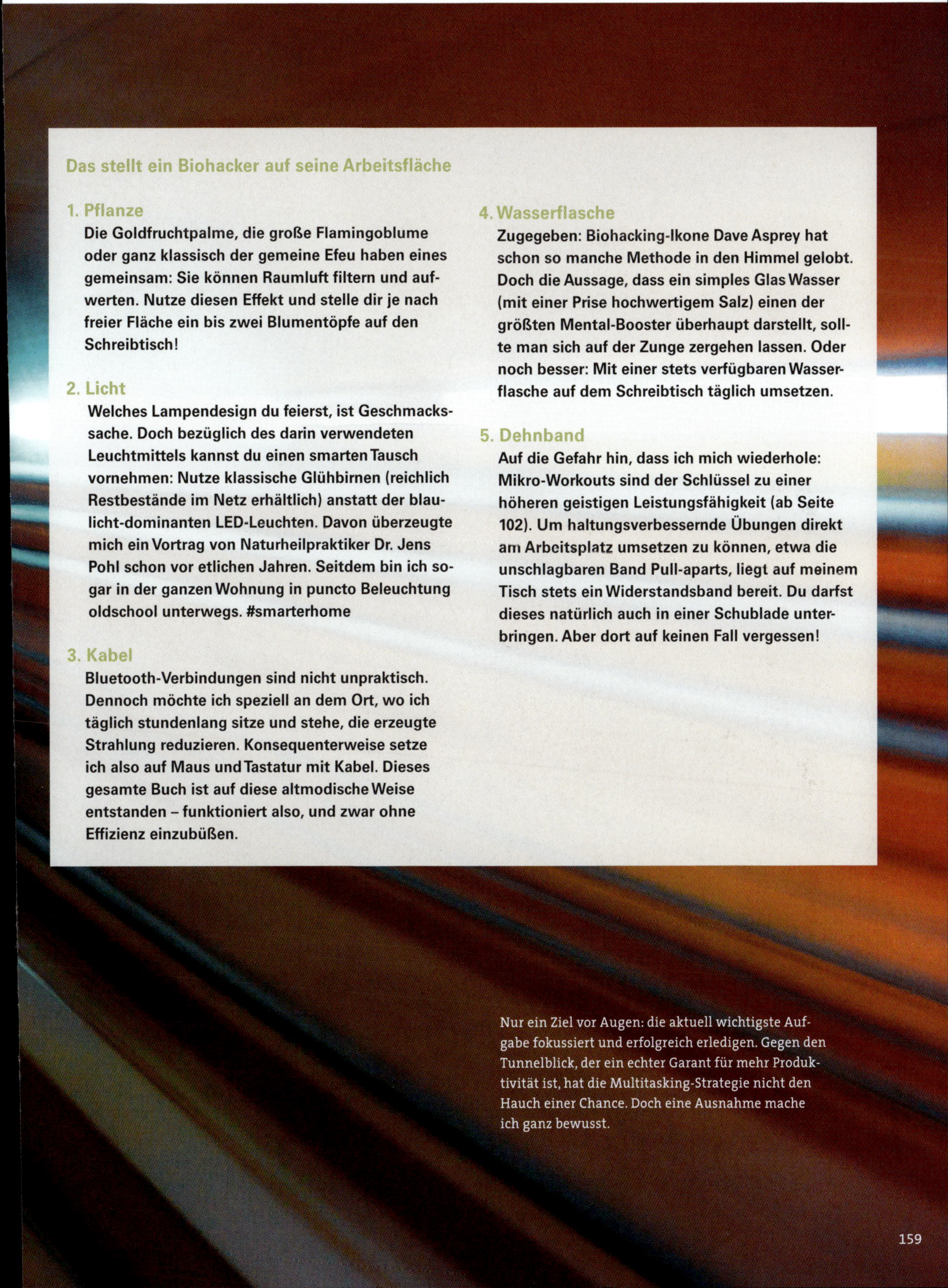

Nur ein Ziel vor Augen: die aktuell wichtigste Aufgabe fokussiert und erfolgreich erledigen. Gegen den Tunnelblick, der ein echter Garant für mehr Produktivität ist, hat die Multitasking-Strategie nicht den Hauch einer Chance. Doch eine Ausnahme mache ich ganz bewusst.

HACK 19

Vom Nordpol in die Sahara

Die Kälte- und Atemtechniken des Niederländers Wim Hof, auch als »The Ice Man« bekannt, sind längst kein Geheimtipp mehr. Doch konsequent durchgezogen hatte ich seine sagenumwobene Methode lange nicht. Verrückt, oder? Schließlich gehört Kältetherapie zu Biohacking wie knuspriger Bacon zu gutem Rührei. Höchste Zeit also, dass ich mich ins Eis wagte. Das Geniale: Mein Biohacking-Buddy hatte die Hof-Methode ohnehin gerade ziemlich clever weiterentwickelt. Dabei herausgekommen ist ein herrliches Kontrastprogramm, das mich dann umso mehr reizte – im wahrsten Sinne des Wortes.

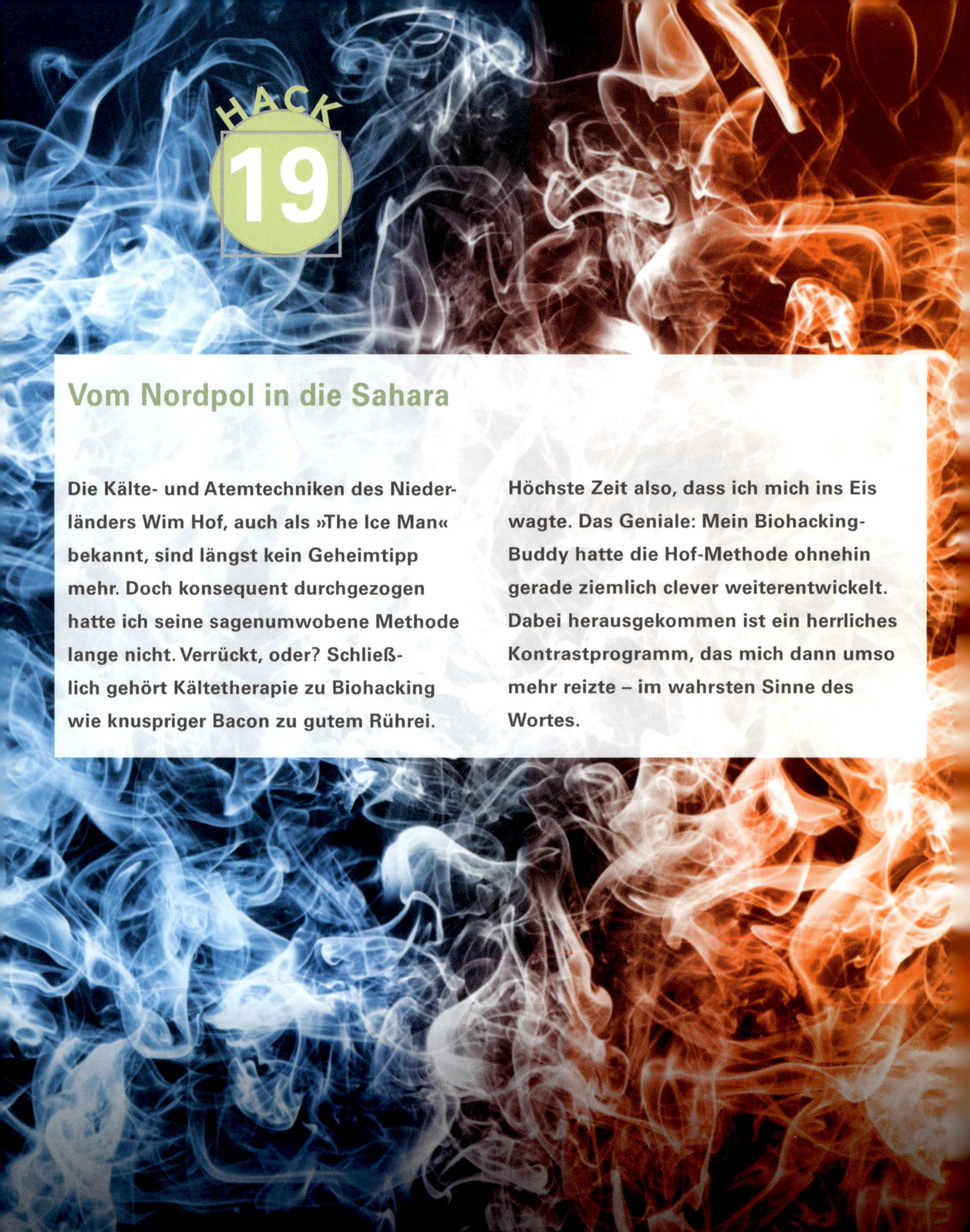

Wenn Kälte auf Hitze trifft – oder anders gesagt: erst ins Eis, dann ab in die Sauna! Die Kombi vereint die positiven Effekte der beiden positiven Stressoren. Dass der Temperaturschock sich aus-zahlt, wussten auch schon die alten Schweden, ähh, Finnen, die nach dem traditionellen Saunagang oft in einen eiskalten See sprangen und diesen Ablauf auch heute noch zelebrieren

Wahnsinn!

Nach dieser 1-stündigen Session fühlte ich mich wie nach 1 Woche Urlaub: relaxt und dennoch voller Energie. Was war passiert? 2 Wochen hatte ich die sagenumwobene Wim-Hof-Methode bereits durchgezogen, die Stressresistenz, Immunsystem, Schlafqualität, Regeneration, Fettverbrennung, Leistungsfähigkeit, mentale Stärke und sogar die Laune verbessern soll. Wow – ein unglaubliches, aber keineswegs unglaubwürdiges Bündel an Effekten. Hofs Buch *The Wim Hof Method* erklärt seinen Weg zu diesen Erkenntnissen sowie die Mechanismen dahinter spannend und persönlich. Doch auch die Forschung bestätigt die genannten Wirkungen der kalten Thermogenese nach und nach. Das Schöne an der Kälteexposition aber ist aus meiner Sicht, dass man quasi live verfolgen kann, wie sich der Temperatursturz auf der Haut auf den eigenen Körper auswirkt. Puls, Blutdruck und Atemfrequenz schießen als erstes in die Höhe. Kein Wunder, dass eine kalte Dusche nicht nur Biohacker, sondern auch Morgenmuffel nach dem Aufstehen pusht. Du japst nach Luft, fängst an zu bibbern, durchbeißen ist angesagt. Das denkt sich auch dein Körper, der daher längst mit der Temperaturregulation begonnen hat. Denn genau dafür steht der Begriff der kalten Thermogenese: Als Reaktion auf einen Kältereiz schaltet sich dein körpereigener Ofen an. Und daraus leiten sich die mannigfaltigen Effekte ab. In den beschriebenen 2 Wochen hatte ich mich also endlich regelmäßig unter die kalte Dusche getraut, und zwar täglich. Mein Startpunkt: 30 Sekunden. Von dort aus hielt ich täglich 20 Sekunden länger aus, bis ich schließlich die anvisierte 5-Minuten-Marke erreichte. Je länger ich die Phase ausreizte, desto intensiver spürte ich 2 interessante Faktoren:

1. Mein Körper brauchte immer länger, um die subjektiv wahrgenommene Normaltemperatur zu erreichen. Klingt logisch, doch spannend sind die Implikationen: ein verlängerter Zeitraum, in dem die Thermogenese die zahlreichen genialen Wirkungen befeuert und so den Nutzen maximiert.

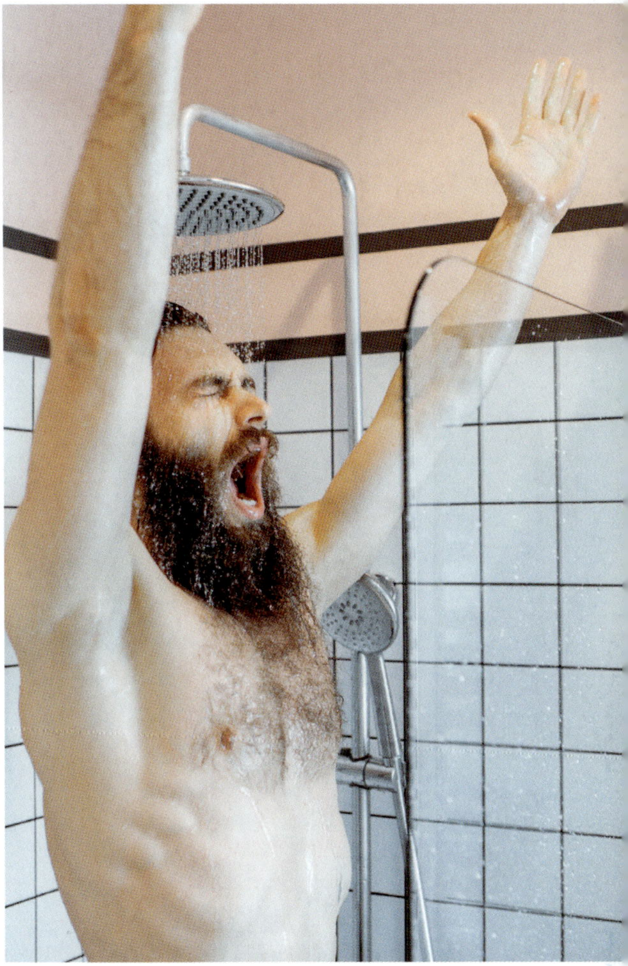

Was für ein Siegergefühl! Bei den zig genialen biochemischen Prozessen, die so eine kalte Dusche anregt, vergisst man schnell den mentalen Aspekt der überwundenen Herausforderung. Schaffst du es täglich, dich der fiesen Kälte zu stellen, wirft dich auch in deinem restlichen Leben kaum noch etwas aus der Bahn. So fühlte ich mich zumindest, und zwar nach jeder einzelnen Session.

2. Den Gute-Laune-Schub unmittelbar nach Ende der Session spüre ich von Mal zu Mal stärker. Das hängt sicher mit dem erhöhten Level an Beta-Endorphin and Noradrenalin zusammen. Zudem weiß man, dass die Kälte unsere körpereigenen Cannabinoid-Rezeptoren (siehe Seite 30) stimuliert. Um es in den Worten von Hof zu sagen: »Get high on your own supply.«

»Breathe, motherfucker!«

Entschuldige den Kraftausdruck! Das immer wiederkehrende Zitat aus Hofs Buch möchte ich dir jedoch nicht vorenthalten, denn die unmissverständliche Ansage gibt eine seiner Kernaussagen perfekt wieder: Wir müssen unseren Atem zu unserem Vorteil nutzen. Alles andere wäre verschenkt. Okay, eine andere Wahl haben wir eigentlich auch nicht, denn ohne Atmung überlebt kein Mensch. Andererseits hat unser von Stress, Lärm und pausenlosen Ablenkungen geprägter Lifestyle das bewusste Atmen für viele Menschen in weite Ferne gerückt. Dabei ist es so simpel. Hofs spezielle Atemtechnik in Kombi mit der Kälte befindet sich zwar noch mitten im Prozess der wissenschaftlichen Validierung, doch was wäre Biohacking ohne Selbstexperimente? Konkret zog ich also neben den kalten Duschen auch die spezielle Atemmethode des Niederländers jeden Tag durch. Im Detail besteht diese aus exakt 30 kontrollierten Atemzügen mit entspanntem Ausatmen, sodass man mehr Sauerstoff aufnimmt als abgibt. Nach dem finalen Ausatmen gilt es, die Luft so lange wie möglich anzuhalten (mein Rekord: 2:15 Minuten). Diesen Ablauf wiederholt man dann insgesamt 3-mal. Was das bringt? Du setzt dich so einem Sauerstoffmangel (Hypoxie) aus, der eine positive Stressreaktion bewirkt – ähnlich wie intensives Höhentraining. Allein das ließ mich mit mehr Energie mein Tagwerk bestreiten, so viel vorweg. Aber erst mal zurück an den Anfang! Mein Hamburger Kumpel Moritz Klatten, selbst ein guter Freund von Wim Hof, zeigte mir seine clevere Weiterentwicklung von dessen Methode. Und das lief wie folgt ab:

Spürbare Energie

Ließ sich die bewährte Hof-Methode überhaupt noch hacken? Coach Klatten nickte und zeigte mir die App *Sonic Tonic*. Die damit durchführbaren Atemübungen hat er allesamt selbst eingesprochen. Neben seinen entspannenden Ansagen hört man dabei auch Musik und binaurale Beats. Letztere sollen durch Manipulation der Hirnwellen die Wirkungen der Atemtechnik verstärken. Noch ein Unterschied zur regulären Wim-Hof-Methode: Die Phasen des Luftanhaltens sind zeitlich vorgegeben. Zudem hat Klatten die Taktung der Atemzüge ein wenig angepasst. Wir lagen also auf dem Boden und zogen mit geschlossenen Augen das rund 15-minütige Programm durch. Am Ende jeder Runde soll man dann die eigene Energie durch Aktivierung des Beckenbodens wahrnehmen und verstärken. Und siehe da: Die Energie spürte ich dort tatsächlich sehr intensiv. Nach der letzten Runde fühlte ich deutlich, wie eine wohlige Wärme meinen ganzen Körper durchströmte – der Wahnsinn!

Eiskalt erwischt

Nun ging es ab in ein umfunktioniertes Wassergeburtsbecken. Kein Witz – Größe und Fassungsvermögen eignen sich für eine Person ideal. Rund 50 Liter klirrend kalte Eiswürfel warteten dort schon auf mich. Doch dank meines Duschtrainings schreckten die mich nicht sonderlich ab. Allerdings waren, das muss ich gestehen, 5 Minuten im Eis noch mal eine komplett andere Erfahrung. »Probiere, ruhig durch die Nase zu atmen«, riet mir Klatten. »Das macht den Schock erträglicher.« Den ersten Schock konnte ich so tatsächlich quasi wegatmen, wodurch die ersten 4 Minuten kein Problem darstellten. Im Gegenteil – ein angenehmer Zustand der Gelassenheit überkam mich. Erst in der letzten Minute hatte ich das Gefühl, meine Finger würden abfrieren. Ich probierte weiter entspannt zu atmen, erinnerte mich an die positive Wirkung und hielt zitternd durch. Durchgefroren, aber schon auch ein wenig stolz, stieg ich plätschernd aus dem Becken. Während ich körperlich wie mental gerade noch meine bisher bislang längste Eiserfahrung verarbeitete, stand aber schon der nächste Hack an: ein Saunagang bei 92 Grad. Was die Hitze mit einem macht, weißt du bereits – vorausgesetzt du hast meinen Sauna-Hack gelesen (ab Seite 120).

Abgetaucht: Hund Snoop stand mir bei, als ich mich ins Eiswasser wagte. Herrchen Moritz Klatten bietet spezielle Kälte- und Atemsessions im 1:1-Coaching an – mal mit, mal ohne tierischen Support, aber stets mit Wow-Gefühl.

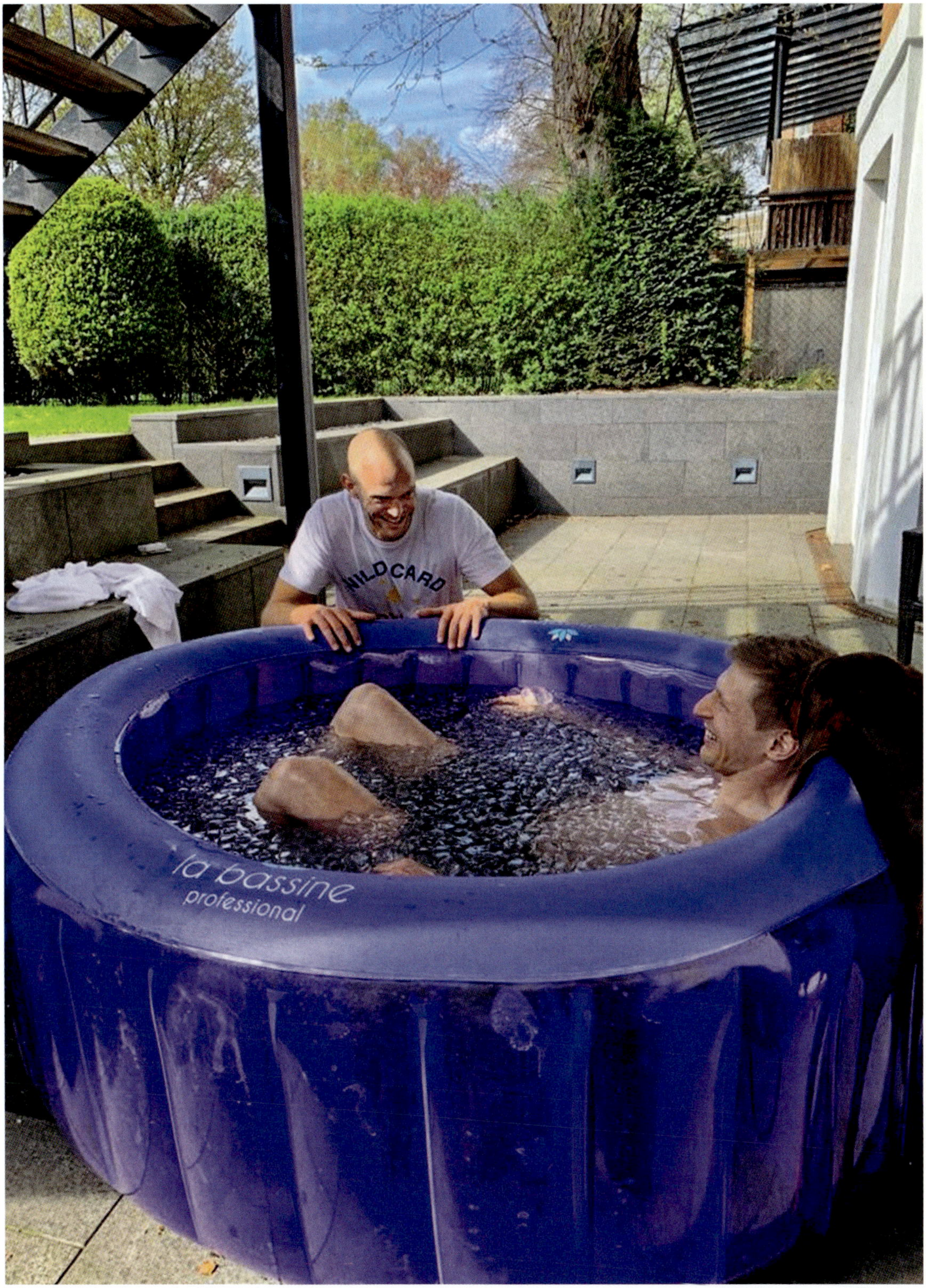
WILDCARD
la bassine
professional

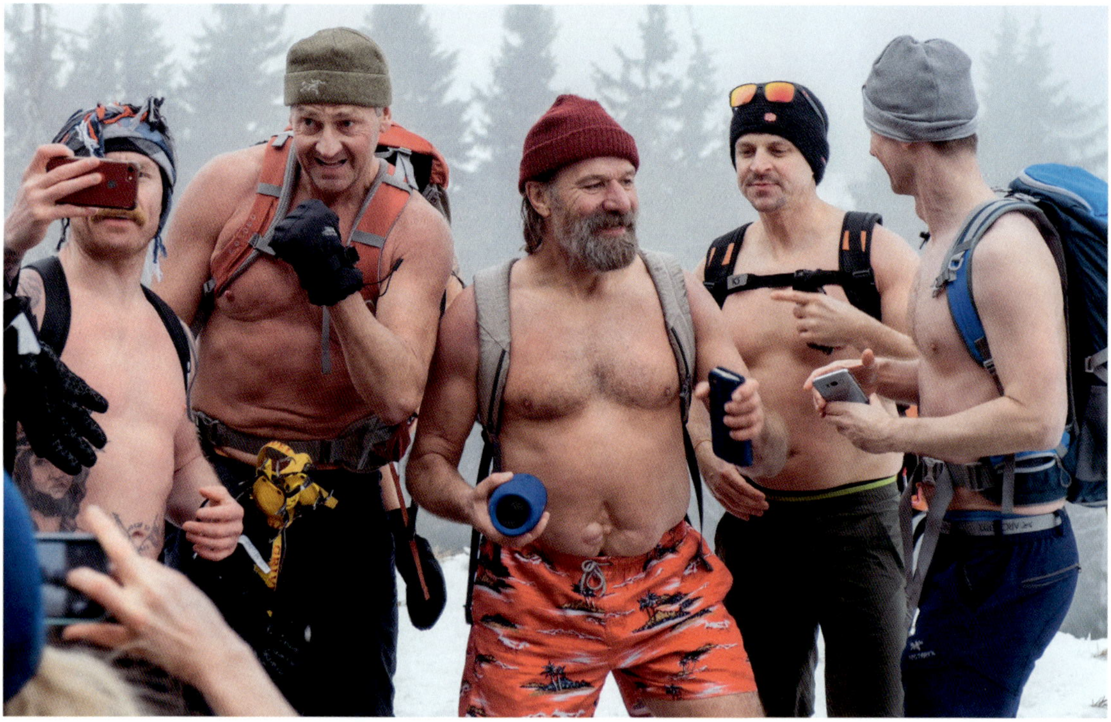

Authentische Abhärtung: »Ice Man« Hof lebt seine Mission und bietet Mitstreitern mehrmals im Jahr eine eiskalte Expedition an. Hier ging's durch die verschneiten Berge Polens – natürlich oberkörperfrei und in Kombi mit den charakteristischen Atemübungen.

Ich hasse Kälte. Wie soll ich damit bloß starten?

Schrittweise – genau wie ich vor vielen Jahren. Meine ersten Erfahrungen mit der kalten Dusche machte ich mit lediglich 20 Sekunden zum Ende meiner regulären Session. Diese steigerte ich dann je nach Tagesform bis auf 30. Für dich als leidenschaftlichen Warmduscher unvorstellbar? Dann beginne damit, einzelne Körperteile mit kaltem Wasser abzuspülen – erst das rechte Bein, dann das linke, den rechten Arm und schließlich den linken. Nun noch eine Ladung ins Gesicht und auf den Bauch. Wiederhole diesen Ablauf täglich am Ende deiner Kabinenroutine. Nach 7 Tagen solltest du spätestens bereit sein für deine ersten ernsthaften 20 Sekunden unter dem kalten Strahl. Lass dabei zunächst die besonders sensiblen Regionen (Kopf, Hals und Nacken) außen vor. Wieder 7 Tage geschafft? Dann darfst du jetzt 20 Sekunden all in gehen. Fröhliches Zittern!

Gegensätze ziehen sich an

Klatten: »Der starke Kontrast zwischen extremer Kälte und Hitze kann die Einzeleffekte noch verstärken.« Mit diesem Wissen stieg ich nach 15 Minuten in der Hitzekammer erneut ins Eis, diesmal ein paar Sekunden lang sogar einschließlich meines Kopfes. Wichtig ist dabei, so der Kälte-Coach, dass man den Temperaturwechsel stets mit der kalten Phase beendet. Ob ich dir an dieser Stelle empfehle, dir ein eigenes Eisbad samt Sauna zuzulegen? Warum denn eigentlich nicht? Der Effekt des 1-stündigen Kontrastprogramms hat mich definitiv beeindruckt, und für deine Zukunft als Biohacker gibt es sicherlich schlechtere Investitionen. Wann immer ich in Zukunft die Chance auf ein Eisbad bekomme, werde ich diese nutzen. In der Zwischenzeit setze ich täglich die kalte Dusche als ebenfalls mächtiges Tool ein. Duschen muss man früher oder später schließlich ohnehin. Warum also nicht kalt? Für noch beeindruckender halte ich allerdings die Atem-Session, die jeder von uns sofort umsetzen kann. Danach kommt sicher auch bei dir ein Gefühl von Urlaub auf.

Thermogenese als Fatburner

Fett ist nicht gleich Fett. Mit dem Begriff beziehen wir uns in der Regel auf das ungeliebte weiße Fettgewebe. Allerdings besitzen wir auch braunes Fett, das sich unter dem Schlüsselbein, am Hals, im Nacken und entlang der Wirbelsäule befindet. Dieses ist metabolisch aktiv. Heißt: Die in braunen Fettzellen zahlreich vertretenen Mitochondrien produzieren Wärme und helfen uns so bei der Temperaturregulation. Das Geniale: Kältetherapie regt das braune Fett an, weißes zu verbrennen. Insofern ergänzt die kalte Thermogenese dein Fettverbrennungsstrategien mehr als sinnvoll. Generell kannst du hierzu alle möglichen Strategien einsetzen: die erwähnten kalten Duschen und Eisbäder, aber auch Wechselduschen oder Schwimm- sowie Bade-Sessions in frostigen Seen, Flüssen oder im Meer. Tipp: Setze dabei vor allem deine oben genannten Körperregionen der Kälte aus, um den Fatburn-Effekt im wahrsten Sinne anzuheizen. Brrr! Was die beigen Fettzellen ausmacht? Diese stellen eine Mischform dar und entstehen bei der Bräunung von weißem Fett und können ebenfalls Energie verbrennen. Nutze das!

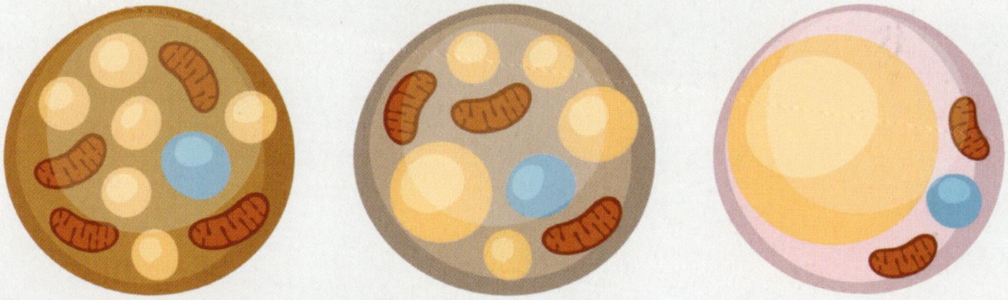

Braune Fettzelle Beige Fettzelle Weiße Fettzelle

HACK 20

Das leuchtet ein

Eine Welt ohne künstliches Licht ist unvorstellbar. Doch was machen Lampen, Bildschirme und Co. mit uns? Höchste Zeit, den eigenen Lichtkonsum mal kritisch zu hinterfragen – und ihn natürlich auch zu optimieren. Dabei hilft, wie so oft, die Rückbesinnung auf die Natur. Ironischerweise kann uns aber auch moderne Technologie dabei helfen, mithilfe von speziellem Licht körperlich und mental fitter zu werden. Spot an!

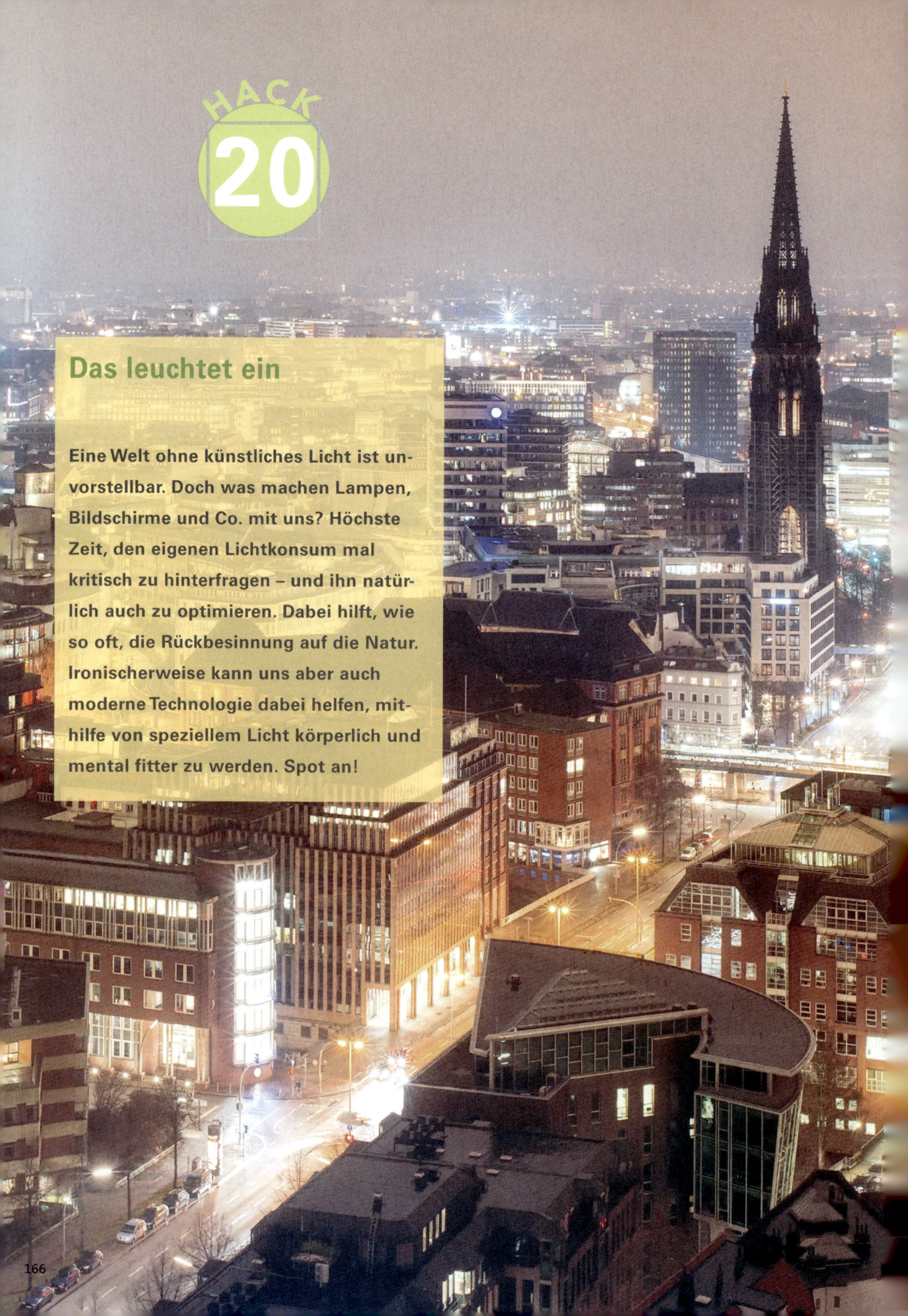

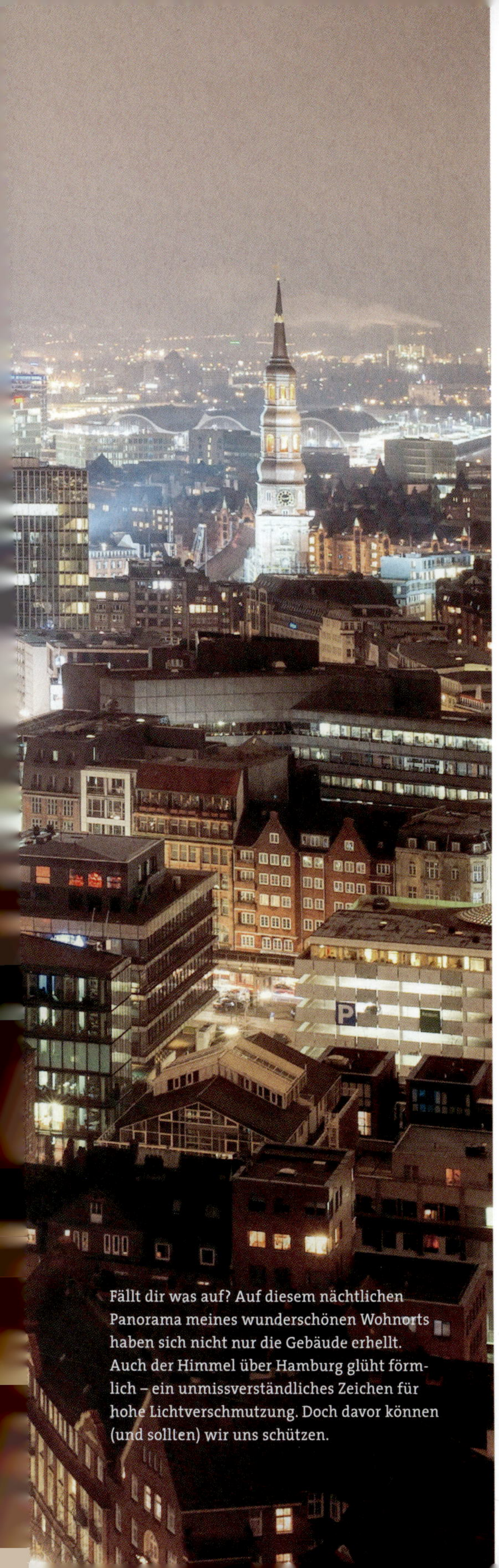

Fällt dir was auf? Auf diesem nächtlichen Panorama meines wunderschönen Wohnorts haben sich nicht nur die Gebäude erhellt. Auch der Himmel über Hamburg glüht förmlich – ein unmissverständliches Zeichen für hohe Lichtverschmutzung. Doch davor können (und sollten) wir uns schützen.

Der Lichtsmog-Faktor

Aktuell arbeite ich 1-mal pro Woche vor Ort in der *Men's-Health*-Redaktion. Dort werde ich dann stets von allen Seiten angestrahlt. Damit meine ich aber nicht meine lieben Kollegen, sondern die künstlichen Lichtquellen, die selbst mitten am Tag unser Büro beleuchten: 2 Bildschirme vor und 3 Nachbarmonitore neben mir, dazu 6 Leuchtstoffröhren und diverse Handys. Sogar in den meisten Wohnungen dürfte dieser Lichtmix plus TV, Tablet und Co. ähnlich aussehen – gerade nach Einbruch der Dunkelheit. Doch weitverbreitet steht nicht für ideal. Speziell urbane Regionen leuchten heute bis zu 4000-mal so hell wie das natürliche Nachtlicht mit bis zu 5-fach erhöhtem Blauanteil der Leuchtstoffröhren und LEDs. Schon mal nach Las Vegas gepilgert? Dort könnte der Kontrast bei nächtlicher Anreise krasser nicht sein: Mitten in der ansonsten komplett düsteren Wüste von Nevada erhellt plötzlich ein einziges Lichtermeer den darüber liegenden Himmel. Doch nicht nur im Glücksspiel-Mekka, sondern weltweit wächst die sogenannte Lichtverschmutzung seit Jahrzehnten massiv. Das ist uncool, aber im großen Stile kaum veränderbar. Also gilt es, wie so oft im Biohacking, das zu kontrollieren, was sich kontrollieren lässt.

Blaulicht blocken

Vor zu viel Kunstlicht will ich mich schützen. Im Coaching, aber auch in meinen Artikeln warne ich seit Jahren vor den schlafstörenden Effekten des Blauanteils. Es bringt den cirkadianen Rhythmus, unsere innere Uhr, aus dem Takt und unterdrückt das Schlafhormon Melatonin. Nicht ohne Grund sind die Lichtkonzepte in den Casinos von Las Vegas auf maximale Unterdrückung von Müdigkeit ausgerichtet. Wer bis in die Morgenstunden zockt, lässt dort unterm Strich mehr Geld – eine einfache Rechnung. Darüber hinaus erhöht Kunstlicht die Produktion freier Radikale und bremst Mitochondrien aus – die Kraftwerke unserer Zellen. Also in einer dunklen Ecke verstecken? Nein, da gibt's smartere Wege. Blaulichtblockerbrillen etwa sind in der Biohacker-Szene gängig und gehören für mich seit Jahren zum abendlichen Accessoire.

Auf Bildschirme verzichte ich zudem mindestens 1 Stunde vor dem Schlafen – einer der Game-Changer schlechthin für eine bessere Schlafqualität (siehe Abendroutine ab Seite 14). Solltest du vor dem Schlafen aus beruflichen oder privaten Gründen (hoffentlich ausnahmsweise) dennoch zwingend aufs Handy schauen müssen, gibt es für iPhones einen Trick, um das Blaulicht komplett aus dem Spiel zu nehmen. Im normalen Night-Shift-Modus bewegt sich die Bildschirmanzeige nämlich lediglich einen Schritt hin zum wärmeren Ende des Farbspektrums. Der Weg zu einem wahrhaft sinnvollen Nachtmodus mit lediglich roten Farben verläuft beim ersten Mal recht kompliziert, ist dann aber kinderleicht zu aktivieren. So geht's:

1. Einstellungen –> Bedienungshilfen –> Anzeige & Textgröße –> Farbfilter –> dort »Farbfilter« aktivieren –> »Farbstich« aktivieren –> »Intensität« und »Farbton« ganz nach rechts schieben
2. Einstellungen –> Bedienungshilfen –> Kurzbefehl –> Haken unter »Farbfilter« setzen

Nun kannst du über den ausgewählten Kurzbefehl stets den Biohacker-Nachtmodus aktivieren und natürlich auch wieder deaktivieren. Das Ganze funktioniert natürlich auch tagsüber, um sich schon am Nachmittag weniger Blaulicht auszusetzen. Für die Arbeit am Computer lohnt sich generell die Computer-Software Iris, um Helligkeit und Blaulicht von Bildschirmgeräten zu regulieren.

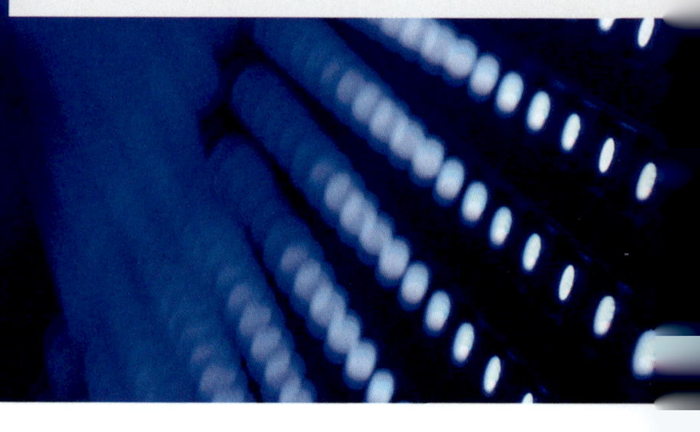

Unter Strom lösen kleine gelbe Chips im Inneren der LEDs das Licht aus. Glühen, wie bei den klassischen Thermostrahlern, muss hier gar nichts mehr. Doch die Vorteile der Energieeffizienz und farblichen Vielseitigkeit bringen auch Risiken mit sich. Zum Glück lässt sich auch die weltweit wachsende Flut der LED-Beleuchtung clever hacken.

Das Problem mit den LEDs

Die Einführung der Leuchtdioden, kurz: LEDs (kommt vom englischen Begriff der ligh-emitting diode), war eine wahre Innovation in puncto Energieeffizienz. Darin liegt aber auch ein Teil des Problems, das sie mit sich bringen: Das äußerst energiereiche Blaulicht findet sich in LED-Beleuchtungen logischerweise in großen Anteilen wieder. Je nach Intensität und Abstand zum Auge kann das zu Mikroschäden auf der Netzhaut führen. Das beste Beispiel hierfür ist der direkte Blick in einen modernen Autoscheinwerfer, der bei vielen Menschen je nach Entfernung unmittelbar wahrnehmbare Schmerzen im Auge erzeugt. Bei dir nicht der Fall? Dann bitte auch nicht ausprobieren, vor allem nicht mit wenig Abstand. Dazu kommt, dass die retina-schützenden roten Lichtanteile in den meisten LEDs leider verschwindend gering ausfallen. Schließlich steht bei den Herstellern das Einsparen von Energie im Vordergrund. Was also tun, um sich vor den sparsamen Energieräubern zu schützen? Schließlich müssen unsere Mitochondrien reichlich zusätzliche Energie produzieren, um das konzentrierte Blaulicht der LEDs verarbeiten zu können. Zum Blaulicht gesellt

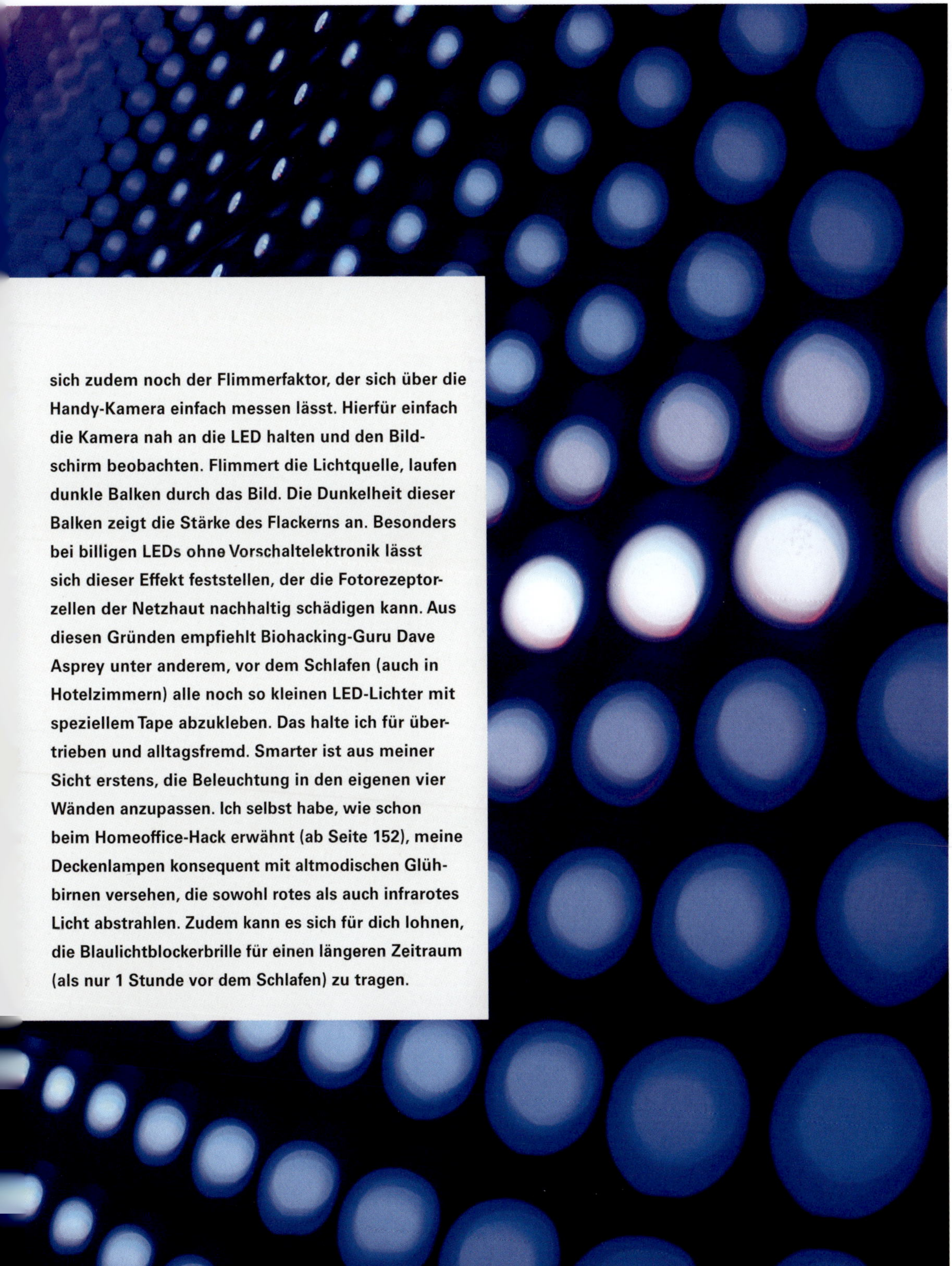

sich zudem noch der Flimmerfaktor, der sich über die Handy-Kamera einfach messen lässt. Hierfür einfach die Kamera nah an die LED halten und den Bildschirm beobachten. Flimmert die Lichtquelle, laufen dunkle Balken durch das Bild. Die Dunkelheit dieser Balken zeigt die Stärke des Flackerns an. Besonders bei billigen LEDs ohne Vorschaltelektronik lässt sich dieser Effekt feststellen, der die Fotorezeptorzellen der Netzhaut nachhaltig schädigen kann. Aus diesen Gründen empfiehlt Biohacking-Guru Dave Asprey unter anderem, vor dem Schlafen (auch in Hotelzimmern) alle noch so kleinen LED-Lichter mit speziellem Tape abzukleben. Das halte ich für übertrieben und alltagsfremd. Smarter ist aus meiner Sicht erstens, die Beleuchtung in den eigenen vier Wänden anzupassen. Ich selbst habe, wie schon beim Homeoffice-Hack erwähnt (ab Seite 152), meine Deckenlampen konsequent mit altmodischen Glühbirnen versehen, die sowohl rotes als auch infrarotes Licht abstrahlen. Zudem kann es sich für dich lohnen, die Blaulichtblockerbrille für einen längeren Zeitraum (als nur 1 Stunde vor dem Schlafen) zu tragen.

Sonne suchen

Nicht jedes Licht ist ein Energieräuber. Wahre Premiumbeleuchtung schenkt uns nämlich die Sonne. Sie lässt uns Vitamin D bilden, wirkt desinfizierend und senkt den Blutdruck, um nur ein paar der wahrhaftig unzähligen Vorteile zu nennen. Ihr Spektrum umfasst die unsichtbaren UV-Strahlen, das sichtbare Licht und die ebenfalls unsichtbaren Infrarotstrahlen (siehe Grafik). Die Morgensonne hilft uns sogar, nachts besser zu schlafen, weshalb du deiner Routine gern noch einen mehr oder weniger ausgiebigen Outdoor-Spaziergang hinzufügen darfst. Genauer gesagt unterstützt dich der mit natürlichem Licht gefüllte Tank bei der abendlichen Melatoninproduktion. Kürzlich entdeckten Forscher zudem, dass das Pigment Melanin die Mitochondrienfunktion optimiert. Daher morgens oder nachmittags 5 Minuten in den Himmel (nicht direkt in die Sonne!) gucken, da das UV-Licht im Auge die Melaninproduktion ankurbeln kann.

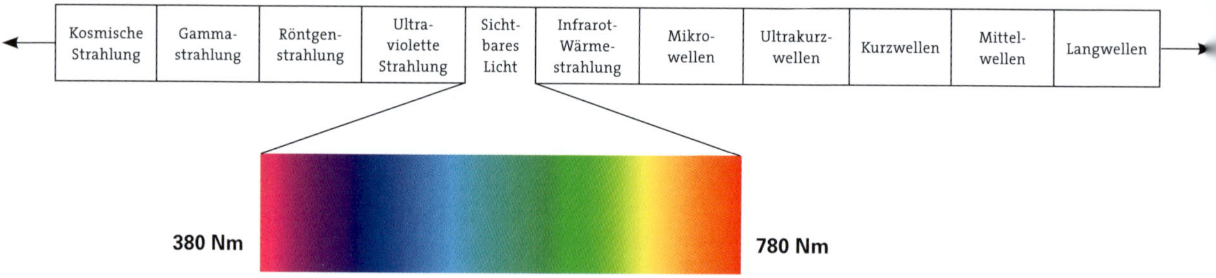

Das volle Lichtspektrum: Nm steht für Nanometer und beschreibt die Länge der Lichtwellen. Je kürzer die Wellenlänge ist, desto energiereicher sind die Strahlen und die Auswirkungen auf uns.

Geräte greifen

Besonders die heilende und leistungssteigernde Wirkung von Rotlicht gilt wissenschaftlich als gesichert. Neben dem zellulären Energieschub lässt sich damit auch die körperliche Regeneration und sogar die mentale Leistung pushen. Speziell für diese Zwecke gibt's diverse Lichttherapiesysteme, die auch ich seit einiger Zeit auf meinen Körper scheinen lasse. Extrem innovativ ist dieses Modell, das eine präzise lokale Anwendung mit Rot- und Nahinfrarotlicht erlaubt. Das flexible Befestigungssystem erlaubt es, das Gerät an den unterschiedlichsten Körperregionen direkt am Körper zu fixieren. Hä? Jetzt warnt der Airone das halbe Buch vor dem teuflischen Blaulicht und dann stellt er eine Brille vor,

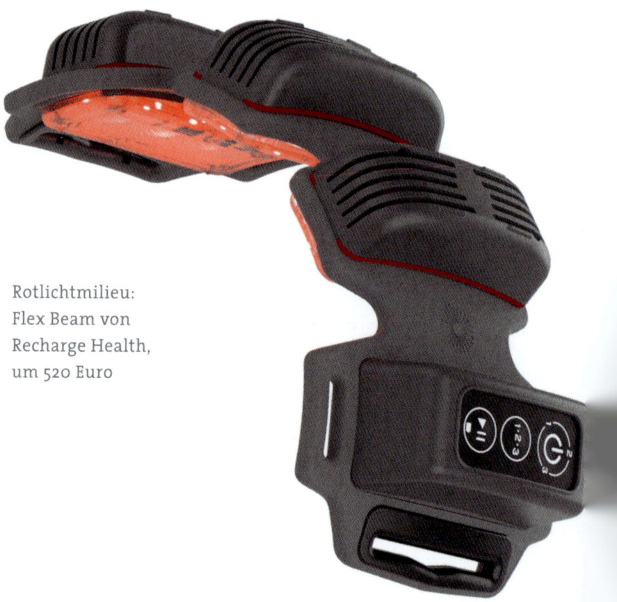

Rotlichtmilieu: Flex Beam von Recharge Health, um 520 Euro

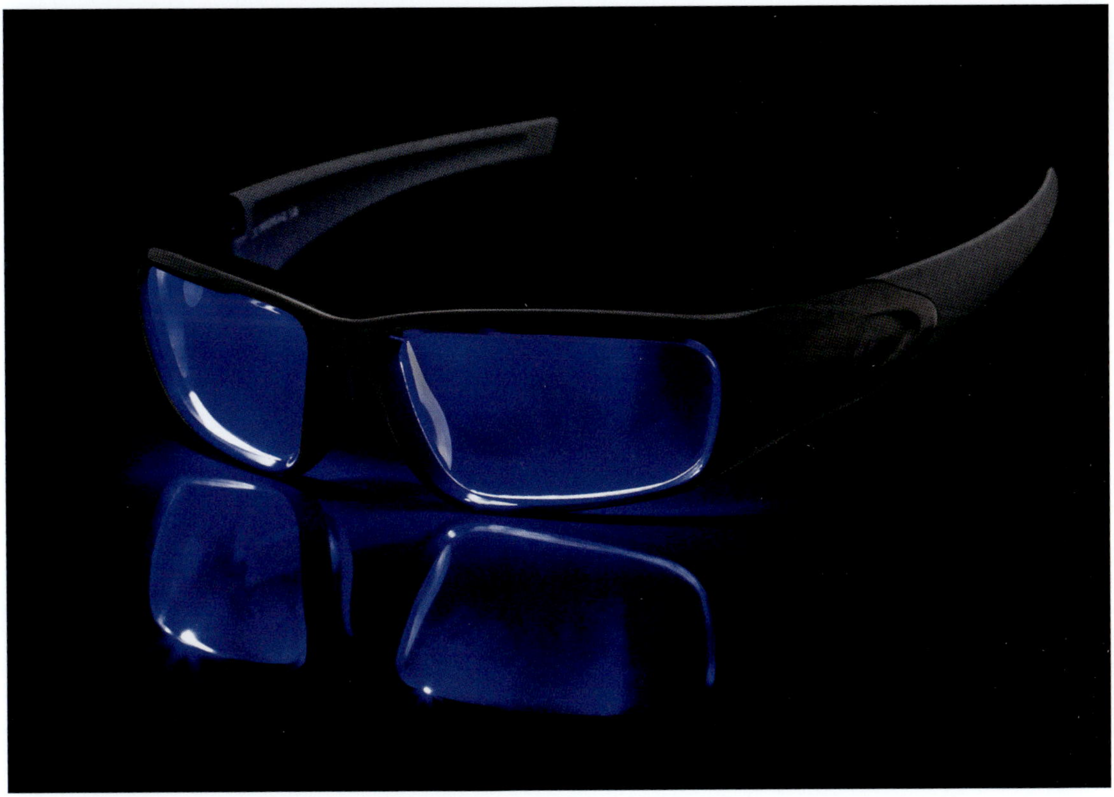

Lieferant und Blocker zugleich: Austauschbare Gläser funktionieren die Blaulichtbrille ruckzuck zu einer Blaulichtfilterbrille um. Lichtbrille von Propeaq (gibt's bei nomad-performance.de), um 200 Euro.

die ihm genau das aufs Auge drückt? Richtig, denn bekanntlich macht die Dosis das Gift. Da blaues Licht selbst im natürlichen Tageslicht vorkommt (vermehrt morgens), kann eine bewusst gedeckelte Dosis wie ein Sonnenaufgang für eine spürbare Aktivierung am Morgen oder vor dem Training sorgen.

Erkenntnisse einfangen

Na, was gelernt? Ich habe bei der Recherche eine Menge neuer Informationen mitnehmen können. In Kombi mit den in der Praxis gewonnenen Erfahrungen sind diese Erkenntnisse für mich Gold wert. Auf der anderen Seite stellen sie jedoch erst den Anfang meiner Reise in das Feld der Lichtoptimierung dar. Insofern ist dieser Abschnitt keineswegs als allumfassender Guide zu verstehen. Damit ließe sich ein ganzes Buch füllen – Quatsch, wahrscheinlich sogar mehrere Wälzer. An dieser Stelle gilt es also nun, das Gelernte weiter und konsequenter umzusetzen. Gleichzeitig freue ich mich aber schon jetzt auf die weitere Recherche – am besten unter der Sonne. Ob das zugleich noch in Lichtgeschwindigkeit klappt, kann ich allerdings nicht versprechen.

HACK 21

Das blaue Wunder?

Den Farbstoff Methylenblau nutzten Mediziner lange Zeit etwa zum Einfärben bei Operationen. Studien weisen jedoch auch einen spürbaren Power-Effekt nach – mental wie körperlich. Seitdem hat der Tintentrick unter Biohackern die Runde gemacht. Hier berichte ich dir, ob sich das auch für dich lohnt und warum mein Selbsttest für einen Schock auf dem Klo sorgte. Schlumpfmodus an!

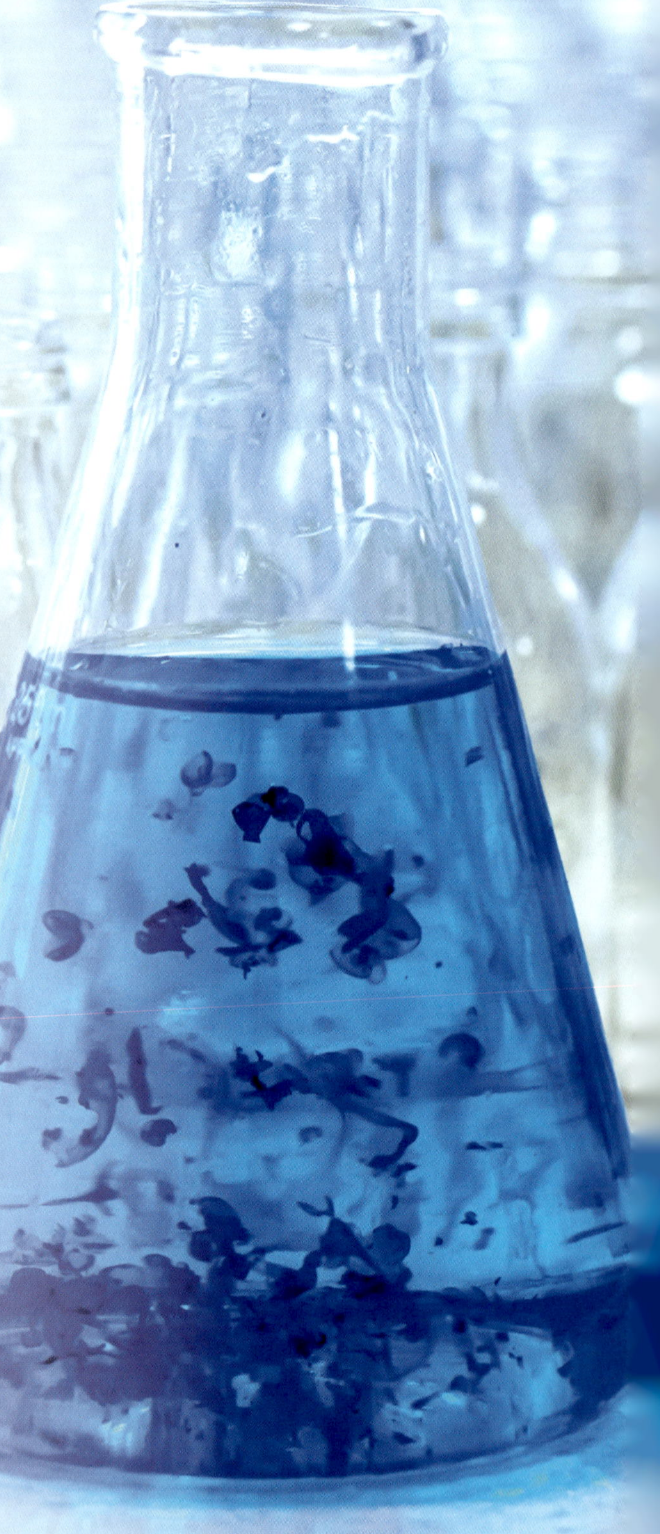

Was Chemiker in einen Erlenmeyerkolben gießen, sollte also nun in mein Trinkglas. Methylenblau bringt neben der färbenden Eigenschaft schließlich auch vielseitige medizinische Effekte mit sich. Untersuchungen weisen etwa auf Wirksamkeit gegen Malaria, chronische Schmerzen und Alzheimer hin. Meine Motivation, das Zeug zu schlucken: ein angeblich spürbarer Energieschub.

Biohacker machen blau

Mit Farbstoff hatte ich zuvor nur Wackelpudding und Weingummi verbunden. Doch ich hörte immer wieder von diesem mysteriösen Methylenblau. Hinter dem Begriff verbirgt sich ein Färbemittel, das man sowohl in der Industrie als auch in der Medizin schon seit über 100 Jahren gut kennt und nutzt. Ärzte setz(t)en es etwa zur Abgrenzung von Gewebe ein. Andererseits soll es gegen Krankheiten wie Demenz und Parkinson wirken. Damit muss ich mich hoffentlich nie befassen. Was mich viel mehr reizte, ist eine Studie von 2016, die diesem Färbemittel bereits nach einmaliger Einnahme einen positiven Effekt aufs Kurzzeitgedächtnis und aufs Erinnerungsvermögen zuschreibt. Denn Methylenblau zählt auch zu den Nootropika. Das sind Stoffe, die unsere Gehirnleistung verbessern können. Viele nennen das Hirndoping, andere verwenden den Begriff der Smart Drugs. Beispiele gefällig? Adaptogene wie Rhodiola Rosea, Aminosäuren wie Acetyl-L-Carnitin, aber auch synthetische Wirkstoffe wie Phosphatidylserin. Zu den am besten erforschten Nootropika gehört übrigens auch Koffein, obwohl strenge Experten den beliebten Wachmacher zur Gruppe der Stimulanzien zählen. Doch zurück zum blauen Farbstoff, den ich mir endlich genauer vorgeknöpft habe.

Tierische Recherche

Biohacker weltweit haben sich schon seit Jahren für den Mental-Push interessiert. Und während ich noch skeptisch war, feierten diverse Selbstoptimierer die Effekte des Mittels und ihre blauen Zungen. Richtig gelesen: Die blaue Lösung wird getrunken. Die intensive Färbung verschwindet anschließend wieder, meine Neugier verschwand allerdings nicht. Also durchsuchte ich das Web nach geeigneten Produkten. *Google* jedoch zeigte mir vor allem ein Ergebnis an: Aquariumreiniger. Kein Witz! Auch dafür kann man den Farbstoff nämlich verwenden. Zudem behandelt man mit Methylenblau die sogenannte Weißpünktchenkrankheit bei Fischen. Sollte ich diesen Selbstversuch besser doch noch mal überdenken? Doch irgendwie ließ mich das Thema nicht los. Methylenblau kann schließlich, so bestätigt mir ein Übersichtsartikel im wissenschaftlichen Magazin *Molecular Neurobiology*, die Funktion der Mitochondrien, unserer kleinen Zellkraftwerke, optimieren. Das ist also die Ursache für den sagenumwobenen Boost. Was die Autoren glücklicherweise ebenfalls betonen, sind die geringen Nebenwirkungen – beruhigend! Und so suchte ich etwas präziser nach rein medizinischen Produkten (keine Aquariumseife), die zudem nahezu frei von Schwermetallen sind. Tatsächlich fand ich in einer Online-Apotheke eine 10-Milliliter-Flasche eines österreichischen Medizintechnikherstellers. Preis: 90 Euro – teurer Spaß, aber egal, denn jetzt befand ich mich endgültig im Laborrattenmodus.

Kurzes Zögern

Als die Flasche tatsächlich vor mir stand, wurde ich dennoch etwas nervös. Ich war schließlich drauf und dran, einen hochkonzentrierten Farbstoff zu trinken, der eigentlich nicht zum Verzehr bestimmt ist – sogenannter Off-Label-Use vom Feinsten. Vorsichtshalber rief ich daher meinen Freund Dr. Moritz Tellmann an. Der Anästhesist kennt sich nicht nur im Anti-Aging-Bereich bestens aus, sondern bietet in einer Düsseldorfer Gemeinschaftspraxis auch gezielte Gesundheits- und Leistungsoptimierung an – ärztlich betreutes Biohacking quasi (www.dr-lysson.de). »Wildes Projekt«, fasste er meine Erklärung des Selbstversuchs zusammen. »Methylenblau kenne ich natürlich als Kontrastmittel und aus der Alzheimer-Forschung. Die von dir anvisierte Dosis von 0,5 Milligramm pro Kilo Körpergewicht fällt jedoch keinesfalls in den toxischen Bereich.« Das wollte ich hören. Bei meinen rund 80 Kilo kam ich also unterm Strich auf insgesamt 40 Milligramm. Zum Vergleich: In diversen Studien erhielten die Probanden ganze 4 Milligramm pro Kilo Körpergewicht. Nun musste ich mir noch Spritze und Kanüle besorgen. Anders ließ sich das blaue Zeug nämlich nicht aus der Flasche ziehen. In meinem mit Wasser gefüllten Shaker sah das Ganze aus wie Tinte. Ich schüttelte noch einmal ordentlich und schluckte es rasch runter, denn der knallblaue Drink schmeckt chemisch-bitter. So begann dieser Tag also mit einer blauen Zunge. Blieb nur die Frage, ob ich den gewünschten Turboeffekt auch wahrnehmen würde.

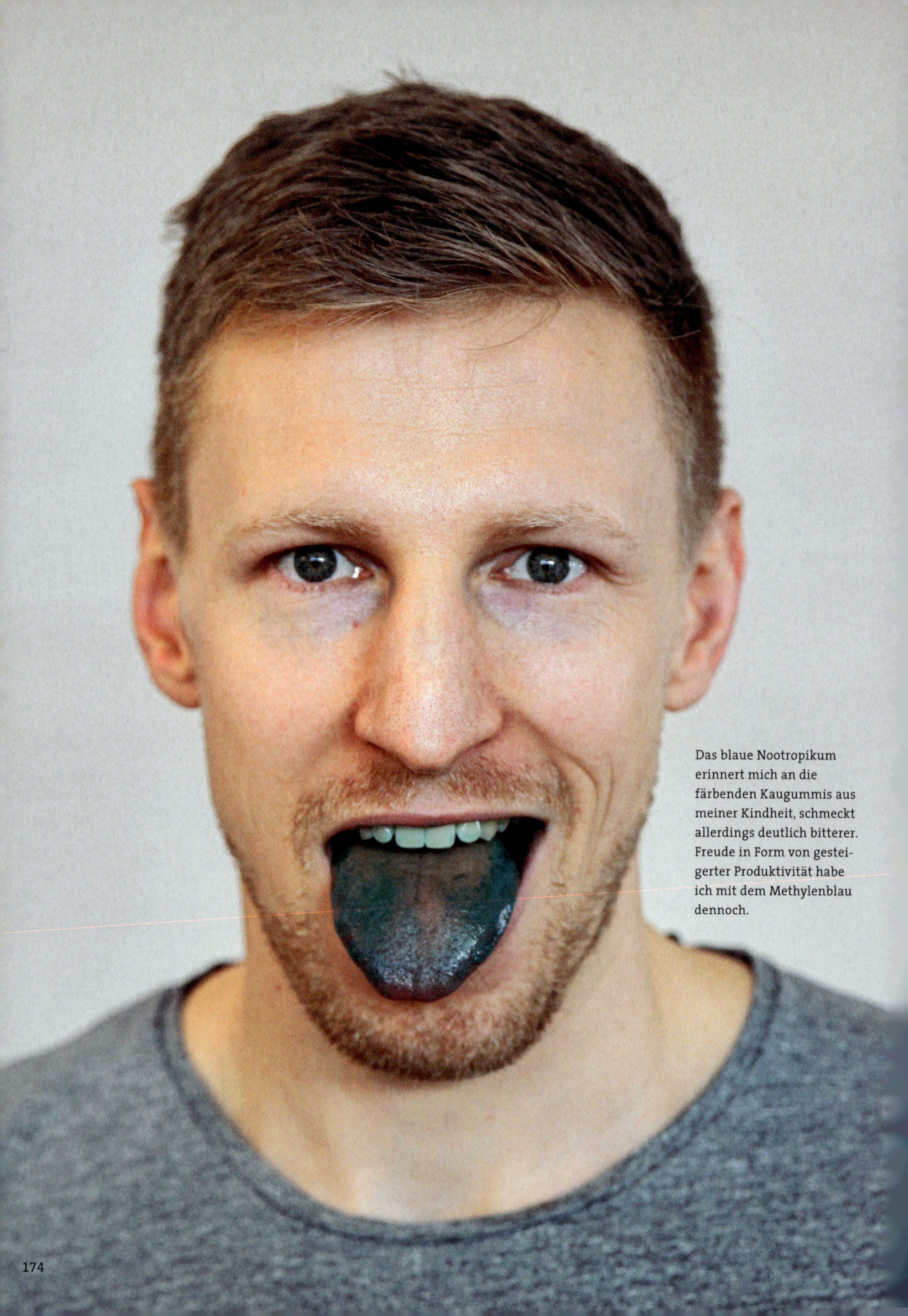

Das blaue Nootropikum erinnert mich an die färbenden Kaugummis aus meiner Kindheit, schmeckt allerdings deutlich bitterer. Freude in Form von gesteigerter Produktivität habe ich mit dem Methylenblau dennoch.

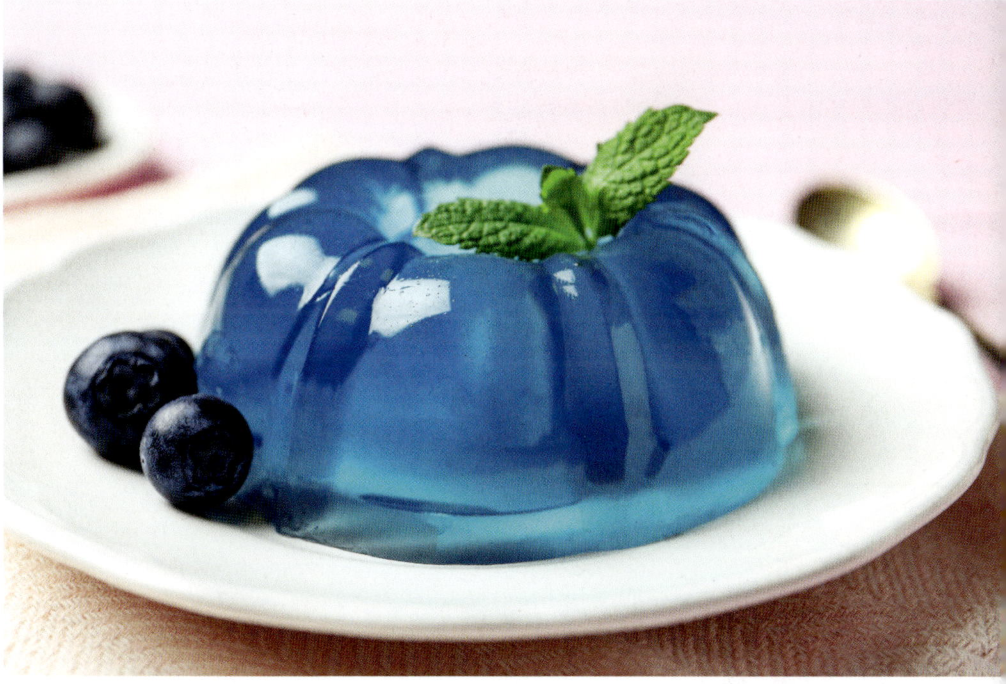

Start-up-Unternehmer und Investoren aufgepasst: Wenn ihr meine Idee klaut, Methylenblau-Wackelpudding in die Supermärkte zu bringen, dann nennt das Produkt doch bitte »Blauer Airone«. Kleiner Spaß! Kaufen würde ich dieses Functional Food dennoch.

Antreibende Energie

Fühlte ich mich fokussierter? Zumindest nicht sofort nach der Einnahme. Doch während meines Mittags-Workouts verspürte ich plötzlich einen genialen Energieschub, der mich auch noch den Rest des Tages begleitete, ebenso wie ein angenehmes Kribbeln in der Stirnregion. Voller Tatendrang machte ich meine erste Arbeitspause deutlich später als sonst, und auch nur, weil ich dringend auf Toilette musste. Mit den Gedanken noch in der Arbeit vertieft, rutschte mir dort plötzlich mein Herz in die Hose. Der Grund: Das Urinal vor mir war blau! Einige Sekunden vergingen, bis ich mich wieder beruhigte. Der maximale Fokus hatte tatsächlich dafür gesorgt, dass ich meinen Farbstoffkonsum kurzzeitig vergessen hatte – abgefahren! Am Abend meines langen und fordernden Tages war ich dann alles andere als erledigt, hätte sogar noch Power für eine produktive Nachtschicht gehabt. Die ersparte ich mir aber aus Prinzip. Auch durch den Folgetag ging ich mit erhöhtem Antrieb. Insgesamt nahm ich diesen mehr als coolen Energie-Boost stärker wahr als etwa das optimierte Gedächtnis (ohnehin schwer zu messen). Und so halte ich fest, dass der Blaumacher vielleicht kein unmittelbarer Schlaumacher ist, mich aber veritabel nach vorn gebracht hat. Als flüssige Lösung ist Methylenblau was für Freaks wie mich, die kein Problem damit haben, sich mit Spritze und Kanüle zu bewaffnen. Normalos würde ich eher die Lutschtabletten Just Blue der US-Marke Troscriptions empfehlen, wenn diese denn nach Europa liefern würden. Vielleicht gibt's ja irgendwann auch ein Produkt auf dem deutschen Markt, zum Beispiel in Form von angereichertem Wackelpudding oder Weingummi.

Natürliche Nootropika

Nicht jedes Nootropikum färbt deine Zunge blau. Und zum Glück gestalten sich andere, ebenfalls wirksame Brain-Booster in puncto Kauf und Konsum deutlich weniger abenteuerlich. Hier kommen meine 5 Favoriten, die allesamt einen natürlichen Ursprung haben. Meine Auswahl beruht auf meiner persönlichen Erfahrung im Eigengebrauch, aber auch auf dem Feedback meiner Coaching-Klienten. Dazu ließ ich einen aktuellen Übersichtsartikel aus dem *Journal of Clinical and Translational Research* mit in meine Auswahl einfließen, in dem die Wissenschaftler die kognitiven Effekte von 21 Wirkstoffen bewerteten.

1. Lion's Mane

Dieser Vitalpilz wird seinem englischen Namen optisch mehr als gerecht. Doch auch der deutsche Name – Igel-Stachelbart – passt wie die Faust aufs Auge. Studien unterstreichen, dass der Extrakt eine Steigerung der kognitive Leistungsfähigkeit bewirken kann. Ebenso weisen Untersuchungen angstmindernde, antidepressive und immunstärkende Effekte nach. Mein Fazit: spürbar besserer Fokus ohne ansteigende Nervosität – top und nicht ohne Grund mein persönlicher Lieblings-Booster.

2. Ginkgo Biloba

Die Blätter des Ginkgobaumes liefern einen effektiven Mix aus Flavonoiden, Ginkgoliden und Terpenen. Den Klassiker unter den Hirnfunktionshelfern setzen Ärzte und Therapeuten üblicherweise ein, wenn die geistige Fitness altersbedingt nachlässt. Viel zu spät, wie ich finde. Studien mit geistig gesunden Individuen zeigen signifikante Verbesserungen der Hirnfunktion, etwa in Form einer schnelleren Verarbeitungsgeschwindigkeit und besserem Erinnerungsvermögen. Aus diesen Gründen baue ich Ginkgo-Extrakt mehrmals im Jahr für 1 bis 2 Monate in mein Supplement-Arsenal ein.

3. Panax Ginseng

Die am besten erforschte Sorte der Gingseng-Gewächse wächst ursprünglich vor allem in den koreanischen und chinesischen Bergen und Wäldern. Ihr Hauptwirkstoff, die sogenannten Ginsenoside, hat ebenfalls eine lange Tradition als natürliches Nootropikum. Untersuchungen zu Folge kann der Extrakt die subjektiv empfundene Lebensqualität erhöhen. Allein das finde ich schon bemerkenswert. Dazu kommt ein nachgewiesenes Potenzial für ein kognitives Plus in Form von geringerer Fehleranfälligkeit, höherer Aufmerksamkeit und höherem Erinnerungsvermögen. Yeah!

4. Rhodiola Rosea

Der Rosenwurz (seine ätherischen Öle riechen tatsächlich rosig) ist eine weitere traditionell eingesetzte Heilpflanze aus der russischen, chinesischen und indisch-ayurvedischen Medizin. Als sogenanntes Adaptogen kann er uns bei der Anpassung an Stress- und Belastungszustände unterstützen. Forscher konnten zudem einen Effekt gegen Erschöpfung und Stimmungsschwankungen nachweisen. Interessante Studie aus Brain-Booster-Gesichtspunkten: Chronisch gestressten Frauen half Rhodiola, aufmerksamer zu sein und kognitiv nicht nur schneller, sondern auch genauer zu performen. Anti-Stress-Effekt plus Hirnhilfe – zwei Fliegen mit einer Rosenwurz-Klappe.

5. Bacopa Monnieri

Aussagekräftige Studien bestätigen der auch als Brahmi bekannten Pflanze einen Boost im Bezug auf Aufmerksamkeit, Fokus, Erinnerungsvermögen, logisches Denken und Sprachverständnis. Auch die Verarbeitung von visuellen Information kann mithilfe von Bacopa Monnieri besser funktionieren. Was genau hinter dieser kraftvolle Pflanze steckt? Ein im deutschen Sprachraum als kleines Fettblatt bekanntes Gewächs, das man in der traditionellen chinesischen Medizin (TCM) und im indischen Ayurveda schon seit Hunderten von Jahren erfolgreich nutzt. Zu den vielfältigen Wirkstoffen gehören unter anderem diverse Flavonoide, Saponine und Terpene. Mein absoluter Geheimtipp!

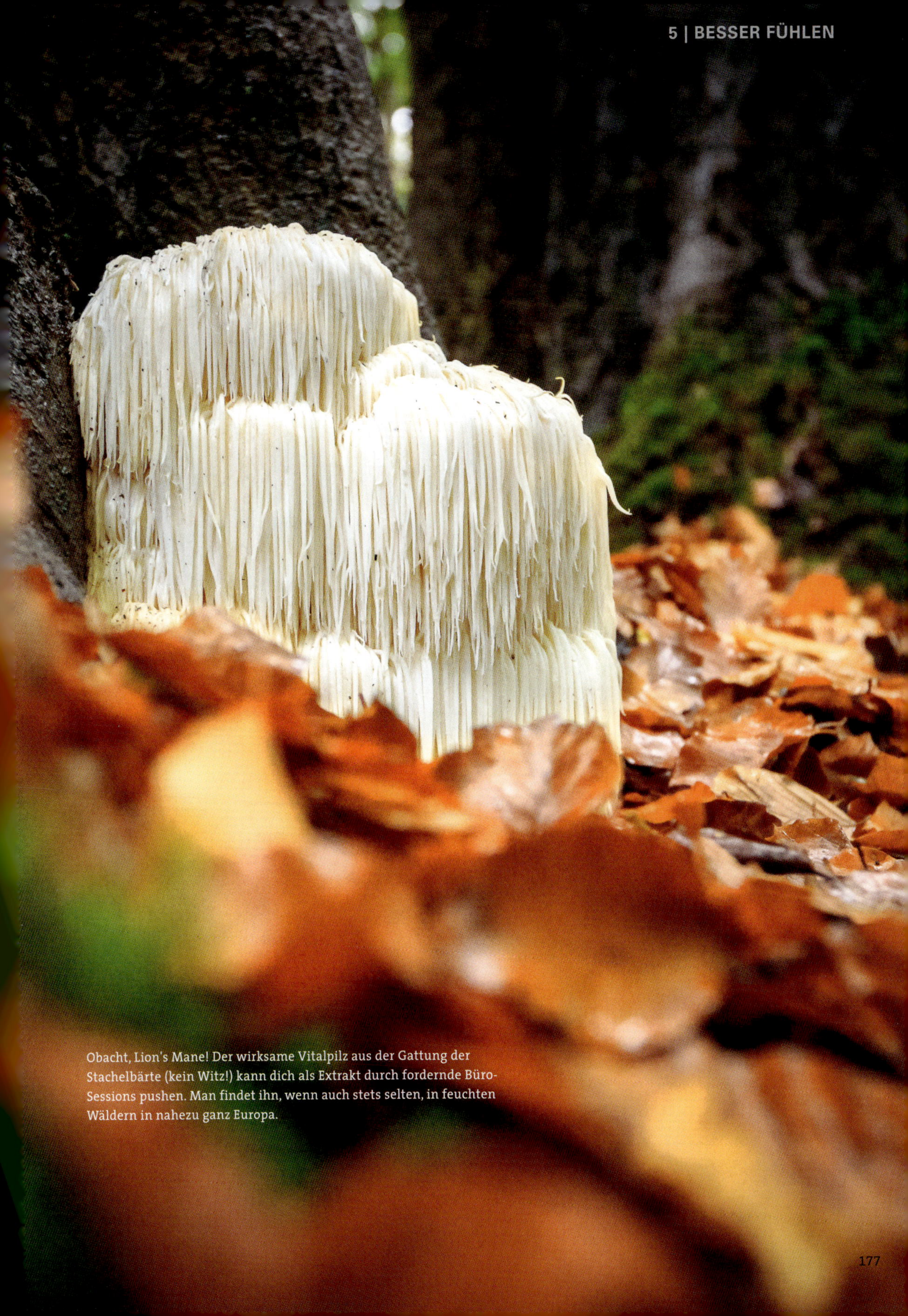

Obacht, Lion's Mane! Der wirksame Vitalpilz aus der Gattung der Stachelbärte (kein Witz!) kann dich als Extrakt durch fordernde Büro-Sessions pushen. Man findet ihn, wenn auch stets selten, in feuchten Wäldern in nahezu ganz Europa.

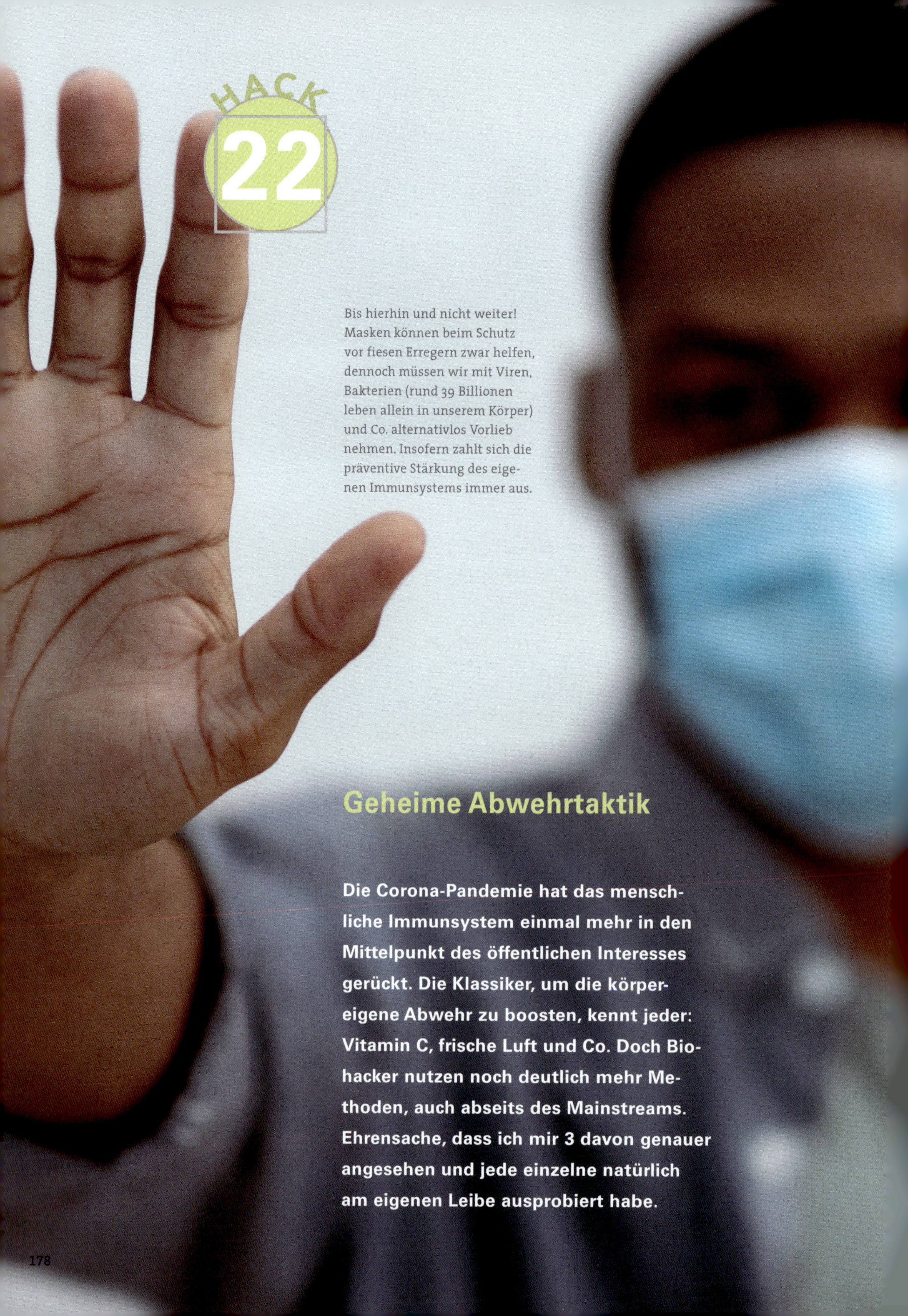

HACK 22

Bis hierhin und nicht weiter! Masken können beim Schutz vor fiesen Erregern zwar helfen, dennoch müssen wir mit Viren, Bakterien (rund 39 Billionen leben allein in unserem Körper) und Co. alternativlos Vorlieb nehmen. Insofern zahlt sich die präventive Stärkung des eigenen Immunsystems immer aus.

Geheime Abwehrtaktik

Die Corona-Pandemie hat das menschliche Immunsystem einmal mehr in den Mittelpunkt des öffentlichen Interesses gerückt. Die Klassiker, um die körpereigene Abwehr zu boosten, kennt jeder: Vitamin C, frische Luft und Co. Doch Biohacker nutzen noch deutlich mehr Methoden, auch abseits des Mainstreams. Ehrensache, dass ich mir 3 davon genauer angesehen und jede einzelne natürlich am eigenen Leibe ausprobiert habe.

Vorsicht, bissige Verteidigung!

Alligatoren sind Menschen weit überlegen. Okay, vielleicht trifft das nicht auf den Faktor Intelligenz zu. Doch was direkte Duelle um Leben und Tod angeht, leuchtet das wohl jedem ein. Die Reptilien sind uns aber auch im Bezug auf ihr Immunsystem überlegen. Zum einen haben sie von Haus aus eine bombenstarke Abwehr. Zum anderen würden sie nie auf die Idee kommen, ihr Immunsystem wissentlich zu schwächen. Menschen dagegen schon, etwa durch Alkohol, Fast Food oder Dauerstress. Wer einen gesunden Biohacker-Lifestyle zelebriert, ist also schon mal grundsätzlich auf der sicheren Seite. In diesem Buch habe ich dir zudem schon diverse Wege aufgezeigt, die dein Immunsystem gezielt boosten – von Kälte- über Wärmetherapie bis hin zu bewussten Bädern im Wald. In diesem finalen Hack soll es nun um 3 spezielle Strategien gehen, von denen du höchstwahrscheinlich noch nie gehört hast. Also Vorsicht – top secret!

Dufte Öle

Schon mal vom Vier-Räuber-Öl gehört? Diese Zusammenstellung ätherischer Öle soll uns vor Bakterien, Viren und Co. schützen. Der Legende nach haben vier Diebe im 18. Jahrhundert den Mix mit Erfolg verwendet, um sich auf ihren Raubzügen vor der Pest zu schützen. Du fragst dich jetzt wahrscheinlich, welche magischen Ingredienzien nun im Einzelnen enthalten sind. Na, diese hier:

a) **Eukalyptus** Das aus den Blättern und Zweigen des Myrtengewächses gewonnene ätherische Öl gehört in vielen mediterranen Ländern sowie in Australien zur traditionellen Kräuterkunde. Ein 2020 veröffentlichter Übersichtsartikel im wissenschaftlichen *Journal Antioxidants* bescheinigt dem Eukalyptusöl eine starke antioxidative, antimikrobielle und antibakterielle Wirkung. Die im Artikel zitierten Studien unterstreichen sogar einen antiviralen Effekt, etwa gegen das Herpes- und das Influenzavirus.

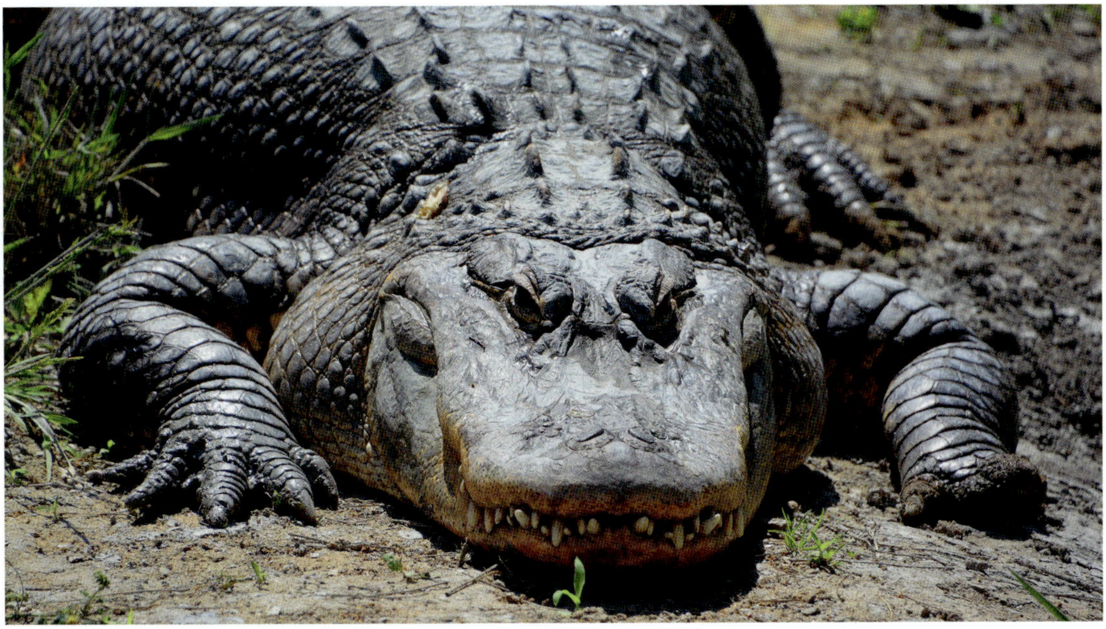

Der Bursche hat gut lachen. Alligatoren sind in ihrem bakteriengesäumten Lebensräumen auf ein starkes Immunsystem angewiesen, um schlichtweg zu überleben. Forscher fanden beispielsweise heraus, dass ihre Darmflora antikarzinogene Eigenschaften aufweist.

b) Nelke

Laut des zuvor genannten Artikels gehört die vor allem in Asien und Afrika eingesetzte Heilpflanze zu den effektivsten, wenn es um antimikrobielle und antioxidative Wirkung geht. Nelken weisen zudem antiallergische und antikarzinogene Eigenschaften auf. Einen entscheidenden Anteil an diesen Effekten hat das enthaltene Eugenol, das sogar E.-coli-Bakterien attackiert.

c) Rosmarin

Passt herrlich zu Kartoffeln, oder? Doch neben dem Lecker-Faktor bietet das ätherische Öl der mediterranen Pflanze diverse medizinische Vorzüge. Eine aktuelle Übersichtsarbeit, die im *Biomolecules-Journal* erschien, hebt erstens hervor, dass Rosmarin das einzige kommerziell verfügbare Gewürz ist, dass man zugleich auch als Antioxidans einsetzen kann und zweitens, so die Autoren, wirkt das Extrakt antibakteriell und antimykotisch (gegen durch Pilze verursachte Krankheiten).

d) Zitrone

Auch das ätherische Öl der Zitrone hat sich nicht ohne Berechtigung in diese erlesene Reihe geschmuggelt. Eric Zielinski hebt in seinem äußerst lesenswerten Buch *The Healing Power of Essential Oils* hervor, dass das sogenannte D-Limonen für einen Großteil der bioaktiven Eigenschaften verantwortlich ist. Welche das sind? Nachgewiesenermaßen antimikrobielle, antientzündliche und antioxidative.

e) Zimt

Was Nelken können, kann Zimtöl schon lange. Darin, genauer gesagt im aus den Zimtblättern gewonnenen Öl, befindet sich nämlich ebenfalls reichlich Eugenol. Doch auch das Öl der Rinde wirkt antientzündlich. So blickt auch dieser edle Tropfen auf eine lange Historie im Kampf gegen Infektionen zurück. Der *Antioxidans*-Artikel schreibt dem Zimtöl sogar ein hohes Aktivitätslevel in der Bekämpfung von Influenzaviren zu.

Der richtige Riecher?

Nach dieser Recherche schien es also nur konsequent, dass ich mir die sagenhafte Räuberformel auch besorgte. Erste Erkenntnis im Praxistest: Die zimtige Note dominierte den Duft, der aus meinem Diffuser strömte. Zweite Erkenntnis: Ich bin in der 4-wöchigen Testphase nicht ansatzweise krank geworden, was selbstverständlich unterschiedlichste Gründe haben kann. Schaden richtet die Ölmischung, die sich seitdem weiterhin regelmäßig in meinem Wohnzimmer ausbreitet, definitiv nicht an. Nicht ohne Grund gelten ätherische Öle als sichere Alternativen zu Medikamenten. So setzt man beispielsweise beruhigendes Lavendelöl in Kreißsälen ein. Natürlich ist es eine Art externer Schutz, wenn die in die Luft gewirbelten ätherischen Öle ungewünschte Aerosole vernichten. Doch Untersuchungen deuten bei oraler Einnahme (bei ätherischen Ölen nie pur!) auch auf eine präventive Unterstützung des eigenen Immunsystems hin. Und ob die filmreife Geschichte hinter dem Vier-Räuber-Öl nun stimmt oder nicht, meine Wohnung duftet seit dieser Entdeckung des Öfteren recht weihnachtlich – sogar im Sommer.

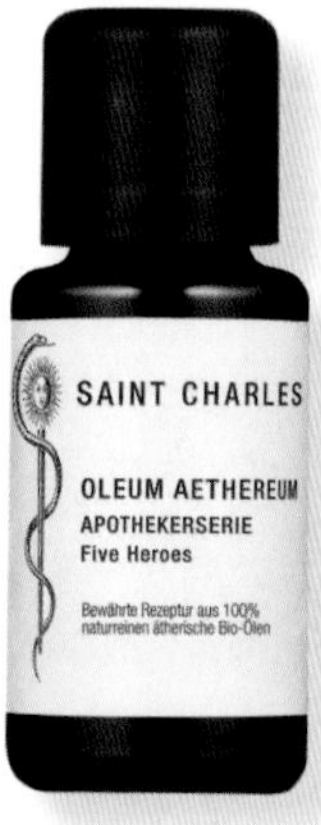

Diebisch durchdachte Mischung: Die spezielle Zusammensetzung des Vier-Räuber-Öls (aus 5 ätherischen Ölen) schützte angeblich schon zu Zeiten der Pest vor Ansteckung. Five Heroes von Saint Charles, um 25 Euro.

Stärkende Backwaren

Was haben denn bitte Brot und Brötchen mit unseren Abwehrkräften zu tun? Die Antwort: Eine ganze Menge, denn 70 Prozent unseres Immunsystems befindet sich in unserem Darm. »Ist das Darmimmunsystem intakt, kann es möglichen Krankheitserreger die Stirn bieten. Eine gestörte Integrität in Form einer erhöhten Permeabilität der Darmwand hingegen steigert die Gefahr von Infektionen«, erklärt Dr. Jens Freese, Sport- und Ernährungsimmunologe aus Köln (www.dr-freese.com). Was konkret für diese Durchlässigkeit der Darmwand sorgt? Allergenreiche Ernährung, etwa in Form von glutenreichen Speisen in nahezu jeder Mahlzeit. Kommt dir bekannt vor? Mir auch, denn auch ich bin mit einem täglichen Abendbrot und einem vermeintlich gesunden Müsli zum Frühstück aufgewachsen. Lagen mittags dann noch Nudeln auf dem Teller, war der Getreidegehalt in jedem Essen gesichert – zu Ungunsten des Immunsystems. Doch gerade weil viele von uns mit diesen Ernährungsgewohnheiten aufgewachsen sind (Brot war historisch das erste Fast Food), fällt es uns oft schwer, auf dieses scheinbare Comfort Food komplett zu verzichten. Die gute Nachricht: Es gibt auch hier einen Hack, und zwar in Form von getreidefreie Backwaren. Kokos-, Mandelmehl und Co. kommen schließlich nicht nur glutenfrei daher, sondern sind auch deutlich ballaststoffreicher als beispielsweise das prominente Weizenmehl. Fachmann Freese: »Ballaststoffe produzieren in Zusammenarbeit mit den Bakterien in unserem Dickdarm kurzkettige Fettsäuren, etwa Propionat und Butyrat. Diese können dort vorherrschende Entzündungen abschalten und die Funktion der Darmwand optimieren.« Tobe dich also gern in der Welt der getreidefreien Mehlsorten aus. Allerdings kann ich dir nur empfehlen, dich an bewährten Rezepten zu orientieren, da die Textur und Backfähigkeit sich im Vergleich zu Mehl aus Getreidesorten deutlich unterscheiden. Noch einfacher: Freese hat zusammen mit Food Coach Stephanie Bock spezielle Backmischungen mit alternativen Mehlsorten entwickelt, die voll auf maximale Darmgesundheit ausgerichtet sind (siehe unten). Mein Geschmacksfazit: mehr als lecker, besonders ofenwarm. Zugleich solltest du natürlich nicht vergessen, täglich reichlich Gemüse und Obst (möglichst bio!) einzubauen. Mit dieser Kombi futterst du dein Immunsystem zu maximaler Stärke.

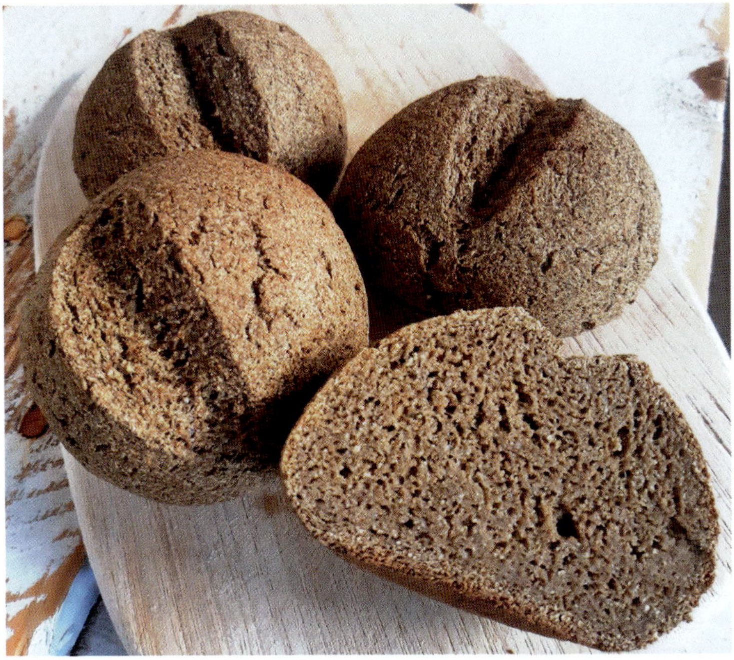

Schmackhaft – auch für deine Darmgesundheit. Diese getreide- und glutenfreie Backmischung für mundende Bio-Brötchen stärkt die Abwehrkräfte zudem durch reichlich Ballaststoffe. Dr. Freese Immunfitness Bio-Brötchen von Ranger Power, um 10 Euro (ergibt 5 Brötchen).

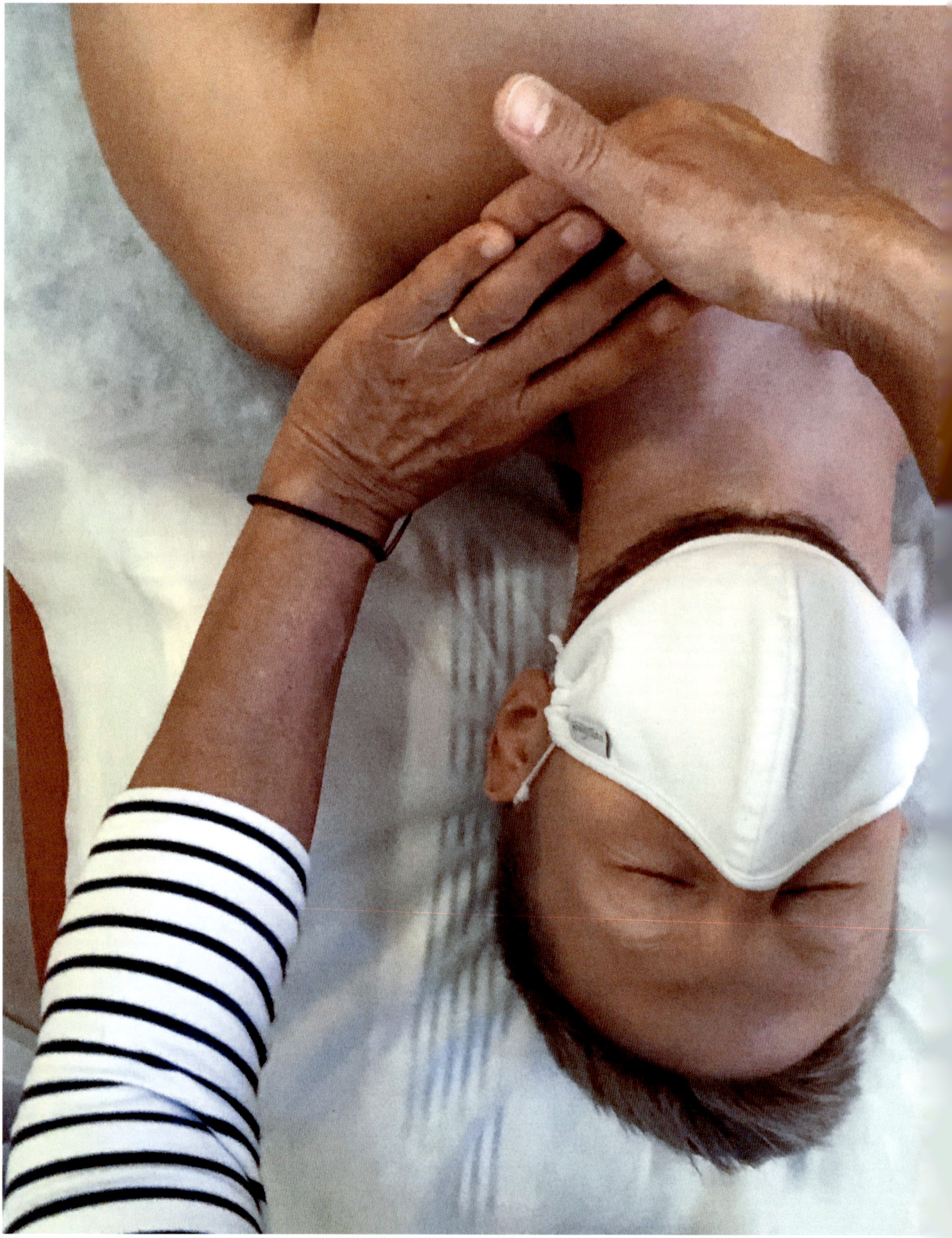

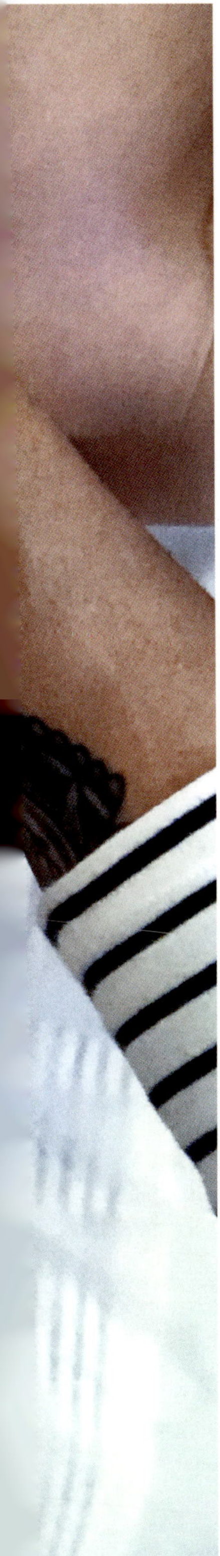

Sanfte Griffe

Das Lymphsystem ist ein extrem wichtiger Bestandteil unserer Immunabwehr, so viel steht fest. Lymphgefäße transportieren die Lymphflüssigkeit mitsamt den abwehrenden Lymphozyten durch den gesamten Körper. Weshalb ich das alles erkläre? Um damit deutlich zu machen, dass eine Anwendung, die unser Lymphsystem unterstützt, die körpereigene Abwehr ebenfalls stärken kann. Genau dort setzt die Bowtech-Methode an. Diese beruht auf fest definierten und bewusst behutsamen Griffen an unterschiedlichen Punkten des Körpers und soll den Lymphfluss fördern. Auch das probierte ich aus. Das Ganze fühlte sich an, als würde die Therapeutin mit meinen Faszien leise Gitarre spielen. Nach jeder der 1-stündigen Sessions war ich spürbar entspannt. Nebenbei löste sich dadurch sogar eine hartnäckige Nackenverspannung. Obwohl die Wirkungsweise (noch) nicht vollständig erforscht ist, ziehe ich auch hier ein positives Fazit.

Die Bowtech-Methode fußt auf speziellen Griffen – es fühlt sich an, als spiele die Therapeutin mit meinen Faszien Gitarre.

Von der Abwehr in den Angriff

Klar, die Effekte dieser Methoden habe ich keinesfalls genau gemessen, geschweige denn wissenschaftlich. Doch auf dem Weg zu einem alligatorstarken Immunsystem bin ich mir sicher, dass mein Abwehrarsenal jetzt um 3 Waffen reicher ist. Dein persönliches Biohacking-Arsenal ist nun sogar um 22 Strategien reicher, denn das war der finale Hack dieses Buches. Insofern darfst und solltest du spätestens jetzt zur Umsetzung übergehen. Nicht nur dein Immunsystem wird davon profitieren. Du kannst dein gesamtes Leben, und das meine ich ohne Übertreibung, ab der nächsten Sekunde voll auf optimale Gesundheit und Leistungsfähigkeit trimmen. Wenn sich eine Reise lohnt, dann diese. Also, starte jetzt!

Heilpraktikerin Gabriela du Mesnil (www.naturheilpraxis-dumesnil.de) stimuliert auf die sanfte Art mein Lymphsystem. Gelangen die darin transportierten Lymphozyten leicht von A nach B, profitiert unsere gesamte Infektabwehr.

Und Tschüs?

Hoffentlich eher auf Wiedersehen! Denn nach dieser Weltreise durch exotische, aber auch naheliegende Biohacking-Gebiete habe ich dich hoffentlich motiviert, dich für längere Zeit an einem dieser herrlichen Selbstoptimierungsorte aufzuhalten. Mein Tipp: Mach's tatsächlich wie ein Reisender. Lass dich von deiner Neugierde treiben, aber verliere dabei nie aus den Augen, wo du am Ende des Tages genau hin möchtest. Zielgerichtetes Handeln verhindert, dass du dich im wuseligen Treiben inmitten von Experten, Wissenschaft, Medien und Industrie verirrst. Solltest du doch mal vom Weg abkommen oder an einer Frage ankommen, die nur ein erfahrener Reiseführer beantworten kann, melde dich bei mir. Ernsthaft – ich freue mich, von dir zu hören (am besten per Mail an coach@nico-airone.de oder über @nico.airone auf Instagram). Gleiches gilt für Feedback zu diesem Buch, denn sowohl als Biohacking-Coach als auch als Autor versuche ich mich stetig weiterzuentwickeln. Stillstand hingegen, so viel sollte nach der Lektüre der letzten knapp 200 Seiten feststehen, lässt sich meist mit Rückschritt gleichsetzen.

Nicht dein letzter Kickstart

Anders als bei vielen anderen Lektüren beginnt dein Biohacking-Abenteuer jetzt erst richtig. Vertraue mir! Wenn du erst mal die Effekte der ersten Hacks spürst, willst du mehr – ein Lifestyle mit Suchtfaktor im positivsten Sinne. Auch mein schier endloser Trip durch die abwechslungsreichen Sphären der Selbstoptimierung hat gerade erst begonnen. Meine Rubrik in der *Men's Health* wird weiterhin von Monat zu Monat mit neuen Selbstversuchen gespeist. Konkret habe ich hierzu eine Themenliste in den Notizen auf meinem Handy, die länger ist als Shaq. Spaß beiseite, Biohacking ist mein Leben, und schon jetzt turnt mein 2-jähriger Sohn den Bewegungsteil meiner Morgenroutine mit. Auch wenn er die konkreten Übungen leicht abwandelt, führt er sie mit einem Dauerlächeln durch. Und genau das soll mein abschließender Tipp für deine Zukunft als Selbstoptimierer sein, auch wenn ich mich damit wiederhole: Vergiss bei aller Konzentration auf Wirksamkeit und Effizienz beim Biohacken nie den Spaßfaktor. Schließlich hat jede Lebenszeit irgendwann ein Ende. Doch bis dahin: Lass uns optimieren, was das Zeug hält!

Spread the word!

Der letzte Satz wäre ein schöner Schluss gewesen, oder? Finde ich auch. Dennoch möchte ich dich gern noch zu einer praktischen und vor allem hilfreichen Tat motivieren: Erzähl deiner Partnerin, deinem Partner oder deinem nächsten Date, deinen Kumpels, deinen Arbeitskollegen und deinen Eltern von diesem kraftvollen Ansatz namens Biohacking. Noch besser: Mixe deinem Schatz einen Bulletproof Coffee (mache ich übrigens auch jeden Morgen), setze deinem Vater eine Blaulichtfilterbrille auf und geh mit deinem besten Freund in die Infrarotsauna. Poste deine Selbstoptimierungsmomente mit dem Hashtag #BiohackingBuch und lass uns gemeinsam feiern, dass du dich ein Level weiter nach oben pushst. Mit diesen Aktionen können wir die schon wachsende Bewegung noch größer machen, um dadurch so vielen Menschen wie möglich aufzuzeigen, dass sie ihre Gesundheit und Leistungsfähigkeit selbst in der Hand haben. Schließlich sind wir, und da schließe ich auch dich nun ausdrücklich mit ein, echte Macher.

Dein Nico Airone

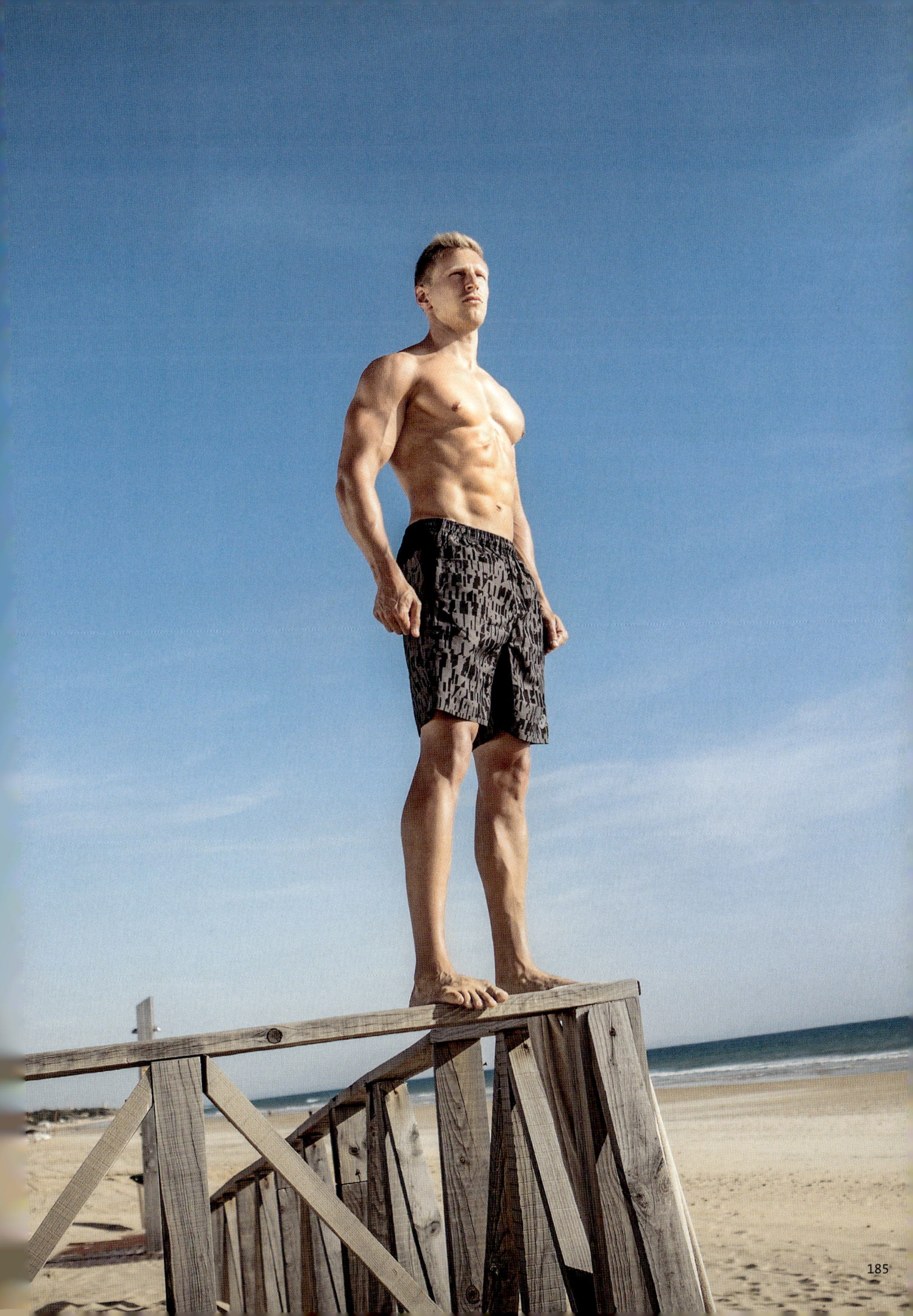

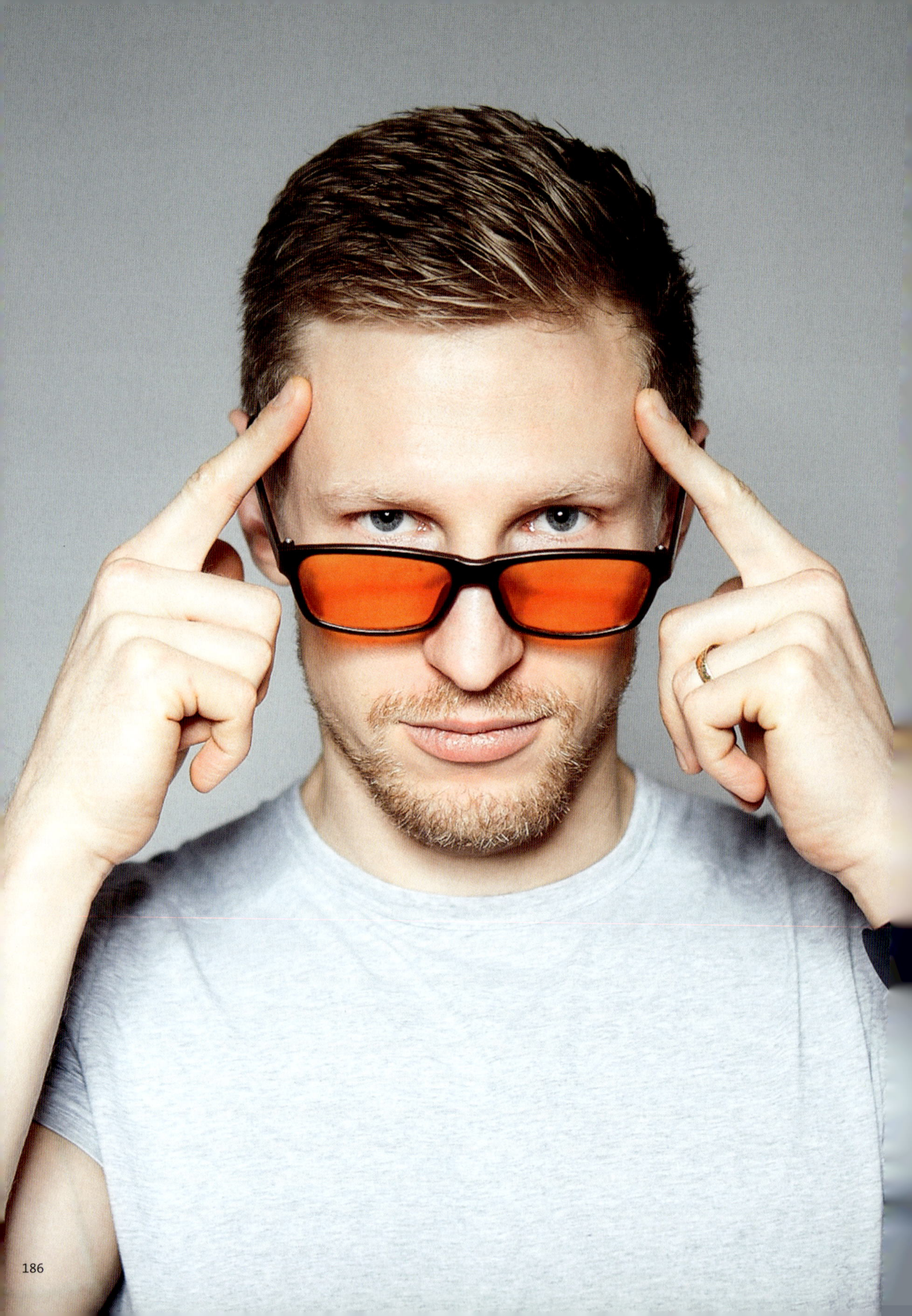

Nico Airone lebt Biohacking.

Und das nicht erst seit gestern. Der Hamburger blickt auf fast ein Jahrzehnt an Selbstoptimierungserfahrung zurück. Heute coacht der 36-Jährige täglich viele Männer und Frauen zu mehr Gesundheit und Leistungsfähigkeit. Zudem arbeitet Airone als Head of Training und Nutrition bei *Men's Health*. Die Redaktion des Männermagazins war auch der Ort, wo seine Karriere als Selbstoptimierer 2012 ernsthaft an Fahrt aufnahm.

Zuvor hatte der studierte Diplom-Amerikanist eigentlich andere Pläne. Nach seiner Diplomarbeit über Superhelden-Comics und mehreren Semestern an der San Diego State University stellte sich der geborene Lübecker seine Zukunft in Kalifornien vor. Doch vorher wollte er noch ein Praktikum bei seinem Lieblingsmagazin absolvieren. Und so landete Airone an dem Ort, wo man Selbstoptimierung großschrieb, noch bevor der Begriff an Bedeutung gewann.

Parallel zu seinem Start als Autor lernte der Quereinsteiger seine heutige Ehefrau Jana kennen, woraufhin er sich fest in Hamburg verankerte. Weiterentwicklung bestimmte die folgenden Jahre – zum Sportredakteur, aber auch zu einem sportlicheren Erscheinungsbild. Mit 68 Kilo auf 1,85 Meter erschien das Nordlicht einen Großteil seines bisherigen Lebens nämlich alles andere als athletisch. Zielgerichtet futterte und trainierte sich Airone zu unterm Strich 10 Kilo mehr Muskelmasse, die ihn nicht nur sportlich agiler machten, sondern auch sein Energielevel im Alltag erhöhten. Bei seiner eigenen Transformation entdeckte Airone allerdings, dass ihn nicht nur Training und Ernährung ans Ziel führten. In diesem Zuge rückten erstmals auch andere Erfolgsfaktoren wie Schlaf und Stressbekämpfung in sein Blickfeld.

Viele Selbstversuchen folgten, zudem nutzte Sportredakteur Airone die einmalige Chance, die Erfolgsgeheimnisse der weltbesten Athleten und Coaches zu jagen und zu sammeln. Auf Jamaika quetschte er Usain Bolt nach seinem Tempogeheimnis aus. Auf der Hantelbank duellierte er sich mit dem isländischen Kraftberg Hafthor Björnsson, wenn auch chancenlos. In unzähligen Interviews fragte er Weltmeister wie Thomas Müller und Olympiasieger wie Fabian Hambüchen nach ihren effektivsten Strategien. Parallel lief er einen Halbmarathon-Hindernislauf ohne Vorbereitung, biss in Insekten-Burger und steckte Schläge eines Profiboxers ein. Was für eine Zeit!

So erfüllend diese Arbeit auch war, zog es Airone mehr und mehr ins praktische Coaching. Dort konnte er die gelernten Methoden, die er sich parallel aus etlichen Weiterbildungen zog, direkt anwenden. Das Spektrum: von Meditations-Workshops über Regenerationsseminare bis hin zur Hormonoptimierung. Mit seinem daraus entwickelten Transformationsprogramm verhalf Airone 2 Jahre lang Hunderten Männern zu weniger Körperfett, mehr Muskelmasse und mehr Energie. Parallel sah er im Personal Training vor Ort, wie entscheidend auch die sogenannten versteckten Variablen wirkten. Wie im Rausch beschäftigte er sich mit der ganzheitlichen Rundumoptimierung, sodass Anfang 2018 kein klassischer Fitnesstrainer das *Men's-Health*-Cover zierte, sondern ein leidenschaftlich biohackender. Seitdem schrieb Airone über die smartesten Regenerations- und Anti-Stress-Maßnahmen – von der Kryo-Sauna bis zu Digital Detox. Anfang 2020 rief er schließlich die beliebte Biohacking-Rubrik ins Leben – der Ausgangspunkt für dieses Buch. Ein halbes Jahr zuvor hatte er jedoch den schönsten Moment seines Lebens gefeiert: die Geburt seines Sohnes Milo. Heute beginnen die beiden jeden Morgen gemeinsam mit einer aktivierenden Bewegungsroutine – auch nach kurzen Nächten.

Finaler Hack: Dankbar sein

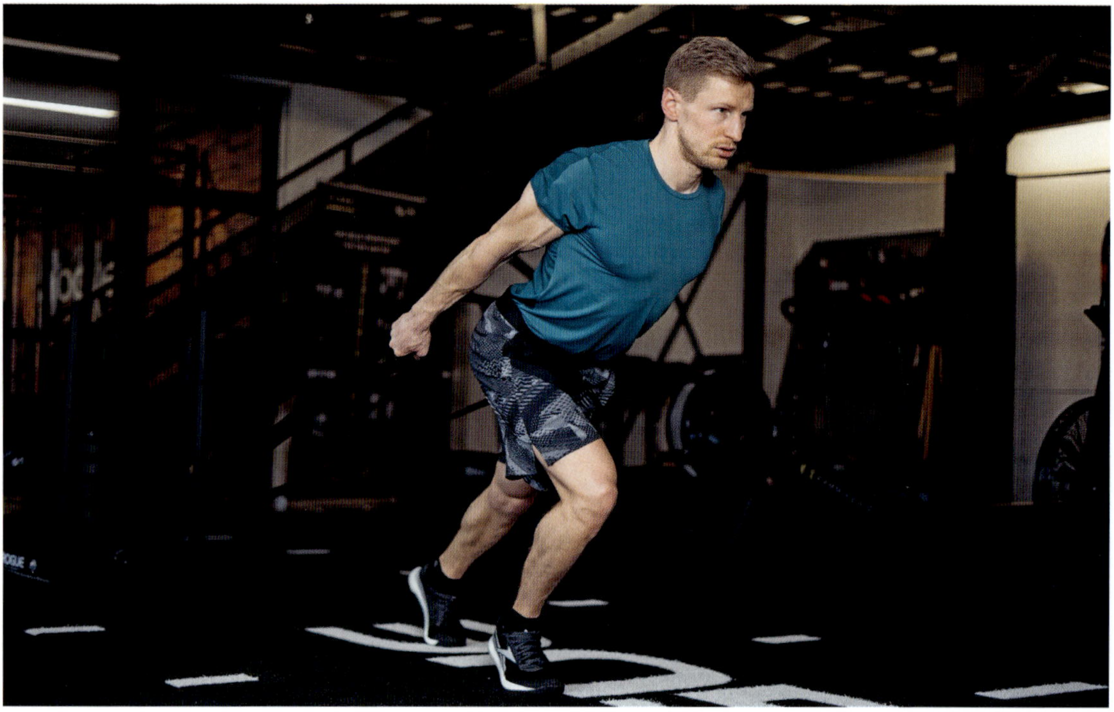

Bevor ich weiterziehe: Das Geniale am mentalen Biohack der Dankbarkeit ist, dass beide Seiten davon profitieren – der Empfänger wie der Sender. Warum und zu welcher Tageszeit sich eine Dankbarkeitsroutine besonders lohnt, weißt du nun (siehe etwa auf Seite 23). Hier starte ich nun meine ganz persönliche Session, indem ich den Menschen von ganzem Herzen danke, ohne die dieses Buch niemals entstanden wäre. Dazu zählen …

… Milo – für jede Minute mit dir,

… Jana – für deine Liebe und Kraft,

… Niko Schmidt – für ein großartiges Lektorat,

… Kornelia Erlewein – für ein exzellentes Layout,

… Florian Raz – für ein prächtiges Cover,

… und Arndt Ziegler – für eine mächtige Idee.

Zudem danke ich den Experten, von deren breitem Wissen und langjähriger Praxis die knapp 200 Seiten massiv profitieren. Dazu zählen Dr. Niels Schulz-Ruhtenberg, Prof. Günther Amann-Jennson, Dr. Simon Gavanda, Johannes Kettelhodt, Moritz Klatten, Dr. Moritz Tellmann, Dr. Jens Freese und Gabriela du Mesnil.

Auch den hervorragenden Fotografen Phillip Gätz, Jozef Kubica, Karen Fuchs, Benjamin Vogel, Tyll Hauptmann, Christine Liebold, Robert Grischek und Leon Tröster spreche ich meinen Dank aus.

Obwohl es abgedroschen klingen mag: Meine Eltern Monika und Kurt möchte ich keineswegs unerwähnt lassen. Danke für jeden Hack, den ihr mir mitgegeben habt! Und nicht zuletzt ein Dankeschön an Martin Werner für eine bärenstarke Freundschaft.

Jetzt aber zu dir, lieber Leser! Danke, dass du dich mit mir auf diese mehr als lohnenswerte Reise zur Selbstoptimierung begeben hast. Jetzt geht dein unendlich spannendes Abenteuer erst richtig los.

Register

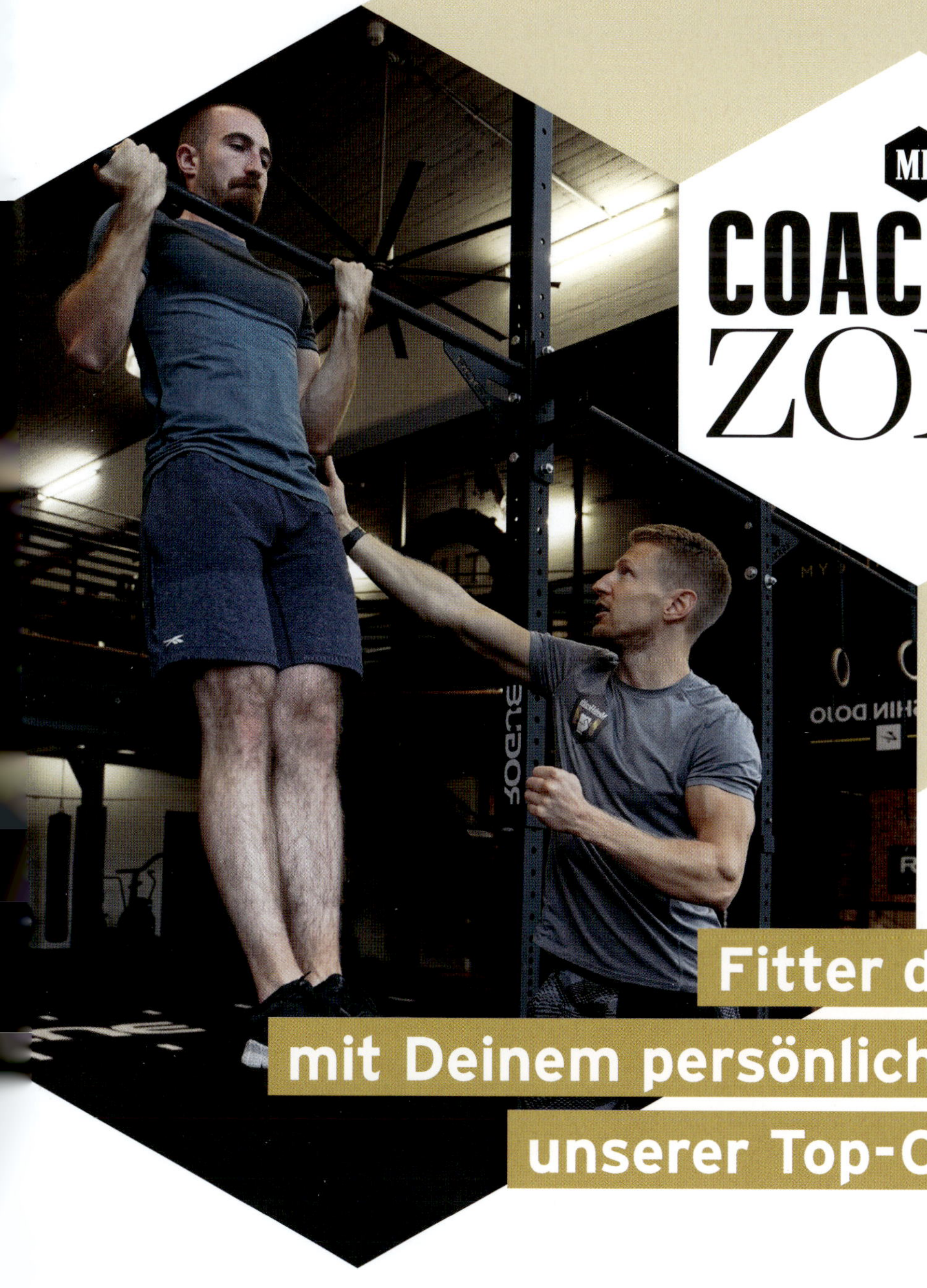

Smart, easy & effektiv trainieren

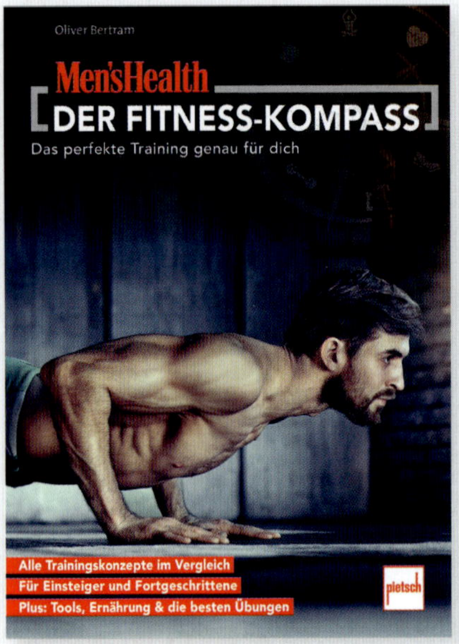

Auch wer regelmäßig trainiert und Sport treibt, kennt das: der Trainingserfolg stellt sich nicht ein, oder das Training macht plötzlich keinen Spaß mehr. Damit stellen sich Fragen wie: Passt mein Training zu mir und meinen Fitness-Zielen? Trainiere ich richtig? Welche Übungen bringen mich am besten voran? Sollte ich zu Hause, draußen oder doch im Studio trainieren? Habe ich die passenden Tools und wie sieht die richtige Ernährung aus? Der Fitness-Kompass gibt Antworten auf all diese Fragen und liefert damit sowohl Fitness-Einsteigern als auch Fortgeschrittenen Orientierung im »Fitnessdschungel«. Ein gelungener Auftakt einer neuen Reihe in Kooperation mit MEN´S HEALTH!

256 Seiten, 180 Abbildungen,
Format 170 × 240 mm
ISBN 978-3-613-50918-4
€ 19,95 / € (A) 20,60

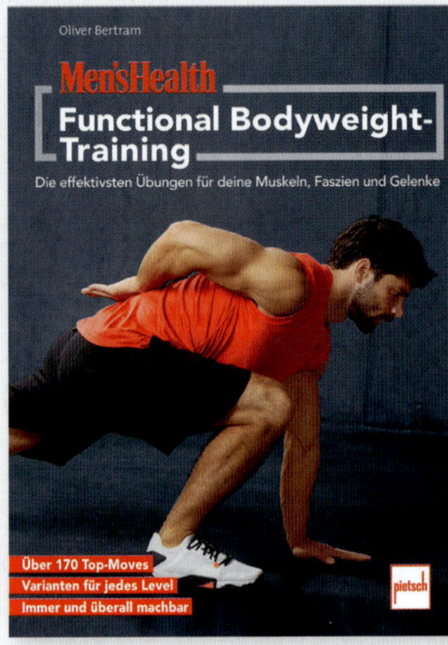

MEN´S HEALTH gibt Fitnessinteressierten mit diesem Band einen umfassenden Trainingsansatz mit über 150 Top-Moves für Muskeln, Faszien und Gelenke an die Hand - für jedes Fitnesslevel, mit oder ohne Tools, immer und überall machbar. Das Buch zeigt eine moderne Kombination aus Bodyweight, Functional Training und Faszientraining und bietet damit einen ganzheitlichen Ansatz für Rund-um-Athletik und Gesundheit. Die Aufteilung der Übungen deckt jede mögliche Bewegung des Körpers ab. Dabei werden nicht nur die einzelnen Grundübungen vorgestellt, sondern auch Varianten mit unterschiedlicher Intensität.

208 Seiten, 380 Abbildungen,
Format 170 × 240 mm
ISBN 978-3-613-50917-7
€ 19,95 / € (A) 20,60

Stand Dezember 2021
Änderungen in Preis und Lieferfähigkeit vorbehalten.

Überall, wo es Bücher gibt, oder unter
WWW.MOTORBUCH-VERSAND.DE
Service-Hotline: 0711/78 99 21 51

pietsch